# 王明福

## 临床经验选

主编　何昌生

中国中医药出版社
·北京·

图书在版编目（CIP）数据

王明福临床经验选/何昌生主编. —北京：中国
中医药出版社，2019.10
ISBN 978-7-5132-5676-6

Ⅰ.①王… Ⅱ.①何… Ⅲ.①中医临床-经验-中国
-现代 Ⅳ.①R249.7

中国版本图书馆 CIP 数据核字（2019）第 173205 号

---

**中国中医药出版社出版**

北京经济技术开发区科创十三街 31 号院二区 8 号楼
邮政编码 100176
传真 010-64405750
廊坊市祥丰印刷有限公司印刷
各地新华书店经销

开本 880×1230 1/32 印张 12.25 彩插 0.25 字数 303 千字
2019 年 10 月第 1 版 2019 年 10 月第 1 次印刷
书号 ISBN 978-7-5132-5676-6

定价 49.00 元
网址 www.cptcm.com

社 长 热 线 010-64405720
购 书 热 线 010-89535836
维 权 打 假 010-64405753

微信服务号 zgzyycbs
微商城网址 https://kdt.im/LIdUGr
官 方 微 博 http://e.weibo.com/cptcm
天猫旗舰店网址 https://zgzyycbs.tmall.com

如有印装质量问题请与本社出版部联系（010-64405510）

# 《王明福临床经验选》
# 编委会

审　定　王明福

主　编　何昌生

编　委　（以姓氏笔画为序）

继承为了发扬
发扬必须继承

王明福医师嘱笔

董建华题
九〇年
秋月

国医泰斗董建华院士题词

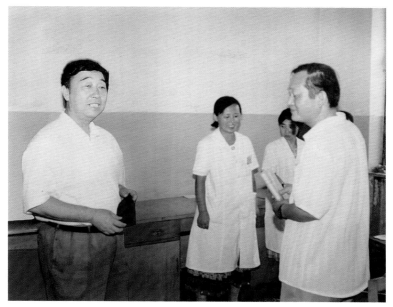

聆听王永炎院士查房后讲课

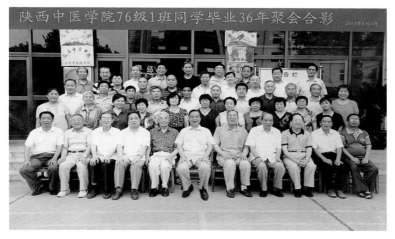

陕西中医学院 76 级 1 班与国医大师张学文教授合影

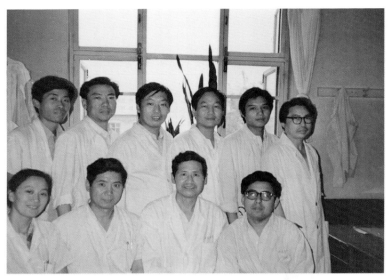

1988 年在东直门医院进修时与杜怀棠、
周平安、姜良铎三位教授合影

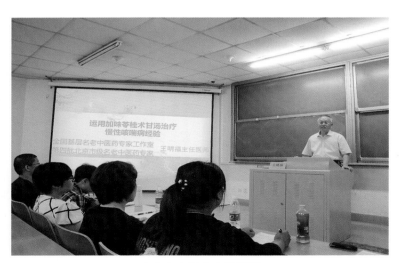

在北京中医药大学讲课

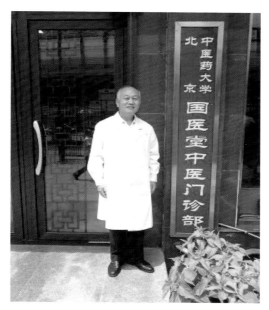

在北京中医药大学国医堂出门诊

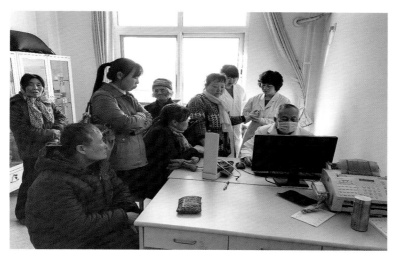

在密云区穆家峪镇社区卫生服务中心出诊

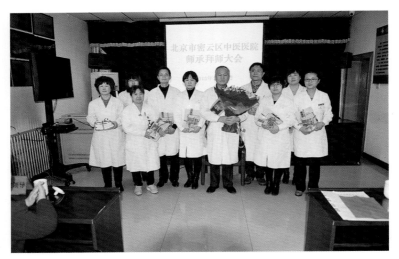

密云区中医医院拜师会师徒合影

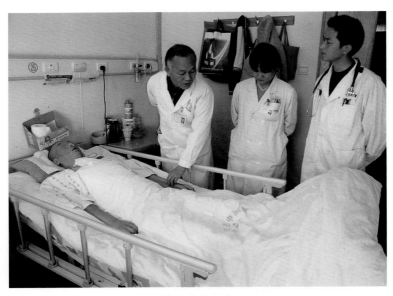

带领徒弟查房

# 前　言

中医学，源远流长，国之瑰宝，名扬四方，千年岁月砥砺，万病回春神奇，惠济万民，德泽家邦，为中华民族的繁荣昌盛做出了不可磨灭的贡献。在中医药传承发展的历史长河中，诸多先贤志士，承古继今传国粹，与时俱进扬中医。当今盛世，恰逢其时，中医中药蒸蒸日上，日益辉煌，世界无处不有中医之颂扬。

王明福主任医师，在党和人民的培养教育下，志在岐黄，几十年如一日，研读不倦，求教师长，勤奋实践，初心不改，服务百姓，服务基层，服务农民，赢得了一方百姓的信赖。在国家中医药管理局、北京市中医管理局有关政策指导下，自2009年起成立老中医药专家传承工作室，开展薪火传承师带徒工作，先后完成了北京市基层名老中医传承、第四批北京市级老中医药专家学术经验传承、北京中医药传承"双百工程"、首批全国基层名老中医药专家传承工作。王老认为，中医药事业发展的关键一环是培养人才。中医从实践中来，在临证中检验提高，在临床中传承，教学相长，共同提升临床疗效，如此更好地弘扬发展中医药。

为此，我们将几年来跟师过程中王师讲课内容及临床资料收集整理汇成本书，本书由绪篇、上篇、下篇三部分组成。其中绪篇介绍了"志在岐黄，服务基层"和"学术观点大要"两部分。上篇临证经验，着重介绍王老疾病诊治经验、临床用药经验等内容。下篇疑难杂症治验，荟萃了王老在诊治疑难杂

1

症中疗效显著的二十五则医案。希望通过本书让读者一起感受王老的临床思辨过程，并从中带来启迪和思考。

衷心感谢国家中医药管理局、北京市中医管理局给予我们传承的舞台并指引我们做好传承工作；衷心感谢密云区卫生健康委员会、密云区中医医院领导的热情指导和支持；衷心感谢密云区穆家峪镇社区卫生服务中心、密云区西田各庄镇社区卫生服务中心和密云区中医医院相关科室的大力支持和帮助。

由于时间和水平有限，我们的整理编撰工作，难免挂一漏万，如有纰漏，恳请诸位师长和同仁斧正，以期完善提高。

全国基层名老中医药专家王明福传承工作室

二〇一九年七月三十日

# 目　录

1

## 下篇　疑难杂症治验

# 绪　篇

# 第一章  志在岐黄，服务基层

## 第一节  治学之路——志在岐黄，矢志不渝

1968 年，王明福主任医师还在上中学，这时的他就在当时公社卫生院学习，担任村卫生员，开始接触中医，学习针灸，采集中草药，为村民治疗小伤小病。1970 年他参军入伍，后经培训在部队医院中药房工作，并和大家一起在秦岭深处采集中草药一个月，初步掌握了常用中草药的性味功用及辨识、部分方剂知识、部分中医基础理论知识，从此走上了学习中医的漫长之路。

他治学中医，历经了 5 次提高。

第一次是 1973 年 9 月经陕西省长安县统考，进入陕西中医学院（现陕西中医药大学）的大学学习，授课老师教学严谨，造诣高深，在国医大师张学文教授带领的医教队学习临床课，张学文教授灵活运用温病理论、毒病学说、活血化瘀法于临床各科疑难杂症，为他以后从医奠定了扎实的基础。

第二次是在 1980 年参加北京中医学院（现北京中医药大学）的全国中医基础理论进修班，经过一段时间的临床，带着问题学习，他十分珍惜和努力。在进修班聆听了刘渡舟、赵绍琴、马雨人、程士德、鲁兆麟、刘景源、周笃文等大师讲述四大经典、各家学说、医古文以及专题讲座，既有理论上的显著提高，又有讲课艺术的学习。

第三次是 1988 年在北京中医学院东直门医院内科进修，

3

跟随杜怀棠、周平安、姜良铎教授查房门诊，有时随从董建华、王永炎院士查房会诊，深得教益，辨证论治水平提高颇大。

第四次是参加北京市第十三期西学中班听课和跟随北京中医医院对口支援老师学习。1992 年北京联大中医药学院（现首都医科大学中医药学院）在密云县中医医院举办为期 3 年的西学中班，他聆听了杨宝琴、张长恩、周耀庭等教授讲课，随临床实习带教老师钱英、高忠英等教授抄方。同年北京中医医院对口支援我院，他跟随魏执真、黄丽娟、王应麟、邓丙戌、陈凯等诸多内、儿、皮肤、针灸科专家查房门诊，理论和实践能力得到提升。

第五次是近年来先后跟随李广钧、杨国华、何厚夫等专家教授门诊查房，临床技能进一步提高。

王明福主任努力学习经典，学习前辈和同道经验，勤于实践，潜心研究，笔耕不辍，先后在《中医杂志》《北京中医》等杂志上发表论文二十余篇，其中《消渴并发中风的辨治体会》发表于《中医杂志》1991 年第十期，荣获北京市卫生局优秀科研论文三等奖。《脑脉通口服液治疗中风病风痰阻络证66 例临床观察》发表于《北京中医》1999 年第二期，荣获第二届中国名医论坛优秀学术成果一等奖、密云区政府科技进步三等奖。脑脉通口服液课题培养硕士研究生 1 人。组织领导《脑血管病社区防治》课题，获北京市科学技术三等奖。自2012 年起先后获得北京市密云区科技进步奖 4 项。加味苓桂术甘汤治疗慢性咳喘病在《中国中医药报》名医名方栏目发表。

王明福主任热爱中医，坚信中医，胸怀谦谨，学而不厌，虚心求教。他向书本学，向同事学，向专家学，跟师门诊查房，少则一两次，多则五六年，他说："八小时之内当不了一个好医生。"四十余载的学习和实践中，他博采众长，学验俱丰，但他从不满足，依然孜孜不倦。他没有其他的爱好，业余时间除了学习还是学习，积累了不少资料和文摘卡片。重庆市天气闷热，在重庆工作期间，没有空调，没有电扇，他汗流浃背，依然灯下苦读。他勤于临床，即使担任行政职务，也坚持定期门诊，参加会诊，用自己所学的中医药知识为广大患者解除病痛是他最大的心愿。他的努力得到了业界的认可，曾先后担任中华中医药学会内科分会、热病专业委员会、临床诊断委员会、医院管理委员会委员，中国老年学学会中医研究委员会委员，北京中医药学会理事及内科专业委员会、医院管理委员会委员，北京中西医结合学会青年工作委员会副主任委员，北京中医药大学首批中医临床特聘专家，《世界中西医结合杂志》编委。

## 第二节 悬壶济世——心系农民，服务基层

生在新中国，长在红旗下，1954 年王明福出生于北京市密云区燕山山麓、白河河畔的一个农村。党的教育、家庭的要求使他从小就养成了仁义的品格和朴素的感恩情怀。学医后，他不分早晚、不怕麻烦、不辞辛苦地为乡里乡亲服务。密云地区以山区半山区为主，农村人口多，有的乡村离县城一百多里路，他深知农民看病的不易，更深知自己的医学知识是党和人民给的，要回馈农民，服务百姓。1988 年从部队转业到密云区中医医院工作以后，他热情接诊每一位患者，尤其是农村的老年人，这些老年人不熟悉看病的流程和各科室的位置，他都耐心介绍疏导，对于需要转往其他科室的病人，他都亲自陪同，送到有关科室，并向当班医生介绍病情。在工作中王明福主任发现，"三高"患者很多，但有些患者对此不予重视，还

有的以为用药之后就等于上了"保险"，不再复查和监测。遇到这种情况，他总是向患者和家属晓以利害，详细说明用药和饮食起居注意事项。遇到老年患者、行动不便的人，或是边远山区前来就医的农民，即使当天挂号已满，他也给予加号，经常半天不喝一口水，加班是经常的事，有时一拖就是一两个小时。他就是这样情系病人，为病人解除病痛，再辛苦再累，他也感到欣慰和快乐。

曾有 65 岁男患者于某，因咳喘 2 周，加重 4 天，以重症肺炎、肺间质纤维化合并感染，Ⅰ型呼吸衰竭，2 型糖尿病，冠状动脉粥样硬化性心脏病，心功能不全，心房颤动，肝肾功能不全，电解质紊乱，大便潜血，肠道菌群失调等，先后在市内三级医院重点呼吸专科和两家二级医院共住院 54 天，出院时仍以文丘里面罩及鼻导管交替吸氧。出院后自行购置制氧机，在家中持续吸氧，但仍喘促不已，自患病以后从未下过床，生活不能自理，家属焦急万分，已经为其准备了后事。王明福主任利用业余时间到其家中出诊，经过四十多天的调治，可不用吸氧，并开始下床活动；治疗 5 个月后，撤减了激素，开始外出活动；治疗 8 个月后停用了激素，没有剧烈活动已经不喘，每天坚持接送孙子上下学，参加课外活动。家属十分感激，送来了锦旗，上写"精湛医术保健康，高尚医德为患者"。

## 第三节　医院管理——脚踏实地，勇于创新

王明福主任认为，个人的每一点进步和成长都是党和人民培养的结果，是密云区中医医院给了自己事业发展的舞台。他热爱党的中医事业，热爱密云区中医医院。从 1991 年 12 月到 2014 年 10 月退休，光阴荏苒，在这 23 年中，他一直从事医院管理工作，历任密云区中医医院副院长、院长、党委书记。

　　他任副院长期间，不遗余力地协助院长工作，认真负责抓好分管工作，实行规范化、制度化管理，加班加点，马不停蹄，狠抓核心制度落实，经常参加交接班，参加三级医师查房、疑难危重病例和死亡病例讨论，参加危重病人抢救。注重提高中医治疗率，并撰写自己的心得体会在《健康报》发表，为医院1995年顺利通过二级甲等中医院评审付出了自己辛勤的汗水，受到了院长的表扬。

　　受命担任院长，他的工作目标是全体职工团结奋进，把医院建设成为综合功能健全，中医特色突出，临床疗效显著，医疗设施配套，管理水平高，医德医风好的现代化综合性中医医院。如何把医院建设推上一个新的台阶，他要求自己不图虚名，踏实干事，勇于创新，为医院长远发展打下良好的基础，推进医院扎扎实实向前发展。他明知"出头的椽子先烂"，仍锐意进行人事分配制度改革的探索，激发医院活力。明确了"大专科、小综合、加强内涵"的业务发展思路，发展完善重点专科，培育成立专病专台。医院长期没有配电室，用电超负荷运转，经常跳闸断电，既不能安装大型医疗设备，又不能保证用电安全，成为制约医院发展的瓶颈。但不能因为建设它不能立马见到经济效益就拖延下去。为此，他和有关同志跑规划用地，找建设审批，争取资金支持，投入160余万元完成了配电室建设及低压电缆铺设工程，为以后医院的硬件建设打下了不可缺少的基础。坚持医院发展人才为本的理念，每年输送市内三级医院进修15人左右，短期外出培训、参加学术交流70余人次，住院医师基本轮训一遍，骨干人才进修两次以重点培养，高职人员知识得到了更新。重点培养的人才如今已经成为院领导、科主任和业务骨干。医院两个效益不断提高，各项工作取得了显著成绩，多次获得先进单位荣誉，他本人于2007年被中华中医药学会评为全国中医医院优秀院长。

他任职党委书记，努力搞好领导班子团结协作，鼎力支持钱院长工作，维护院长威信，他要求自己不争权，不越位，多做支持保障工作，和院长互相尊重，互相支持，医院建设取得了诸多成绩，多次获得先进，全院职工同心同德，共铸密云区中医医院新的辉煌。

他书写了密云区中医医院第一份中医住院病历，为医院争创"二甲"做了基础性工作；他在本院第一次推行中医规范化诊疗，1988年首推中华中医药学会《中风病中医诊疗规范》，提高了医院中风病诊疗水平；他在本院第一个规范开展中医科研工作，1993年在专家指导下，《腔隙性脑梗塞治疗药物——脑脉通口服液的研究》经北京市中医管理局组织专家评审立项，开本院中医科研之先河；他在本院第一次成功组织中西医结合抢救批量危重病人，1996年先后组织抢救两批次共135名危重病人，1997年抢救一批14名危重病人，均未出现死亡病例，受到了北京市卫生局及密云县委、县政府领导的表扬。他创下了密云区中医医院史上"四个第一"。

"立身处世，诚信为本，谦谨为怀，事业为重"，这是王明福主任医师的人生格言和座右铭，他一直执着地践行着。

## 第四节　医门传薪——老骥伏枥，精心传承

王明福主任医师努力做好临床带教工作，为中医药事业发展、中医院发展培养人才。他按时出门诊，随时应邀参加病房会诊，指导多名医师发表论文、晋升职称。从2005年至2013年承担首都医科大学燕京医学院中医学常见病教学见习工作，被评为2008年度优秀教师。

2009年4月，北京市中医管理局颁发"王明福基层老中医传承工作室"牌匾，王明福主任带徒2人，开始师承工作。

2012 年由郭维琴、刘燕池、胡荫奇、车念聪等教授担任答辩专家，验收获得优秀，并获得北京市中医管理局滚动发展项目。

2011 年 8 月王明福主任被北京市中医管理局聘为第四批北京市级老中医药专家学术经验继承工作指导老师，带徒 4 人，2014 年 9 月顺利通过验收。

2015 年 12 月王明福主任担任北京中医药传承"双百工程"指导老师，带徒 2 人。同年获聘北京中医药大学首批中医临床特聘专家，出专家门诊并开展讲座。

2015 年 12 月王明福主任入选首批全国基层名老中医药专家传承工作室指导老师，带徒 7 人，其中包括乡镇卫生院医生 2 人，村卫生室医生 2 人。

中医学博大精深，源远流长，传承创新，重任在肩。教学相长，既带徒弟，也在此过程中提高自己，师徒同修为医之德，共强中医自信。王明福主任医师乐此不倦。

（何昌生）

# 第二章  学术观点大要

## 第一节  欲求实效, 精准辨证

辨证施治是指运用中医理论来观察分析病情, 诊断治疗疾病的原则和方法。包括辨证和论治两个相互关联的阶段。辨证就是以阴阳、表里、虚实、寒热、脏腑经络、病因病机等为依据, 通过对四诊所收集的症状、体征以及其他临床资料进行综合分析, 辨清病因、病性、病位, 以及邪正之间的关系, 进而概括、判断属于何种证型; 论治, 是依据辨证的结果, 确立相应的治法, 据此选方用药。因此辨证和论治是诊治疾病过程中相互联系、密不可分的两个方面。辨证是第一步, 论治是第二步, 辨证是论治的前提和依据。要想取得较好的疗效, 必须精细、准确辨证。王师在临床过程中坚持以疗效为中心——此为中医顽强生命力之所在, 要求我们加强精准辨证的学习掌握。

### 一、根据临床病情, 精准选用辨证方法

中医学有八纲辨证、脏腑辨证、六经辨证、气血津液辨证、卫气营血辨证、三焦辨证、病因辨证等辨证方法。一般来讲, 内伤杂病以脏腑辨证为主, 外感病以六经辨证和卫气营血辨证为多, 但是门诊曾遇到这样一位病人, 男性, 48 岁, 头痛头晕一周, 头痛以太阳穴和巅顶为主, 口干苦, 饮不多, 轻恶心, 纳少, 乏力, 心烦失眠, 胁胃不适, 舌淡红苔薄黄腻, 脉沉弦。综合分析, 王师没有运用脏腑辨证, 而是采用六经辨

证，属少阳病，胆胃郁热证，用小柴胡汤原方 5 剂即愈。这是一个比较简单的病例。还有的病人不能用一种辨证方法准确辨证，例如一位 54 岁的男性患者，反复咳嗽 6 年，秋冬季加重，易感冒，口干饮不多，纳可，咳白黏痰，量多，能咳出，有时胃胀，大便不成形，日 1～2 次，小便调，乏力，怯冷，眠安，舌淡红苔白厚腻，脉沉弦滑，单纯用脏腑辨证不能准确概括病情，王师结合病因辨证，结论是脾肺气虚，痰饮内停，以加味苓桂术甘汤治疗而获显效。总的来说，用何种辨证方法最能准确全面概括病人的病情，就用什么辨证方法。

### 二、运用现代思维，精准辨证

社会在进步，科技在发展，医学界引用了大量科学技术，极大地促进了中西医的快速发展，王师认为我们也要用现代思维，进行精准辨证。比如病人和家属没有说存在气短或"喘"的症状，但是病人正在用文丘里面罩或者鼻导管吸氧，说明病人存在"喘"或呼吸急促的情况。又比如一些感染性疾病本来高热，但临诊时体温不高，或者低热，原因是使用了激素，因此不能因为病人不发热，就放弃了卫气营血辨证。再比如，卫气营血辨证的血分证，邪入血分就要耗血动血，出现咳血、吐血、鼻衄、尿血、便血这些肉眼看得见的出血情况，王明福主任认为，临床上病人出现便潜血、尿潜血或者出现红细胞增多，也应作为血分证动血的依据。此外，腹部彩超提示为脂肪肝，颅脑超声检查提示脑动脉硬化频谱改变，颈动脉超声提示血管壁增厚、出现斑块，要考虑体内痰瘀的存在。胸片胸腔积液、彩超腹腔积水，提示了水饮为患。

### 三、引入数量概念，精准辨证

到目前为止，中医辨证有一些反映了病情程度和数量的概念。比如卫气营血辨证揭示了病邪由表入里、由浅入深、病情加重的过程；带有"毒"字的辨证，提示了病情的复杂性；湿热并重，湿重热轻，湿轻热重，指出了湿邪和热邪各自所占比例和病情发展的趋势。但目前的临床辨证结论无论是国家标准还是个人经验都无法直接从书面上明确以上问题。王师认为医者心中应该有病情程度和数量上的概念，做到精准辨证，以便确定治疗法则，遣方用药。

1. 八纲辨证，区分轻重程度

阳虚证，轻度选用川续断、杜仲、肉苁蓉、菟丝子、骨碎补、益智仁；中度用淫羊藿、巴戟天、仙茅、阳起石、锁阳；重度可用鹿茸、紫河车、冬虫夏草等。

阳盛证，轻度用金银花、连翘、蒲公英、紫花地丁；中度可选石膏、知母、生地黄；重度必须清热解毒，如羚羊角、熊胆粉、水牛角等。

阴虚证，轻度用沙参、麦冬、天冬、百合、石斛；中度可选玉竹、女贞子、旱莲草；重度选生地黄、玄参及血肉有情之品，如龟甲、鳖甲等。

阴盛证，轻度用丁香、吴茱萸、小茴香；中度可选高良姜、荜茇、荜澄茄；重度必须用附子、干姜、肉桂等。

虚证，以气虚为例，气虚轻证可用大枣、山药、甘草；中度者选党参、黄芪；重度选人参、西洋参单煎另炖。

表证、里证同时存在者，应厘清表里各占多少，从而确定解表、清里用药的百分比例。

虚证、实证、虚实夹杂者更应该明确虚实各占比例，正虚多少，邪实多少，以确定治法的偏重。

诸如此类，不一一而列。

2. 脏腑辨证，区分同病所占比例

脏腑辨证首先是医者根据个人的中医理论知识，明确病属何脏何腑，准确定位。但在很多情况下多为脏腑同病、脏脏同病，诸如心肺同病、心脾同病、心肾同病、肝脾同病、脾肾同病等，更有三脏、四脏同病者，应区分脏腑在整体疾病中所占比例，以确定治疗重点、用药轻重，还要分清轻重缓急，急者先治，缓者兼顾。

3. 各部同病，明确孰轻孰重

六经辨证、卫气营血辨证、三焦辨证在各部同病的情况下，如六经病证的太阳阳明合病、太阳少阳合病、三阳合病、太阳少阳并病、太阳阳明并病，温病的卫气同病、气营两燔、三焦病证的两焦症状互见或病邪弥漫三焦，要根据各自的传变、演变发展规律，在同病时明确各部轻重缓急，以确定治疗原则、治疗重点和用药轻重。

气血津液辨证，有气血同病、气津同病、气阴同病等，应明确孰先孰后、轻重缓急。

病因辨证中，风为百病之长，常与其他五邪合而为患，还有寒湿、暑湿、阳暑、阴暑等合病；水湿痰饮、瘀血、结石互相兼夹，更有毒邪掺入其中，痰瘀、痰浊、瘀毒、水毒、糖毒。诸如此类，辨证时应有轻重比例概念，以利于治则的确立及用药的斟酌。

以上阐述，仅为提示，不一一赘述。

## 第二节　百病因气，气药精用

气是构成人体的最基本物质。《周易·系辞》曰："天地氤氲，万物化生。"《医门法律》记载："气聚则形成，气散则形亡。"同时气是维持人的生命活动的最基本的物质。《素问·六节藏象论》曰："天食人以五气，地食人以五味。五气入鼻，藏于心肺，上使五色修明，音声能彰；五味入口，藏于肠胃，味有所藏，以养五气。气和而生，津液相成，神乃自生。"人的生命活动，需要从"天地之气"中摄取养分，以养五脏之气，从而推动机体的正常生理活动，这种以气的运动变化来阐述人体的生命活动，形成了独特的"气一元论"思想。张景岳在《类经·摄生类》里说："人之有生，全赖此气。"气的主要生理功能有推动、温煦、防御、固摄和气化。这些功能在人体生命活动中缺一不可，协调配合，相互为用。

气的运动，称作"气机"。气的运动形式归纳为升、降、出、入四种基本形式。人体的脏腑、经络等组织器官，都是气的升降出入的场所。气的升降出入运动，是人体生命活动的根本；气机运动一旦止息，也就意味着生命活动的终止而死亡。如《素问·六微旨大论》曰："故非出入，则无以生长壮老已；非升降，则无以生长化收藏。是以升降出入，无器不有。故器者生化之宇，器散则分之，生化息矣。"

"百病生于气"始见于《素问·举痛论》载："怒则气上，喜则气缓，悲则气消，恐则气下，寒则气收，炅则气泄，惊则气乱，劳则气耗，思则气结。"九气致病观点，指出了疾病的发生发展是各种致病因素所导致的气机失调，即气机失常则变生百病。

因此，王师在临证时以调畅气机为常用的治法，重视理气诸法的应用。将理气法分为燥理、润理、温理、消理、通理、降理、散理、舒理、理气活血九法。告诫我们临证之际，必须详察。

临床凡见气郁、气滞、气结、气逆或气滞血瘀证，均需理气。但要根据是否存在痰湿、津伤阴亏、寒邪内停、食滞、便秘、血瘀等采用不同的理气方法。气药精用，巧择理疏之品。

（1）气郁者，选用舒理法，可用柴胡、枳壳、苏梗、香附、藿梗、陈皮等。

（2）气结者，选用散理法，可用橘核、荔枝核、木香、乌药、川楝子、小茴香、枳实、瓜蒌等。

（3）气逆者，选用降理法，可用旋覆花、代赭石、沉香、陈皮、吴茱萸、丁香、柿蒂等。

（4）痰湿气滞为患者，选用燥理法，可用苏梗、香附、青皮、陈皮、厚朴、半夏、木香等。

（5）津伤阴亏气滞者，选用润理法，可用佛手、香橼、枳壳、玫瑰花等。

（6）寒邪内停气滞者，选用温理法，可用甘松、檀香、婆罗子、沉香、吴茱萸、小茴香、荜茇、荜澄茄、乌药等。

（7）饮食积滞者，选用消理法，可用莱菔子、焦槟榔、白豆蔻、砂仁等。

（8）便秘气滞者，选用通理法，可用熟大黄、芒硝、枳壳、枳实、大腹皮等。

（9）对于气滞血瘀者，王师认为心主血脉，肝主疏泄，气滞易于形成血瘀，"血为百病之胎"，"久病必有瘀"，故治法上兼有气滞血瘀者，宗王清任旨："治病之要诀，在明白气血。"选用理气活血化瘀之法，轻者可用木香、延胡索、香附、乌药、川芎、婆罗子、乳香、没药；重者加三棱、莪术等。如《素问·至真要大论》云："谨守病机……疏其血气，令其调达，而致和平。"如此活血化瘀能调整气血平衡以俾阴阳之通。

总之，气机调畅，升降有序，则百病易消。

## 第三节　气阴两虚，多病之因

王师通过长期的临床实践发现，气阴两虚证见于多种疾病之中，诸如心脑病、呼吸病、肝胆病、脾肾病、情志病等。究其原因，王师认为除了中医传统认识的禀赋、生活、饮食、年龄因素外，与现代人的社会生活因素密不可分。现代社会日新月异，一日千里，人们竭尽全力要跟上社会前进的步伐，因此要在日常生活中付出加倍的努力。"劳则气耗"，正常的劳作通过自身休整调节能够恢复正常，但超过一定限度则难以复原，导致气的亏虚，同时也消耗了赖以依存的阴液（营养物质），而阴液的丢失必然导致气的耗损，如此往复，形成气阴两虚。因为气是阴液生成的物质基础和动力，阴液的生成离不开气的作用；而阴液在元阳的蒸腾下化而为气，敷布于脏腑，发挥其滋养作用，以保证脏腑组织的正常生理活动。此外，阴液是气的载体之一，气依附于阴液而存在，阴液的丢失必然导致气的耗损。

现代许多疾病存在气阴两虚证，王师以益气养阴法为基础，进行加减治疗，方用加味生脉饮，取得较为满意的疗效。

## 第四节　清热化痰，用于诸病

中医学中痰的内容十分丰富，《内经》无痰饮痰热之名，有"饮积"之说，《素问·至真要大论》云："岁太阴在泉……民病积饮心痛"，"太阴之胜……饮发于中"。因湿淫土郁而发病，饮发于中，随处留积，而成痰饮。张仲景《金匮要略·痰饮咳嗽病脉证并治》篇，对痰饮病的证候、论治等做出了系统论述。隋代巢元方《诸病源候论》分别提出热痰、冷痰、痰结实、膈痰等证候，首先提出了热痰的概念，书中曰："热痰者，谓饮水浆，结积所生也。言阴阳否隔，上焦生热，热气与痰水相搏，聚而不散，故令身体虚热，逆害饮食，头面噏噏而热，故云痰热也。"朱丹溪等古代医家提出了"百病多由痰作祟"。

## 一、痰热成因

宋代严用和在《济生方·痰饮论治》中提出:"人之气道贵乎顺,顺则津液流通,决无痰饮之患,调摄失宜,气道闭塞,水饮停膈而结成痰。"从气与水的关系论述了痰的病机。张子和《儒门事亲》认为痰饮之成因,"其本有五:有愤郁而得之者,有困立而得之者,有思虑而得之者,有痛饮而得之者,有热时伤冷而得之者,饮证虽多,无出于此"。而张景岳《景岳全书·痰饮》云:"水谷不化而停为饮者,其病全由脾胃;无处不到而化为痰者,凡五脏之伤皆能致之。"说明五脏功能失调都能够产生痰饮。

王师通过长期临床观察指出,现代人饮食结构不合理,加之有很多吸烟、酗酒、过食辛辣肥甘厚味、熬夜等不良生活方式,易生湿热,湿聚成痰,痰热内生;又因脑力消耗多,生活、工作压力大,情志失调,五志化火,炼津成痰,变生痰热,也可因宿痰内蕴日久化热,痰与热结形成痰热。

## 二、痰热致病

《景岳全书·痰饮》指出:"若痰有不同于饮者,饮清澈而痰稠浊,饮惟停积肠胃,而痰则无处不到。"痰热随气机升降出入,流行于人体各个部位造成种种病变,病状多端,故有"痰生百病"的说法,也说明了一方面痰热之形成与致病和脏腑功能失调密切相关;另一方面,痰热既是病理产物,又是引起病变的致病因素,所以有"痰之为病,变幻百端""怪病多痰""痰之为物,随气升降,无处不到"之说等。诸如肺系病痰热蕴肺的咳嗽、喘病、肺痈、肺胀、肺部炎性结节;肾系病证的阳痿、遗精、早泄;心系病证的惊悸、心痛、不寐、癫狂、癫痫、百合病、痴呆；肝胆病证的眩晕、中风、颤证、脂肪肝；其他的如郁证、头痛、结节、肿块及一些不可名状的怪病。凡此种种病证充分说明了痰热致病的广泛性以及表现的复杂多样性。

### 三、痰热论治

张璐在《张氏医通·痰饮》中指出："大凡痰饮变化诸证，不当为诸证牵掣作名，且以治饮为先，饮消，诸证自愈。"因热清热，有痰化痰，总的治法是清热化痰，理气健脾。王师在临证治疗中擅用黄连温胆汤加减。《景岳全书·杂病谟·痰饮》指出："盖痰之为物，虽为湿动，然脾健则无，脾弱则有，脾强则甚。"又说："夫人之多痰，皆由中虚使然。"此中虚者，乃中焦脾胃之虚，脾虚生痰，是临床最常见者，故清代医家乃有"脾为生痰之源，肺为贮痰之器"的说法。吴澄在《不居集》中说："盖痰之生也，多由于脾"，"痰之来也，多由于肺"。脾主运化，若脾气虚，或脾阳不足，运化失职，则水谷不化，聚湿生痰成饮。朱丹溪曾指出"脾气者，人身健运之阳气，如天之有日也，阴凝四塞者，日失其所，理脾则如烈日当空，痰浊阴凝自散"。以上所言，均为审证求因，据因论治之理。

### 四、黄连温胆汤的应用

1. 温胆汤的组成及用法

半夏、竹茹、枳实各 60g，陈皮 90g，炙甘草 30g，茯苓 45g。

上锉为散。每服 12g，水一盏半，加生姜五片，大枣一枚，煎七分，去滓，食前服。

现代用法：加生姜 5 片，大枣 1 枚，水煎服，用量按原方比例酌减。

2. 功用主治

功效理气化痰，和胃利胆。主治胆郁痰扰证。胆怯易惊，头眩心悸，心烦不眠，夜多异梦；或呕恶呃逆，眩晕，癫痫，苔白腻，脉弦滑。临床常用于治疗神经官能症、急慢性胃炎、消化性溃疡、慢性支气管炎、梅尼埃病、更年期综合征、癫痫等属胆郁痰扰者。

3. 方义

本方证多因素体胆气不足，复由情志不遂，胆失疏泄，气郁生痰，痰浊内扰，胆胃不和所致。胆为清净之府，性喜宁谧而恶烦扰。若胆为邪扰，失其宁谧，则胆怯易惊、心烦不眠、夜多异梦、惊悸不安；胆胃不和，胃失和降，则呕吐痰涎或呃逆、心悸；痰蒙清窍，则可发为眩晕，甚至癫痫。治宜理气化痰，和胃利胆。方中半夏辛温，燥湿化痰，和胃止呕，为君药。臣以竹茹，取其甘而微寒，清热化痰，除烦止呕。半夏与竹茹相伍，一温一凉，化痰和胃，止呕除烦之功倍。陈皮辛苦温，理气行滞，燥湿化痰；枳实辛苦微寒，降气导滞，消痰除痞。陈皮与枳实相合，亦为一温一凉，而理气化痰之力增。佐以茯苓，健脾渗湿，以杜生痰之源；煎加生姜、大枣调和脾胃，且生姜兼制半夏毒性。以甘草为使，调和诸药。

综合全方，半夏、陈皮、生姜偏温，竹茹、枳实偏凉，温凉兼进，令全方不寒不燥，理气化痰以和胃，胃气和降则胆郁得疏，痰浊得去则胆无邪扰，如是则复其宁谧，诸症自愈。

### 五、王师应用黄连温胆汤经验

1. 黄连、竹叶

心烦失眠必黄连。黄连味苦性寒，入心、胃经。清热泻火功效颇强，尤以清泻心胃二经之火见长，用于热病烦躁、神昏谵语者无可替代，常用剂量为 6～15g，凡舌尖红赤、心急烦躁者，屡试屡验。临床应用时应注意黄连要达到一定用量，王师称之为黄连化，一般用量为 6～30g，川黄连尤擅清心养心，宁神定志。用量大时注意配伍少量干姜加以佐制。加淡竹叶10～15g，可增强清心泻火之力量。竹叶味辛甘，性寒，归心、肺经，以清心除烦为特长，《药品化义》载："竹叶清香透心，微苦凉热，气味俱清。"上清心火而除烦，下能渗湿利小便，使体内湿热之邪从小便而去。黄连、竹叶同用清心除烦安神，疗效显著。

2. 陈皮改用橘红

橘红行气宽中，燥湿化痰，温燥之性较陈皮为胜，更利于痰湿之证。痰湿较重，舌苔厚腻者，加苍术 15g，厚朴 10g；兼口气重浊者加藿香 10g，佩兰 10g；痰多水肿者，茯苓改为30g；痰盛失眠、情志异常者，加远志 12g，石菖蒲 10g；胸腹胀满、大便不畅者，枳实 10g、枳壳 10g 同用；头痛头晕者，加羌活 10g，川芎 10g，蔓荆子 15g，藁本 10g。

3. 兼顾合并症

（1）合并高血压存在风痰、痰瘀者，选加天麻钩藤饮，引血下行，引热下行，化痰散瘀。

（2）合并瘀血者，轻证用桃红四物汤，化瘀养血并行；重证则选桃核承气汤中病即止。单味中药由轻至重选用川芎、三七、水蛭等。

（3）合并血脂异常者，轻证选用荷叶 10g，生山楂 15g，绞股蓝 15g；重证选用红曲 6g，五谷虫 10g。

（4）合并高尿酸血症者，轻者加土茯苓 20g，萆薢 15g；重证加秦皮 10g，威灵仙 15g。

（5）合并结节、肿块的可选加夏枯草、生牡蛎、莪术、海藻、制南星等。

## 第五节 肝郁气滞，掺入多病

中医认为肝为藏血之脏，主疏泄。所谓藏血，是指肝有贮藏血液、调节血量及防止出血的功能。所谓疏泄，是指肝具有保持全身气机疏通畅达，通而不滞，散而不郁的作用，体现了肝脏主升、主动、主散的生理特点，其对人体的影响是多方面的。

### 一、肝郁气滞是独立致病因素

由于精神刺激、情志不遂、郁怒伤肝，或因其他病邪侵犯，以致肝脏疏泄失职，气机不畅，肝郁气滞。证候表现为胸胁、少腹胀满疼痛，走窜不定，情志抑郁，善太息，妇女可见乳房胀痛、月经不调、痛经、闭经，男子可见阳痿、早泄，苔薄白，脉弦。因此，肝郁气滞可以是一个独立的致病因素。

### 二、肝郁气滞见于多种疾病

肝主疏泄对人体的影响主要体现在五个方面。

一是调畅全身气机。肝的疏泄功能正常，则气的运行疏散通畅，血的运行和津液的输布也随之畅通无碍，经络通利，脏腑器官的活动也正常协调。

二是助脾胃运化。肝的疏泄功能正常，全身气机疏通畅达，有助于脾升胃降和二者之间的协调，能使饮食物的消化传输正常进行。

三是调节精神情志。正常的情志活动，主要依赖于气血的正常运行。而肝主疏泄，调畅气机，能够促进气血的正常循环。

四是疏泄胆汁，以助食物的消化吸收。

五是有助于女子调经，男子排精。肝主疏泄功能正常，则男子精液、女子经血排泄通畅有度。

综合肝主疏泄的功能表现，其中最主要的是对全身气机的影响。由于肝脏对人体的影响广泛，如果肝主疏泄的功能出现异常，也容易导致多种疾病的发生。如急性肝炎、慢性肝炎、中期肝硬化、脂肪肝、急性胆囊炎、慢性胆囊炎、胆石症、肋间神经痛、胃炎、胃及十二指肠溃疡、慢性结肠炎、单纯性甲状腺肿、甲状腺功能亢进、甲状腺瘤、甲状腺炎等病证，都可见肝郁气滞表现。而多种疾病发生后，又可因肝郁气滞影响疾病的发展过程。正所谓"百病皆源于气"。如中风病，其发病原因就有情志不遂，肝郁气滞的因素，患病后突然不能正常生活、工作、学习，压力很大又导致肝郁气滞而加重病情。因此我们在临床工作中，要关注病人有无肝郁气滞证的存在，可适当加入疏肝理气之品，使其气血调畅以利于尽快康复。

## 三、治疗方药——四逆散主方

王师认为"气"之与病密切相关，故平衡气之升降出入，是临床辨证论治的重要法门。因此临证凡是病人存在情志抑郁，善太息，胸胁、少腹胀痛，脉弦与气滞症状共见的肝郁气滞表现时，遵《内经》旨"木郁者达之"。依据药物的升降浮沉之性，用以纠正气机升降出入之偏，达到治疗目的。

四逆散是王师临证常用之方，先顺其条达之性，开其郁遏之气，养营血而健脾土，以柴胡解郁疏肝、条达肝木，白芍柔肝补血和营，枳实破气消积，以增解郁之功，炙甘草健脾和中缓急。体质弱者枳实改为枳壳；大便不畅或秘结者枳实、枳壳同用。凡病中夹杂肝郁气滞者加减应用，以疏通气机，提高疗效。

## 第六节 邪正盛衰，不能互补

《素问·调经论》云："百病之生，皆有虚实。"《素问·刺法论》曰："正气存内，邪不可干。"《素问·评热病论》说："邪之所凑，其气必虚。"《灵枢·百病始生》又曰："盖无虚，故邪不能独伤人，此必因虚邪之风，与其身形，两虚相得，乃客相形。"说明正气不足是疾病发生的先决条件，是本。只有正当气虚时，外来之邪才可乘虚侵袭而发病。

### 一、正气虚

所谓正气，是指人体的抗病、防御、调节、康复能力。这些能力是以人的气血精津液等物质以及脏腑经络功能为基础的。因此，正气虚是人体气血精津液等物质不足，以及脏腑功能低下、失调的概括。如气阴两虚，营卫失调，气血虚弱，脏腑内伤，阴阳失调等。

### 二、邪气盛

邪气，指各种致病因素。若病邪有余而人体正气充足，机能代谢活动增强以抵抗病邪，故表现为亢盛的实证。如痰湿、食积、瘀血、内湿、浊毒等，都是邪气有余；壮热烦躁、狂乱，声高气粗，腹痛拒按，便秘尿赤，脉滑数有力等，都是机能亢盛的表现，均属邪实，邪气盛。

### 三、邪正盛衰，不能互补

盛即实，衰即虚，虚与实是辨别邪正盛衰的两个纲领，主要反映病变过程中人体正气的强弱和致病邪气的盛衰，两者的强弱盛衰决定着疾病的发生发展和结局。临床上可以见到单纯的实证，但更多的是虚实夹杂证，虚证、实证同时并见，表现为正气虚弱，邪气结聚。某些虚实夹杂是在虚证的基础上转化为以实证为主要矛盾的证，其本质是因虚致实，本虚标实。虚是正虚，实是邪实，两者没有互补性。

比如湿热证、痰热证，两者如果热邪偏盛，日久则伤及阴液，出现口燥咽干不欲饮、舌红局部少苔或无苔、脉细数等阴津不足证，虽然湿邪、痰饮与津液都属于阴，但性质不同，前两者属邪气，后者属正气，邪气不能补充正气，此时仍需要养阴生津，酌情用石斛、沙参、麦冬等补而不腻之品，既养阴生津又不阻碍祛除邪气。

又如消渴病（2 型糖尿病）常表现为脾虚胃实，脾虚胃热证。虽然脾为脏，属阴土，胃为腑，属阳土，一阴一阳，相互为用，相互协调，通过经脉络属呈表里关系，同属中焦，病理上又相互影响，但脾虚胃实不能互补，脾虚属于正气虚，胃腑的燥热、湿热属邪气盛，不能互相弥补，所以消渴病的整个治疗过程，健脾益气要贯穿始终，与清热养阴、清热化湿同时进行，孰轻孰重，视病情斟酌。

再如，鼓胀（肝硬化腹水）晚期出现肝肾阴虚证，临床表现为腹大坚满，甚则青筋暴露，形体消瘦，面色黧黑，唇紫口燥，心烦掌心热，齿鼻有时衄血，小便短赤，舌质红绛少津，脉弦细数。此时腹水虽然属阴，但它为邪气，不能补充肝肾阴亏之正虚。可在一贯煎为主养阴清热的基础上，加猪苓、白茅根、通草等以养阴利水。

综上所述，凡虚实夹杂，邪正盛衰，不能互补。

（何昌生）

# 上篇　临证经验

# 第一章　诊法经验——
## 详四诊尤重舌脉

王师多年来潜心中医临床研究，临诊时详细收集四诊资料，尤其重视舌诊、脉诊。

### 一、望舌下络脉表现

在临证中王师必查舌下络脉，以资辨证。原因有以下几点：

（1）舌下络脉分布在舌体下面，与经络、脏腑气血有着密切的关系。经言："舌为心之苗"，"手少阴心经之别系舌本"，"足厥阴肝经络舌本"，"足太阴脾经连舌本散舌下"，"足少阴肾经夹舌本"。脏腑气血通过经络皆上通于舌。因而脏腑气血寒热虚实产生病变，均会在舌象有所反映。且舌下络脉又是脏腑气血通于舌体的直接络脉，脏腑气血病变在舌下络脉可表现出形态、颜色等的变化，尤其是存在瘀血时更为明显。故临诊时，必查舌下。

（2）饮食对舌下影响较舌面小，诊断相对更为准确。饮食要咀嚼，咀嚼运动改变了舌体的血液循环，另外饮水、过冷过热食物、辛辣食物，以及带颜色的饮食、药物等都可影响对舌面的观察结论。但这些对舌下影响相对较小，因此望舌下络脉更利于准确的诊断。

（3）观舌下要注意伸舌方位。舌尖舔上颚时能看清舌根部、舌下肉阜，便于观察舌系带左右两侧纵行的大络脉。而用舌尖舔上唇时能够看清舌下前部及其小的络脉。还要注意不能用下齿抵住舌下，以免影响舌诊的判断。

舌下络脉的不同状况，反映了人体不同的病理改变。望舌下络脉主要观察其长度、形态、色泽、粗细、舌下小血络等变化。舌下络脉粗胀，或呈青紫，或呈暗红色，或紫色网络状，有如紫色小珠子状大小不等的结节，或小络脉散在针尖大瘀点等改变，为瘀血征象，常见于中风、癥积、厥心痛、痛经等。其色青紫，其形粗长或怒张，提示气滞血瘀，或痰瘀互结；其色淡紫，脉形粗大或怒张，提示寒邪凝滞或气虚血瘀，常见于胸痹心痛、中风偏瘫、脘腹冷痛等。其色紫红，脉形怒张，提示热壅血滞，常见于温病热入营血、胸痹、湿热黄疸等病。其短而细，周围小络脉不明显，舌色偏淡者，多气血不足，脉道不充。其色淡红或浅蓝色，脉形细小，提示正气虚弱、气虚血亏、虚劳、久泻等病。

王师还提出了舌下郁滞的概念。王师在临床工作中体悟，如果舌下络脉没有瘀血的表现，而出现粟粒大小、针尖大小的淡黄色小疹，或小的肉赘或不平滑，则是体内气血不调和、不顺畅的郁滞表现，还没有达到血瘀的程度，如不及时调养、调治，就会向血瘀方向发展。

王师认为舌下表现粟粒大小、针尖大小的紫色小珠子不单纯是瘀血，而是说明病人还存在痰饮内停，水饮内聚，痰瘀胶着，痰瘀互阻。这些小珠子很饱满，有的是单发，有的是三五成串，有的是散在分布，经恰当治疗后可缩小、减少或消散。

简而言之，可通过望舌下络脉形、色、态等变化来辨别瘀血严重程度，又根据其色青紫、淡紫、紫红，确认瘀血偏于气滞、寒凝、气虚，还是热壅。瘀则色深，虚则色淡。形态的变化方面，粗长怒张者，多因气滞血瘀、壅滞不行；细短紧束者，多是寒凝或阳虚导致的血行不畅之候。其由轻到重的顺序是：舌下郁滞→舌下瘀点→小络脉充血→两条大络脉粗长、怒张、迂曲如蚯蚓、小片状瘀血、紫色小珠子。

## 二、注重气息气味

### 1. 气息

闻气息主要是听患者哮、喘、咳等之声。

哮：呼吸急促伴有喘，喉中痰鸣似哨声，反复发作。多因痰饮内伏又外感风寒所致。或久居寒湿地区，或食过多酸咸生冷等也可诱发哮。

喘：呼吸困难，短促急迫，甚者不能平卧，多因肺、脾、肾等脏虚损，肺失宣降，肾不纳气等。

咳嗽：咳声清白，鼻塞不通，多为外感风寒；咳声急促，痰出咳减，咳出黄痰者，多为痰热；咳有痰声，白痰多易咳出，多为寒痰；阵发性咳嗽，即闻及阵作痉挛性串咳声，声高洪亮，干咳少痰，咳声不断，早晚频发（上床、起床），活动后咳嗽明显，病程较长，可延及数月，可能为慢性咳嗽中的过敏性咳嗽。

### 2. 气味

闻气味主要是嗅患者病体之气。口臭多为龋齿、口腔不洁等引起，或为胃火亢盛；酸臭气为内有食积；腐臭气多为溃腐疮疡；身臭可考虑有疮疡，亦可见于湿热壅盛汗出较多者；身有血腥臭，多为失血症；身有尿臊气为水肿病晚期，可见于透析患者，或多为危重病证候；身有烟味，在长期吸烟患者身上尤为明显，可见于慢性支气管炎、肺气肿等呼吸系统疾病；呕吐物酸腐味，见于胃病、幽门狭窄或梗阻、反流性食管炎等消化系统疾病；烂苹果味，见于糖尿病酮症酸中毒等疾病。

### 三、问口干渴饮情况

注重问饮食口味，是指对病理情况下患者的口渴、饮水、进食等情况进行询问，注意了解有无口渴、饮水多少、喜冷喜热、口中有无异味和口中气味等，以及是否影响饮食，以了解脾胃功能。

口干涉及病证颇多，多由肝肾阴虚、津不上承引起，或由热盛津伤、煎灼津液等所致。临证中注意欲饮与否，饮水多少，喜温喜凉，参合脉症综合分析，辨其在气、在血、阴亏、阳盛，是虚是实，以及在何脏腑，分别诊治，不可一概以热论治之。

此外，尤其注意口渴与饮水的问诊甄别，对了解津液盈亏及输布是否正常，脾胃及有关脏腑功能的盛衰，有着重要的诊断意义。

（1）口渴不欲饮，为津液未伤，多见于寒证、湿证，或无明显燥热之象。

（2）口渴欲饮，是津液已伤的表现，多见于燥证、热证。如口干微渴，兼发热恶寒，咽痛，多见于外感温病初期，伤津较轻；大渴喜冷饮，兼有汗出，面赤，脉象洪数者多是里热炽盛，津液大伤，多见阳明经证；口渴多饮，小便量多，多食易饥，消瘦者为消渴，多由肾虚水不化津而下泄所致；渴喜热饮，饮水不多，多为痰饮内停水津不能上承；口渴不多饮，兼见身热不扬，头身困重，苔黄腻，属湿热；口渴饮水不多，也可见于温病营分证；口干，但欲漱水而不欲咽，兼见舌紫有瘀斑，属内有瘀血，因瘀血内阻，气不化精，津不上承，故口干欲漱水，但水本足，乃气化不行故不欲咽；口干不欲饮水，或少量饮水只为湿润口咽，多为阴津亏虚。

### 四、切浮沉滑跃之脉

脉为血府，贯通周身，五脏六腑的气血都要通过血脉周流全身，当机体受到内外因素影响时，气血的周流，随之脉搏发生变化。医者可以通过了解三部九候，根据脉位的深浅，搏动的快慢、强弱（有力无力）、节律（齐整与否），脉的形态（大小）及血流的流利度等不同表现而测知脏腑、气血盛衰和邪正消长的情况以及疾病的阴阳、表里、虚实、寒热等。

1. 浮脉

轻取即得，重按反觉稍减，脉搏呈现部位表浅，表明病位在表，多属外感表证，浮紧为表寒，浮数为表热，浮而有力为表实，浮而无力为表虚。可见于伤风、感冒等。但需要注意久病体虚或阴虚阳无所依，浮阳外越而呈现浮而无根的虚脉，此属危候，必须辨明。

2. 沉脉

轻取不显，重按始得，显现部位深，主里证。沉而有力为里实，沉而无力为里虚，沉迟为里寒，沉数为里热，沉涩为气滞血瘀，常见于水肿、腹痛、久病及多种虚寒性疾病等。

3. 滑脉

脉来流利圆滑，如盘滚珠，多属邪盛，痰食内滞、瘀血、实热等。值得注意的是，气血充盛的正常人有时可见此脉，妇女妊娠时可见此脉。滑跃之脉，当脉来如洪，波动幅度较大，触肤即得，寸关尤甚者，又无高热等外感之症，王师名其为跃脉，多为肝阳上亢、心神躁动之象，多伴有心烦心悸，头晕头痛等症。

总之，在望闻问切四诊上的诊法特色可总结为望舌下络脉表现、闻注重气息气味、问口干渴饮情况、切浮沉滑跃之脉。临证必须四诊合参，首先了解疾病全貌，然后做出正确诊断，如此立法处方用药方能有的放矢，效如桴鼓。

（何昌生）

# 第二章　从气机理论诊治内科病

王师遵古训，师前贤，发新义，从气机理论诊治内科杂病，现从理法方药角度加以整理总结如下。

## 一、明析气机理论

气机理论是独具中医特色的基础理论之一，气机升降理论是其重要组成部分，生命活动的正常进行离不开脏腑气机的升降变化。内科杂病多因人体气机活动失调，变生百病。王师以气机理论思维指导内科杂病的临床诊疗，从而善于在斑驳复杂的临床症状中抓住疾病的主要病机，然后进行分析、综合、诊断、治疗，从而达到执简驭繁、治病求本的目的。

### 1. 气机的生理功能

中医学认为，气是运动的，其基本形式为升降出入。阴阳是万物的基本属性，而阴阳的升降关系，又是阴阳本身的基本属性。正所谓"升降出入者，天地之体用，万物之囊籥，百病之纲领，生死之枢机也"。气机升降理论源于《黄帝内经》，《黄帝内经》作为中医学的四大经典之一，气机升降理论是其核心学术思想之一。张景岳在《景岳全书》中说："盖天地不息之机，总惟升降二气。"脏腑的升降出入运动，因脏腑功能不同而具有各自特性。《素问·六微旨大论》曰："升降出入，无器不有……无不出入，无不升降。"只有五脏调和，升清降浊有序，进而"清阳出上窍，浊阴出下窍，清阳发腠理，浊阴走五脏，清阳实四肢，浊阴归六腑"，从而使人体之气能充分营养五脏六腑、四肢百骸，发挥其气化、温煦、推动、固摄等功能，保证气血津液等精微物质的不断化生和敷布，以及糟粕的不断排泄，维持人体新陈代谢的正常运行。因此，气机调畅是人体生命各项活动的根本条件，即气机运动以调畅为顺，调畅则气机无阻，升降出入有序。

2. 气机的病理变化

《素问·举痛论》认为"百病生于气也"，六淫外感，内生五邪，七情内伤，饮食劳倦均可导致气机失调。张介宾曰："气之在人，和则为正气，不和则为邪气。凡表里虚实，逆顺缓急，无不因气而至，故百病皆生于气。"六淫致病，诸如风邪袭表，肺卫失宣；寒邪凝泣，气滞血瘀；火热暑邪，耗气伤阴；湿邪中阻，脾胃升降失司。内生五邪作为脏腑气机功能失调的产物，一旦形成，又会影响到全身气机的运行。如肝肾阴虚，肝阳化风；脾肾阳虚，寒湿阻滞气机；脾胃湿困，升清降浊无权；内燥伤肺，宣发肃降失调；水火不济，心火上炎为患等。

## 二、熟用理气之法

气机失调是百病之源，因此，临床上以调畅气机为基本的治法。《素问·至真要大论》载："谨察阴阳所在而调之，以平为期。"故临证中必须注意调节气机升降出入运动，即补其不足，损其有余，实则泻之，虚则补之的方法。人身内科杂病多有郁，临证必须详察。所谓气郁，既有宏观、整体范围内，气机升降出入的障碍；又有局部、微观的表现。诸如外感之郁，郁在肌表，则营卫受阻；内伤致郁，则在脏腑，气机失调。《薛氏医案·平治荟萃》曰："气血冲和，万病不生，一有怫郁，诸病生焉。"因此，临证之际，必须详察。王师在临证时重视理气诸法的应用。将理气法分为燥理、润理、温理、消理、通理、降理、散理、舒理、理气活血九法。

1. 首重脾胃升降枢纽

脾胃居于中焦，沟通上下，为仓廪之本，其气机升降失常，则饮食水谷运化异常，影响水谷精微化生，清阳之气不升，脏腑位置无力维系。因脾胃既能升清降浊，又能调节全身上下气机，故在维持整体气机升降平衡中起着重要的枢纽作用。所以在诸多内科杂病中，尤以脾胃升降失常影响最大。因此，重视脾胃气机的升降状态，俾其升清降浊复常，纳运协调成为治病之先。国医大师路志正特别重视脾胃在调升降中的核心作用，认为调升降为"燮阴阳"之根本，即持中央为调升降之核心，运四旁为调升降之手段，怡情志为调升降之技巧，顾润燥为调升降之特性，纳化常为调升降之基础。

2. 必须重视脏腑特性

人体多因气机升降失司而病，故调畅气机为治本之法。五脏六腑既是一个整体，又有各自不同的生理特点，根据"五脏者，藏精气而不泻"的生理特点，主要体现在以"入"为主的基本特征，根据"六腑者，传化物而不藏"的生理特点，主要体现在以"出"为主的基本特征，从而使五脏六腑的"满而不能实""实而不能满"，协调平衡气机升降出入运动。藏象理论与升降出入理论的结合，为动态阐述人体功能活动变化奠定了独特的理论基础。因此王师临证注重补益五脏，俾使气机升降有序；宣痹通塞，待其气机复健可痊矣。

### 三、钟情四逆散方

经典有云："百病皆生于气""气为百病之长"。王师认为"气"之与病密切相关，故平衡气之升降出入，调理升降，是临床辨证论治的重要法门。王师临证最为推崇金元四大家之朱丹溪，立论六气为郁和人体阴常不足、阳常有余的病机，力主滋阴降火、解郁达气之义。遣方用药中，多以调畅气机作为治疗情志病的主要治则，依据药物的升降浮沉之性，用以纠正气机升降之偏，达到治疗目的。遵《内经》旨"木郁者达之"。

四逆散是王师临证常用之方，先顺其条达之性，开其郁遏之气，非养营血而健脾土，以柴胡解郁疏肝、条达肝木，白芍柔肝补血和营，炙甘草健脾补中，又肝有体阴而用阳的生理特性，且肝属木，有顺畅调达特性，肝气横逆犯脾，故脾胃升清降浊功能有赖于中焦的气机升降出入正常。所以用香附等调理中焦，枳壳以增解郁之功，疏肝解郁，养血和肝；若气郁化火，再宗经旨"火郁者发之"，加丹皮、山栀以发散之。清心养心安神之法亦不可忽视，可在四逆散基础上选加黄连、薄荷、酸枣仁、柏子仁、合欢花等清心养心之品以宁神定志。王师常喜加黄连一味苦寒入心，屡试屡验，如因脏躁者，又取甘麦大枣汤、百合地黄汤等养心液、安心神。

王师在长期临证中还形成随脉加减用药经验，即辨证选用养心养肝、镇心镇肝之药。见跃脉，多为肝阳上亢，心神躁动之象，故酌用生龙骨、生牡蛎、龙齿、磁石、珍珠粉、珍珠母等镇心镇肝安神。凡脉象沉、细、弱者宜养，选用炒枣仁、柏子仁、龙眼肉、首乌藤、百合、五味子等以养心养肝安神。

### 四、巧择理疏之品

临床凡见气郁、气滞、气结、气逆和（或）气滞血瘀证，均需理气。但要根据是否存在痰湿、津伤阴亏、寒邪内停、食滞、便秘、血瘀等采用不同的理气方法，总结为理气九法。

总之，气机调畅，升降有序，则百病易消。

（何昌生）

# 第三章　内科病治疗大略

## 一、四诊合参，重视问诊，临证必查舌下络脉

王师临证治病，十分重视四诊合参。望、问、闻、切四诊是中医诊查疾病的基本方法。四诊各有其特殊作用，不能相互取代，在临床应用时，必须将四者有机地结合起来，才能全面而系统地了解病情，做出正确判断。四诊是辨证施治的前提，四诊资料收集不全，就不能准确辨证。王师曾说过，要想做一名好的中医大夫，必须有细心和耐心。细心就是观察要仔细、全面，不能有遗漏，不能模糊，比如舌诊一次看不清，可以看两次；耐心就是问诊和查体要有耐心，有的病人答非所问，或是查体不配合，就需要耐心对待。

王师在临证时重视问诊。问诊作为诊断疾病的重要手段，要重视技巧，在问诊时要合理组织安排，应使用通俗易懂的语言，避免使用医学术语。如《素问·移精变气论》指出："……治之极于一……一者因得之……闭户塞牖，系之病者，数问其情。"强调了问诊在其四诊中的重要作用。王师在和患者交谈时经常像聊天一样，既消除了患者的紧张情绪和顾虑，又很好地了解了病情。问诊时王师注重询问患者有无口干口渴，饮水多少，喜冷喜热，口中有无异味，饮食和二便情况等，参合脉症综合分析，然后辨其在气、在血，阴亏、阳盛，是虚是实，以及在何脏腑，分别诊治。

王师在临证时必查舌下络脉。望舌下络脉是内经中络脉理论在舌诊中的具体运用。舌络散于舌下，其分支较多，分布广，可显示机体的细微变化。一旦某些致病因子作用于机体，

导致气血不和产生气滞血瘀时，就可以反映于舌下络脉，使之发生曲张等变化。舌下络脉可谓反映气血津液盈亏瘀畅的一面镜子。王师认为舌下络脉诊法可补充和扩大舌诊的应用范围，尤其在瘀血证的辨证方面，有很好的诊断价值，可为运用活血化瘀法提供有力的诊断依据。而且饮食对舌下影响较舌面小，诊断更准确。望舌下络脉主要观察其长度、形态、颜色、粗细等变化。王师指出，望舌下络脉不光是望舌下两侧纵行的大络脉，还包括其分支的小络脉，以及舌下是否光滑、红润、有无肉赘等。通过望舌下络脉形色态等变化来辨别气滞瘀血严重程度，又根据其色青紫、淡紫、紫红，确认瘀血偏重气滞、寒凝、气虚，还是热壅。瘀则色深，虚则色淡。舌下有大小如粟粒，淡红不紫者，认为是气滞日久或痰湿水停。简而言之，舌下络脉形色变化大致是虚则淡红细小而短，瘀则青紫怒张而长，寒则淡紫而紧束，热则紫红而粗长，与心肝脾三脏病变关系尤为密切。

## 二、重视脾胃升降平衡，注重调理气机

脾胃为后天之本、气血生化之源。脾胃居于中焦，是气机升降的枢纽，通连上下，上输心肺，下归肝肾，肝之升发，肺之肃降，心火下交，肾水上承，皆赖脾胃之升降之功。脾脏主升，胃腑主降，二者互为表里，升降相因。脾胃升降正常、出入有序则能保持人体的生理功能正常。若脾胃升降失常，则不但影响水谷精微的吸收和输布，还会打破整个人体的阴阳、气血、水火之升降平衡，从而变证百出。故人体脏腑机能的正常与否，与脾胃功能状态密不可分，脾胃健而五脏安。相反，若脾胃受损，气血匮乏、气化不利，则易殃及四旁，脏腑组织俱受其害，而出现功能紊乱。故王师非常重视脾胃的升降平衡，他推崇仲景的"四季脾旺不受邪"，脾胃健运则脏腑强健不易

得病。在治疗时注重调理气机，恢复脾胃的升降平衡，则有助于机体功能的恢复。

王师认为理气法宜分燥理、润理、温理、消理、通理、降理、散理、舒理等。临床凡见气滞、气郁、气结、气逆、气滞血瘀证，均应理气，但要根据是否存在痰湿、津伤、阴虚、寒邪内停、食滞、便秘等采用不同的理气方法。

### 三、深研医理，重视病机，强调治病要抓住疾病的本质

王师学识广博，研读经典，博览各家，深研医理，临证十分重视对病机的认识，强调治病要抓住疾病的本质，治疗疾病时，谨守病机，掌握辨证论治精髓。尤其是对于中风、消渴病、胸痹心痛方面认识较为深入。

王师认为中风病病机应以肝脏为核心，而其火热证，不只是在肝，常有肝胃同热，存在肝胃热盛证。故治疗在平肝泻火的同时，应清泻胃火。火在胃经者选用石膏、知母、生地黄、黄连、黄芩清之；火在胃腑者应用大黄、芒硝、枳实、莱菔子、焦槟榔等泻之。通过清胃热导引肝火外出，临床上可减轻中风病症状，也属治本之策。

在治疗冠心病方面，王师认为脏腑正气内虚是冠心病发生发展的内在因素，又是内生邪实的发病学原因。临床上冠心病患者以气阴两虚、瘀血阻络者较为常见。因此，在治疗的全过程中，都要通过扶正培本的方法，以重建或调整脏腑阴阳气血的平衡，解除冠心病的内在因素，切不可一味使用活血化瘀法。王师常用加味生脉饮治疗效果显著，特别是对于冠脉置入支架或行冠脉搭桥术后患者，依然有胸闷胸痛、气短心慌、动则气喘汗出等症状时，结合脉症属气阴两虚、瘀血阻络者，宜用加味生脉饮，疗效肯定。

消渴病并发中风病者属气阴两虚、瘀血阻络者多见。消渴病早期多为肺胃燥热，而中期气阴两虚居多，晚期则以阴阳两虚、痰瘀阻络为主。而患者往往在中期出现并发症，如并发中风，故消渴并发中风多见气阴两虚、瘀血阻络。治疗当重视益气活血法的应用，如补阳还五汤等。

（贾晨光）

### 四、深思熟虑，确立治法，选方用药见解独到

#### 1. 两大治法调消渴

消渴，《素问·奇病论》曰："肥者令人内热，甘者令人中满，故其气上溢，转为消渴。"是以多饮、多食、多尿、身体消瘦或尿有甜味为特征的疾病。又称消瘅、肺消、消中。消渴病变脏腑主要在肺、脾、胃、肾。燥热伤肺，则治节失职，肺不布津；燥热伤胃，则胃火炽盛，消谷善饥；燥热伤肾，则肾失固摄，精微下注。凡饮食不节，过食肥甘，或情志失调，气郁化火，或劳欲过度，耗伤肾阴，均可诱发该病。王师治疗消渴病常用以下两法。

（1）酸甘敛阴愈消渴：消渴病的病机主要在于阴津亏损，燥热偏盛，而以阴虚为本，燥热为标，两者互为因果，阴愈虚则燥热愈盛，燥热愈盛则阴愈虚。消渴病变的脏腑主要在肺、脾、胃、肾，尤以肾为关键。各脏之中，虽可有所偏重，但往往又互相影响。

肺主气为水之上源，敷布津液。肺受燥热所伤，则津液不能敷布而直趋下行，随小便排出体外，故小便频数量多；肺不布津则口渴多饮。正如《医学纲目·消瘅门》说："盖肺藏气，肺无病则气能管摄津液之精微，而津液之精微者收养筋骨血脉，余者为溲。肺病则津液无气管摄，而精微者亦随溲下。"胃为水谷之海，主受纳腐熟水谷，脾为后天之本，主运

化，为胃行其津液。脾胃受燥热所伤，胃火炽盛，脾阴不足，则口渴多饮，多食善饥；脾气虚不能转输水谷精微，则水谷精微下流注入小便，故小便味甘；水谷精微不能濡养肌肉，故形体日渐消瘦。肾为先天之本，主藏精而寓元阴元阳。肾阴亏虚则虚火内生，上燔心肺则烦渴多饮，中灼脾胃则胃热消谷，肾失濡养，开阖固摄失权，则水谷精微直趋下泄，随小便而排出体外，故尿多味甜。消渴病虽有在肺、脾、胃、肾的不同，但常互相影响，如肺燥津伤，津液失于敷布，则脾胃不得濡养，肾精不得滋助；脾胃燥热偏盛，上可灼伤肺津，下可耗伤肾阴；肾阴不足则阴虚火旺，亦可上灼肺胃，终至肺燥胃热肾虚，故"三多"之证常可相互并见。

消渴病日久，则易发生以下两种病变：一是阴损及阳，阴阳俱虚。消渴虽以阴虚为本，燥热为标，但由于阴阳互根，阳生阴长，若病程日久，阴损及阳，则致阴阳俱虚。其中以肾阳虚及脾阳虚较为多见。二是病久入络，血脉瘀滞。消渴病是一种病及多个脏腑的疾病，影响气血的正常运行，且阴虚内热，耗伤津液，而致血脉瘀滞。血瘀是消渴病的重要病机之一，且消渴病多种并发症的发生也与血瘀密切相关。

消渴的辨证论治，凡阴津亏损，燥热偏盛者，立法酸甘敛阴，佐以兼治，习用玉液汤加减：①肺热津伤：证见烦渴多饮，口干尿多，舌边尖红，脉洪数。治宜清热润肺、生津止渴，方用白虎人参汤。②胃热炽盛：证见多食易饥，体瘦便秘，苔黄脉滑。治宜清胃火，生津液，方用玉女煎（张介宾《景岳全书》）加味。③肾阴亏虚：证见尿频量多，口干腰酸，舌红脉沉细。治宜滋阴固肾，方用六味地黄丸（钱乙《小儿药证直诀》）。④阴阳两虚：该病迁延日久，阴损及阳，可致阴阳两虚，证见尿频，饮一溲一，腰膝酸软，面黑耳干，舌淡脉沉细。方用金匮肾气丸。消渴兼证较多，可并发肺痨、痈疳、目疾、中风等病证。此外，临证时还可根据多饮、多食、多尿的程度来辨明上、中、下三焦的病位，即上消（肺热津伤）、中消（胃热炽盛）、下消（肾虚精亏）。

（2）辛开苦降控血糖：脾胃同居中焦，脾为太阴燥土，胃为阳明湿土，互为表里，一阴一阳，脾升胃降，阴阳相合，燥湿相济，升降相因，纳运相助，共同维持人体气机的调畅和脏腑功能的正常活动。其一，肺的宣发肃降，肝的疏泄，心主血脉，肾主水藏精，心火下降温肾水，肾水上承润心火，都有赖于脾胃的升降功能。因此，糖作为人体内的一种营养物质，其代谢无论涉及哪一个脏腑，都需要脾胃协助。其二，脾主运化，水谷精微的消化、吸收、转输、代谢，包括糖的代谢都要通过脾的运化来实现，脾主运化的方式最主要的是脾升胃降。如果脾升胃降功能异常，也可导致血糖的升高，此时调整脾胃升降功能，血糖可以向正常恢复。

王师常用半夏泻心汤加减治疗，方中主要以半夏、干姜之辛温，黄芩、黄连之苦寒，辛开苦降，恢复脾胃的升降功能，进而使血糖恢复正常。应用时掌握三点：一是患者存在肝胃郁热；二是有痰湿表现；三是有脾气虚的指征。药物用量上一般黄连、黄芩的用量要大，10～30g。脾升胃降也需要动力，气虚明显者，除方中的党参外，还可酌加黄芪、白术等。

两大治法疗消渴当然要辨证使用，不可拘泥，且不排斥其他治法，如气滞者一定要疏肝理气，活血通络法要贯穿消渴治疗的全程。除中药外，适度锻炼，调节情志，控制饮食亦很重要。

2. 益气养阴通胸痹

冠心病是临床最常见的心脏病之一，以膻中或左胸部发作性憋闷、疼痛为主要表现，中医将其归属"胸痹""心痛""怔忡""心悸"等范畴。兹将其经验总结如下：

（1）病因病机：较为复杂，可由痰浊、瘀血、气滞寒凝、气阴两虚，痹阻心脉等所引起，但"阳微阴弦"是基本病机，病位在心，与肝、脾、肾三脏功能失调关系密切。其病性为本虚标实，虚实夹杂，虚者以气虚、阴虚多见；实者不外气滞、寒凝、痰浊、血瘀，并可交互为患。但虚实两方面均以心脉痹阻不畅，不通或不荣则痛为病机关键。

王师在长期的临床实践中发现，有许多冠心病患者是在多因素影响下，心气虚损日久，阴津化生受累而成气阴两虚，气虚则运血乏力，阴虚则血涩，气机不畅，心脉痹阻，不荣则痛，发为胸痹。多见于中老年患者，人至老年，身体脏器功能退化，人过四十阴气自半，人体的气阴在中老年后开始走衰，气为血帅，血为气母，气虚无以行血，以致血脉郁闭，阴虚无以生气，迁延不愈，久病气阴两虚，气血运行不畅，不荣则痛而发病。以胸部隐痛、胸闷憋气、乏力、气短、自汗等症状的发生率高，这也是患者最常见、最痛苦的临床症状之一，严重影响了患者的生活质量。辨证为气阴两虚，脉络瘀阻。

（2）辨证要点：以胸痛隐隐，气短，乏力，自汗出为主症，兼有神疲头晕，口干，失眠多梦，头晕耳鸣，五心烦热，舌淡苔薄少津，脉细数或沉细等。既往可有高血压、糖尿病等病史，辅助检查可见心电图 T 波低平，心脏彩超提示室壁运动异常等改变。

（3）辨证论治：王师在临床中逐步完善诊疗方案，遵《金匮要略·胸痹心痛短气病脉证治》曰："夫脉当取太过不及，阳微阴弦，即胸痹而痛。所以然者，则其极虚也。今阳虚知在上焦；所以胸痹，心痛者，以其阴弦故也。"理解为关前为阳，关后为阴，寸脉微，虚也，尺脉弦，痛也，正虚之处，即是容邪之所，故加上"尤以气阴两虚为著"。治疗上采用《难经·十四难》云："损其心者，调其营卫。"因此治疗原则以益气复脉，养阴生津为主，故选方加味生脉饮。加味生脉饮在生脉散基础上加丹参、沙参、龙齿、枳壳、茯苓八味组成。临证加减应用：心气虚甚加党参 15g，重者加黄芪 15g；脉结代加苦参 10g；失眠易醒选加酸枣仁 20g；胸闷胸痛憋气加瓜蒌 15g；头晕眼花加桑叶 10g，菊花 10g；心衰明显加益母草 20g，葶苈子 15g。

### 3. 开启肾水治口干

口干，是我们日常生活中很常见的症状之一，许多人认为口干并无大碍，多喝水就可以轻易解决。然在临床工作中，以口干为主诉前来就诊的患者很多，王师在长期的临床工作中发现，口干是多种疾病的一个共同的信号，与糖尿病关系密切，干燥综合征等其他疾病也可能有口干的症状，需要引起大家的重视，临床治疗中要注意鉴别，中医辨证论治疗效确切。

（1）病因病机：中医口干有口渴、口燥、口舌干燥、烦渴、大渴引饮等说法，但口干、口燥多指口中津液不足，不一定有饮水要求，而口渴则多有饮水欲望。此外还指自觉口中干燥少津但不欲饮水之症。《景岳全书·传忠录》谓其"内无邪火"，所以不欲饮汤水，源于口无津液。脾主运化，主升清，运化是指脾具有把水谷化为精微物质，并将其吸收转输至全身的功能，也言脾主升津。脾为后天之本，升清是指脾气上升，并将其运化的水谷精微向上转输至心、肺、头目，通过心肺的作用化生气血津液，营养全身。消渴病发病与脾、肺、肾三脏相关，核心病机是气阴两虚。阴虚则火旺，导致肺胃燥热。而气阴两虚最直接的原因是脾脏的功能失调，脾气虚不能正常升清运化，吸收转输精微物质功能发生障碍，代谢不良，形成阴津亏虚。另一方面，由于转输代谢不良，某些水谷精微变成对人体有害的物质，危害五脏六腑乃至全身。因此，脾气虚是消渴病最主要的原因。

（2）辨证论治：王师在长期的临证中发现，口干病证颇多，2 型糖尿病口干来诊最为常见，认为其属于消渴的中上消范畴，多由肺胃燥热、煎灼津液、津不上承等所致，病因脾虚失运，病性本虚标实，病理阴虚火旺，病位在脾肺胃。治疗以益气养阴，清热降火，习用玉液汤加减。

**4. 温肺健脾平咳喘**

喘证，是以呼吸困难、喘息气促，甚至张口抬肩，鼻翼扇动，不能平卧为主要表现的病证。王师在长期的临床工作中发现喘证是多种疾病的一个共同的信号，与慢阻肺、肺心病等关系密切。有许多患者的中医辨证属寒饮内停，立法以培土温金，化饮平喘，选方加味苓桂术甘汤疗效确切。

（1）病因病机：病因分外感内伤两端，但喘咳日久迁延不愈，可耗伤脾肾之气，又易招致外邪侵袭，出现虚实夹杂，"虚而受邪，其病则实"，此临床最常见。病位主要在肺、肾、脾。病机有虚有实，"邪气盛则实，精气夺则虚"。久病阳气虚衰，寒饮内停，气机出纳失常，上逆而喘；或如《丹溪心法·喘》所说，"因痰气皆能令人发喘"。

（2）辨证要点：喘咳，气短，痰多，倦怠乏力，纳差，小便清长，大便黏腻不畅，舌苔白滑而腻、脉沉滑或沉弦。

（3）辨证论治：患者多病久，久病体虚，耗气伤阳，兼有病邪，寒痰、水饮、气壅，虚实夹杂。辨证寒饮内停，治宜兼顾扶正与祛邪，立法培土温金，祛痰化饮。选方加味苓桂术甘汤：茯苓、桂枝、白术、炙甘草、半夏、陈皮、党参、黄芪、当归、白芍、桔梗、细辛、干姜。

（何昌生）

# 第四章　疾病诊治经验

## 第一节　冠心病

　　冠状动脉粥样硬化性心脏病是冠状动脉血管发生动脉粥样硬化病变而引起血管腔狭窄或阻塞，造成心肌缺血、缺氧或坏死而导致的心脏病，常常被称为"冠心病"。世界卫生组织将冠心病分为无症状心肌缺血（隐匿性冠心病）、心绞痛、心肌梗死、缺血性心力衰竭（缺血性心脏病）和猝死五种临床类型。

　　中医治疗冠心病具有独特优势，现将王师治疗冠心病的医案介绍如下。

### 一、典型医案

**医案 1**

患者李某，男，64 岁，汉族，退休干部。

初诊日期：2015 年 12 月 10 日。

主诉：阵发胸痛胸闷 1 个月。

现病史：患者 1 个月前受凉后阵发胸痛胸闷不适，自服复方丹参滴丸等未缓解，曾在某二甲医院诊断为冠心病，予口服硝酸酯类药未见明显好转。刻下症见：阵发性胸痛，胸闷不适，气短乏力，自汗，口干饮不多，失眠多梦，颧红，五心烦热，舌淡红苔薄少津，脉细数。

既往史：高血压病 10 年余，平素口服氨氯地平片，自述血压控制尚可。

辅助检查：心电图提示 T 波改变，心肌酶谱正常。

西医诊断：冠心病，高血压。

中医诊断：胸痹病，气阴两虚、瘀血阻络证。

治法：益气养阴，活血通络。

方药：自拟加味生脉饮。

太子参 15g      麦冬 10g      五味子 6g      沙参 40g

丹参 15g      枳壳 12g      龙齿 30g<sup>先煎</sup>      茯苓 10g

酸枣仁 20g      夜交藤 20g      合欢皮 10g

7 剂，水煎，早晚两次分服。

二诊：药后胸痛未作，继续调治 2 周，随访 3 个月，病情稳定。

[按语]

患者气短乏力，自汗，舌淡红，乃气虚；口干饮不多，失眠多梦，颧红，五心烦热，苔薄少津，脉细数是阴虚表现。阵发胸痛属瘀血阻络，综合舌脉，辨证为气阴两虚、瘀血阻络证，故治疗以益气养阴、活血通络为主，选方加味生脉饮。方中太子参，甘微寒，补心阴振元气，益气复脉安神；重用沙参，滋心液，生津止渴；丹参，活血凉血，养心安神，补后天营卫之本，中药药理显示丹参能抑制血小板聚集，扩张冠状动脉，增加冠脉血流量，降低心肌耗氧量，增加心排出量，降低血黏度，改善微循环，有较好的氧自由基清除作用，保护心肌细胞免受脂质过氧化的损伤，从而保护缺血性心肌，改善心脏功能；太子参、沙参、丹参三参共为君。麦冬甘寒，补水源而清燥金，为臣，药理研究结果，麦冬具有抗心肌缺血和免疫调节作用。五味子酸温，敛肺止汗，生津止渴，兼敛耗散之气，收先天天癸之原，现代研究表明，五味子的某些成分具有抗氧化的作用，此外研究还显示五味子有增强心血管功能、抗氧自由基及免疫增强作用等。龙齿，性涩味甘凉，镇惊复脉安神，《药性论》载其"镇心，安魂魄"。五味子其意在收，龙齿其意在镇为佐，以增益气养阴之效。茯苓益气健脾，宁心安神；枳壳开胸顺气并引诸药到达胸部，合五味子一开一合，开阖有司，升降气机有权。茯苓、枳壳共为使药。酸枣仁、夜交藤、合欢皮安神解郁。谨守病机，诸药合用，共奏益气养阴、活血通络之功，乃见服药3周而诸症消失。

（何昌生）

**医案 2**

患者陶某，女，62 岁，病历号：37542。

初诊日期：2010 年 3 月 19 日。

主诉：劳累后胸闷 3 年余。

现病史：患者 3 年前无明显诱因出现劳累后胸闷，曾在某二甲医院诊断为冠心病、高血压，予氨氯地平片等药治疗，症状仍不缓解。刻下症见：劳累后胸闷，时有心慌不适，乏力，无寒热，头晕，眠差，口干不欲饮水，纳可，大便不成形，日 1~2 次，尿正常。

查体：T 36.3℃，BP 120/80mmHg，双肺听诊未闻及湿性啰音，心界不大，心率 68 次/分，律齐，各瓣膜听诊区未闻及病理性杂音，双下肢无水肿。舌淡红，苔薄白根黄腻，脉细弦缓。

既往史：曾在某二甲医院诊断为冠心病、高血压。

西医诊断：冠心病，高血压。

中医诊断：胸痹，气阴两虚、瘀血阻络证。

治法：益气养阴，活血化瘀。

方药：加味生脉饮。

| | | | |
|---|---|---|---|
| 太子参20g | 麦冬10g | 沙参40g | 枳壳10g |
| 五味子6g | 远志10g | 丹参15g | 茯苓10g |

莲子肉 15g　　白扁豆 10g　薏苡仁 15g　荷叶 10g

7 剂，每日 1 剂，水煎，分早晚服。

以上症状服药后明显减轻，出院门诊随诊。间断服用上方加减，症状未明显发作。

[按语]

本案诊断为胸痹，气阴两虚、瘀血阻络证，选方加味生脉饮。方中参选太子参，甘微寒，补心阴；沙参，滋心液生津止渴，益气复脉安心神；丹参，活血凉血，安神养心；麦冬甘寒，补水源而清燥金，清心除烦；五味子酸温，敛肺益气，固表止汗，生津止渴，兼敛耗散之气；茯苓益气健脾，宁心安神；枳壳开胸顺气并引诸药到达胸部。诸药合用，共奏益气养阴、活血化瘀之功。

加减法：胸闷胸痛憋气者，枳壳增至 12g，加瓜蒌 15g；心气虚甚，加党参 15g，重者加黄芪 15g；心衰明显，加车前子 20g，益母草 20g，葶苈子 15g；脉结代，加苦参 10g；失眠易醒，选加酸枣仁 20g，夜交藤 20g；头晕眼花，加桑叶 10g，菊花 10g。

（何昌生）

## 医案 3

患者李某，女，63 岁，农民。

初诊日期：2010 年 6 月 4 日。

主诉：阵发性胸闷憋气 3 个月，加重 5 天。

现病史：患者 3 个月前剧烈活动后出现阵发性胸闷憋气，曾在某二甲医院诊治，病情好转出院。5 天前症状再次加重，今来诊。刻下症见：阵发性胸闷憋气，甚则难以平卧，伴有阵发心悸、气短乏力，双下肢轻度水肿，纳差，夜寐欠安，二便尚调。

查体：血压 140/80mmHg，口唇轻度紫绀，双肺呼吸音粗，右侧为重，未闻及干湿性啰音。心前区无隆起，未及震颤，心界向左扩大，心率92次/分，心律不齐，各瓣膜听诊区未闻及杂音。腹部平软，剑突下压痛，脾未及，双肾区无叩击痛，双下肢轻度可凹性水肿。舌质暗淡，苔薄白，脉结代。

辅助检查：心电图示心房颤动，完全性左束支传导阻滞。

既往史：有高血压病，腰椎病史多年。

西医诊断：冠心病，心房颤动，心功能不全，高血压病。

中医诊断：胸痹，气阴亏虚、心脉瘀阻、水饮内停证。

治法：益气养阴，活血利水。

方药：加味生脉饮。

太子参30g　　沙参40g　　　麦冬10g　　　五味子6g

枳壳10g　　　茯苓皮20g　　桑白皮10g　　泽兰30g

龙齿20g<sup>先煎</sup>　瓜蒌15g　　　葶苈子15g　　丹参15g

7剂，水煎，早晚两次分服。嘱清淡饮食。

经治疗1周患者病情明显好转，续服中药调理2个月，病情稳定。

[按语]

胸痹病机多以痰浊、瘀血、气滞、寒凝、气阴两虚等引起，但"阳微阴弦"是基本病机，病位在心，与肝、脾、肾三脏功能失调关系密切。其病性本虚标实，虚实夹杂，虚者以气虚、阴虚多见；实者不外气滞、寒凝、痰浊、血瘀，并可交互为患。但虚实均以心脉痹阻不畅，不通或不荣则痛为病机关键。

本案患者辨证气阴亏虚、心脉瘀阻、水饮内停。治宜益气养阴，活血利水，方用加味生脉饮加减。《医方集解》说："人有将死脉绝者，服此能复生之，其功甚大。"加葶芥子、桑白皮、泽兰泄肺活血利水，瓜蒌开胸降气，则诸症可平。

（何昌生）

**医案4**

患者田某，男，71岁，汉族，退休工人。

初诊日期：2016年11月17日。

主诉：心慌1月余。

现病史：患者1个月前无明显诱因出现心慌，自觉心中发空感，气向上提，查心电图示心房纤颤，后于我院住院治疗9天，诊为冠心病、心房纤颤、高血压、反流性食管炎等，治疗予扩冠、降压、控制心率等，好转出院，出院后仍觉心慌，今来求治中医。刻下症见：心慌不适，乏力，口不干，嗳气，胃脘烧灼感，泛酸，纳可，便调。舌有裂纹，舌色淡红，苔薄白，脉结代。

既往史：有高血压病十余年，服药控制。否认其他慢性病史。

辅助检查：心电图示房颤律，96次/分，T波改变。颈动脉超声示双侧颈总动脉及膨大处内中膜增厚，双侧颈总动脉多发斑块。

西医诊断：冠心病，心房纤颤，高血压病，反流性食管炎。

中医诊断：心悸病，阴血不足、阳气虚弱证。

辨证分析：患者老年男性，肝肾渐亏，肝肾之阴受损，阴血亏虚，血脉无以充盈，心失所养，故见心悸；心阳不足，阳气不振，无力鼓动血脉，脉气不相接续，故脉结代。阴血不足，血不养心，故眠不实，诊为心悸病。

治法：养阴复脉。

方药：炙甘草汤加减。

炙甘草30g　　党参20g　　　生地黄30g　　桂枝10g

阿胶9g<sup>烊化</sup>　　麦冬15g　　　火麻仁12g　　大枣10g

生姜6g　　　　苦参15g　　　丹参15g　　　黄连10g

香附10g　　　紫苏子10g　　紫苏梗10g　　旋覆花10g<sup>包煎</sup>

远志12g

7剂。

注意事项：低盐低脂饮食，避免劳累及情绪激动。

二诊：2016年11月24日。

患者偶有心慌，仍乏力，失眠，纳可，便调。查体：BP 105/70mmHg。舌裂，舌色淡红，苔薄白，脉弦滑。患者服药后症状明显好转，偶有心悸，脉象结代之象不显，故仍以炙甘草汤加减。

前方党参改为30g，加生龙齿20g（先煎），7剂。

此后坚持调治1个月，患者病情稳定。

**[按语]**

本案患者诊为心悸病，辨证为阴血不足，阳气虚弱。方选炙甘草汤加减。方中炙甘草、党参、生地黄、大枣益心脾，滋阴养血；阿胶、麦冬、火麻仁滋心阴，养心血，充血脉；桂枝、生姜辛行温通，温心阳，通血脉；患者泛酸烧心，嗳气，加黄连、旋覆花清胃降逆；香附疏肝；苏子、苏梗和胃降气；远志宁心化痰。诸药共奏滋阴养血，益气温阳，复脉止悸之效。

炙甘草汤为气血阴阳并补之剂，方中参、桂、姜、草行心之阳，胶、麦、麻、地行心之阴，使阳得复阴中而脉自复。临床常用于治疗功能性心律不齐、期前收缩、冠心病、风湿性心脏病、病毒性心肌炎、甲状腺功能亢进等伴有心悸、气短、脉结代等属阴血不足，阳气虚弱者。炙甘草汤治疗心律失常、心功能不全，医者皆知，但掌握适应证候及药物用量比例搭配是关键，比如心衰病人水肿严重，阳虚表现突出，则非本方所适用。又如即使用之对症，而炙甘草、党参（重者用人参）、生地黄用量偏小也不能取得预期的疗效。本方用于危重病人，值得进一步临床研究探索。

（付晓双）

### 医案 5

患者王某，男，59 岁，汉族，农民。

初诊日期：2016 年 10 月 20 日。

主诉：阵发性心慌 18 年，加重 1 年。

现病史：患者 18 年前无明显诱因出现阵发心慌，口服"心律平"后几分钟缓解，每年均发作 1～2 次，未予重视。去年开始患者无诱因而心慌发作次数增加，约每月发作 1 次，每次持续 1 天，当地医院诊为"室上性心动过速"，予口服美托洛尔治疗，服药后仍反复发作，医院遂建议行射频消融术，因患者内心抵触，拒绝手术，故今来诊求治中医。刻下症见：阵发心慌，持续几分钟可自行缓解，时有胸闷，头胀不适，双侧太阳穴疼痛，眠安，有时口干，纳可，大便溏，每日 3～4 次，小便调。舌裂纹，舌色淡红，舌下络脉郁滞，舌苔白腻，脉沉细滑。

既往史：吸烟饮酒三十余年，现吸烟每日 10 支，饮酒约 4 两，至今未戒烟酒。否认其他病史。

辅助检查：心电图示窦性心律，ST - T 异常。超声心动未见明显异常。冠脉 CT 血管造影（CTA）：三支轻度病变（狭窄最严重处约 30%）。便常规检查：未见异常。

西医诊断：冠心病，阵发性室上性心动过速。

中医诊断：心悸病，心脾两虚、痰瘀滞络证。

辨证分析：患者平素嗜食酒肉肥甘厚味，日久脾胃乃伤，脾胃为仓廪之官，后天气血生化之源，一旦脾胃受损，气血生化乏源，心血虚少，心失所养，则发为心悸。又脾主运化，脾虚运化不足，聚湿生痰，痰滞血瘀，则胸闷头痛。本案为本虚标实，本虚为心脾两虚，标实为痰瘀滞络。

治法：补益心脾，化痰行瘀。

方药：六君子汤加减。

| | | | |
|---|---|---|---|
| 党参 15g | 生甘草 6g | 茯苓 15g | 白术 10g |
| 清半夏 10g | 陈皮 10g | 柴胡 10g | 枳壳 10g |
| 生龙齿 20g^先煎 | 黄芩 10g | 当归 15g | 远志 12g |
| 石菖蒲 12g | 川芎 10g | 蔓荆子 10g | 芦根 15g |

7 剂。

注意事项：调饮食，建议戒烟酒，避免劳累及情绪激动。

二诊：2016 年 10 月 27 日。

患者心慌未发作，便溏明显好转，每日一行，时有太阳穴及前额头痛，头晕时作。查体：心率 80 次/分，律齐，血压 120/70mmHg。舌裂，舌色淡红，舌下络脉郁滞，苔白腻，脉沉细滑。

患者心悸明显好转，仍头痛，时头晕，此为痰瘀滞络之象。上方茯苓加量为 20g，加白芷 15g，羌活 10g，藁本 10g，佩兰 10g，全蝎 5g，旋覆花 15g（包煎），7 剂，祛风通络止痛。

此后又加减服上方 2 个月，随访 1 年未明显发作。

[按语]

心律失常是由于窦房结激动异常或激动产生于窦房结以外，激动的传导缓慢、阻滞或经异常通道传导，即心脏活动的起源和（或）传导障碍导致心脏搏动的频率和（或）节律异常。心律失常是心血管疾病中重要的一组疾病，它可单独发病亦可与心血管病伴发，严重者可突然发作而致猝死，亦可持续累及心脏而心力衰竭。

本案患者阵发心悸多年，其主诉为心悸伴有胸闷、头痛、便溏，单从主诉难辨虚实，但查患者脉沉细，舌淡红苔白腻，舌下络脉郁滞，再追问其亦有体力下降，故中医辨病性为本虚标实，辨证为心悸病，心脾两虚、痰瘀滞络证。治疗宜标本兼顾，益心脾，化痰瘀，定惊悸。选方六君子汤化裁。以六君子汤健脾益气，燥湿化痰；当归、川芎养血活血，远志化痰宁心安神；石菖蒲配远志为常用对药，以化痰安神定志；生龙齿镇惊安神；加柴胡、黄芩治少阳头痛，合枳壳开胸理气以治胸闷；川芎又合蔓荆子以治头痛。诸药共用，益心脾，化痰瘀，定惊悸。

二诊患者头晕头痛，苔白腻，故原方茯苓改为20g；加佩兰以芳香化湿浊；白芷、羌活、藁本行气止痛，羌活、藁本与川芎、蔓荆子合为"头部四君"；全蝎为虫类，擅搜剔，入络止痛；旋覆花降气化痰。此后患者在首方基础上，随症加减，服药两个月，随访1年心悸未发作。

此例心悸辨证为心脾两虚，痰瘀滞络，明显非炙甘草汤所宜。心电图ST-T异常，冠脉CT血管造影证实存在冠状动脉粥样硬化性心脏病，这些可以作为辨治时的参考。患者脉沉细，病本为虚，本虚标实，所以临诊时一定要沉下心来，仔细察舌诊脉。观其脉证，随证治之，有是证用是方，不可人云亦云，而妄用炙甘草汤。

（赵海燕）

### 医案6

患者崔某，女，46岁，汉族，已婚，工人。

初诊日期：2017年2月28日。

主诉：阵发性胸闷胸痛6天。

现病史：患者6天前无明显诱因出现阵发性胸闷胸痛，每次发病持续1~2分钟，后自行缓解，症状一直未减轻，故来诊。刻下症见：阵发性胸闷胸痛，无呼吸困难，无寒热，夜间自汗，乏力，口不干，纳少，眠差，尿黄，大便调，月经淋漓，舌淡红，舌下络脉郁滞，苔薄白根腻，脉沉弦。

既往史：否认。经带胎产史无异常。

辅助检查：肝肾功能、血糖血脂、电解质、甲状腺功能、肿瘤标志物、心肌酶谱均正常。心电图 T 波异常。腹部 B 超示肝胆胰脾肾正常，子宫肌瘤。

西医诊断：冠心病，心绞痛。

中医诊断：胸痹心痛病，崩漏，气虚气滞、阴虚血热证。

辨证分析：患者女性，46 岁，近七七任脉虚，太冲脉衰血少，天癸将竭，此时肾气已虚。而脾为后天之本，气血生化之来源，脾虚则气血亏虚，而出现乏力，眠差；气虚不运易生气滞，脾土与心火为子母关系，肾水与心火为水火既济关系，脾肾亏虚则胸中阳微不运而使气滞血瘀，故出现阵发性胸闷，胸痛；脾虚运化失司故纳少；脾气虚，加之肝肾不足，阴虚血热，热迫血行，而出现月经淋漓不断，夜自汗之证。舌淡红，舌下络脉郁滞，苔薄白根腻，脉沉弦为气虚气滞，阴虚血热之证。胸痹心痛是本虚标实之证，其位在心，其本在肾，兼涉及肝、脾。

治法：急则治标，滋肾益阴，凉血止漏。

方药：百合地黄汤加味。

百合20g　　生地黄15g　　全瓜蒌15g　　炒枳壳10g

三七粉4g冲服　生地榆15g　　白茅根30g　　旱莲草10g

败酱草20g　　海螵蛸30g　　车前草30g　　炒枣仁30g

7 剂，水煎服。

注意事项：畅情志，慎起居，节饮食。饮食宜清淡，少辛辣厚味。

二诊：2017 年 3 月 7 日。

患者药后月经淋漓不断症状消失，仍有阵发性胸闷胸痛，乏力，眠差，时胃脘胀满，叹息则舒，二便调，舌淡红，舌下络脉郁滞，苔薄白根腻，脉右沉细，左沉细弦。

方药为党参15g，白术10g，茯苓10g，生甘草6g，麦冬10g，五味子6g，炒枣仁20g，柴胡10g，白芍10g，当归10g，枳壳10g，香附10g，紫苏梗10g。7剂。

三诊：2017年3月15日。

患者阵发性胸闷胸痛基本消失，乏力已经痊愈，仍胃脘胀满，叹息则舒，时有小腿拘急，多梦，二便调，舌淡红，舌下络脉郁滞，苔薄白根腻，脉右沉细，左沉细弦。

前方加瓜蒌15g，木瓜15g，远志12g，丹参15g，7剂。

调治月余，随访2个月，胸闷胸痛未作。

[按语]

崩漏，是指妇女非周期性子宫出血，其发病急骤，暴下如注，大量出血者为"崩"；病势缓，出血量少，淋漓不断者为"漏"。崩与漏虽出血情况不同，但在发病过程中两者常互相转化，如崩血量渐少，可能转化为漏，漏势发展又可能变为崩，故临床多以崩漏并称。青春期和更年期妇女多见。

此案首诊王师急则治标，先止崩漏，从肾阴入手，选生地黄、百合、旱莲草滋阴清热凉血；用瓜蒌、枳壳、三七宽胸理气，活血止血；生地榆、败酱草、海螵蛸清热凉血止血；车前草、白茅根清血热由小便而出；炒枣仁养血安神助眠。经初诊治疗后患者崩漏已止，仍有阵发性胸闷胸痛，乏力，眠差，有胃脘胀满，叹息则舒之症状，提示存在肝郁气滞表现。故二诊治疗在首诊清除血热之后，方选四君子汤、生脉散、逍遥散健脾养心，疏肝理气，枳壳、香附、紫苏梗加强疏肝理气作用；炒枣仁养心安神，气血通畅，诸症可除。

王师在此案诊辨治过程中有两个特点。第一点是主症和兼症的侧重点问题。从首诊的处方中不难看出重点治疗了患者的崩漏问题，好像偏离了主症胸痛。然而仔细分析病机发现，胸痹心痛病发病主要在心，涉及的脏腑有脾、肾、肝。崩漏发病所涉及有冲脉、任脉、脾、肾、肝等。此病人主症和兼症的发病，肾阴虚是关键，脾虚是重点，肾是先天之本，脾是后天之本，先天有赖于后天的滋养才得以化生，故先健运脾的功能，使气血生化有源，脏腑经脉得以濡养，这是治疗的第一步。然而崩漏不止，气血受损加重脾肾两虚，故必须先止血，而后气血得养，气血调畅，胸痛自止。第二点是治疗兼症用药有特点。此患者辨为气虚气滞、阴虚血热之证，在治疗崩漏的阴虚血热时用了四个方面的药，分别是滋阴清热，清热凉血，凉血止血，清热利尿。又有三七活血止血，助瓜蒌、枳壳宽胸理气，活血止痛。方药对症，崩漏止，胸痛愈。

本病例具有典型的心绞痛症状，一般来讲，应主攻胸痹心痛，但患者月经淋漓不断，日久导致气血愈虚，心之气血愈不足，愈加涩滞不畅，胸痛症状不能缓解。故当务之急乃凉血止漏，待崩漏痊愈后，以治其本，益气宽胸，理气止痛。

（赵海燕、何昌生）

**医案7**

患者史某，男，65 岁，汉族，退休干部。

初诊日期：2017 年 2 月 16 日。

主诉：左胸背阵发性刺痛 2 天。

现病史：2 天前患者出现左胸背阵发性刺痛，未予重视。

刻下症见：左胸背阵发性刺痛，周身乏力，怯热，早上自汗，有时腰痛，失眠心烦，泛酸，口不干，纳可，二便调，舌紫暗有裂纹，舌下络脉瘀血甚，苔白腻，脉右沉滑，左沉细滑。

既往史：慢性阻塞性肺疾病。否认其他疾病史。

辅助检查：心电图：窦性心律，轻度 ST 压低。胸片：两肺纹理重。心梗三项：除外心梗。

西医诊断：冠心病、心绞痛，慢性阻塞性肺疾病。

中医诊断：胸痹，痰热互结、瘀阻脉络证。

治法：清热化痰，活血通络。

方药：黄连温胆汤加减。

| | | | |
|---|---|---|---|
| 川黄连 10g | 吴茱萸 3g | 淡竹叶 10g | 竹茹 10g |
| 清半夏 10g | 生甘草 6g | 茯苓 15g | 橘红 10g |
| 石菖蒲 12g | 远志 15g | 丹参 20g | 三七 5g |
| 枳实 10g | 枳壳 10g | 柴胡 10g | 郁金 12g |

二诊：2017 年 2 月 23 日。

上方服药 7 剂后，患者自述左胸背痛明显好转，泛酸、乏力减轻，仍早上自汗，眠少，舌紫暗，舌下络脉瘀血甚，瘀珠如粟粒，苔白腻，脉沉滑。

上方加煅龙骨 30g，煅牡蛎 30g，炒枣仁 30g，7 剂。

1 周后随访近期未发作。后期冠脉 CTA 检查证实为冠心病。

[按语]

冠心病属于中医"胸痹心痛"范畴，张仲景《金匮要略·胸痹心痛短气病脉证治》中首次提出"胸痹"的名称，并对其症状学特点及临床病因病机等进行了专门的论述，"胸痹之病，喘息咳唾，胸背痛，短气，寸口脉沉而迟，关上小紧数"，"胸痹不得卧，心痛彻背"。冠心病心绞痛发作多由情志失调、寒凝内侵、劳倦内伤、饮食失调，或是年迈体虚等造成。现代人有很多吸烟、饮酒、熬夜等不良生活方式，生活工作压力大，临床上多因情志失调，五志化火，炼津成痰，易生热痰；酗酒、过食肥甘厚味，外感病邪滞留，脾失健运，聚湿成痰，久而化热化火，痰瘀互结，痹阻心脉而发病。

王师在治疗冠心病过程中，凡是辨证为痰热痹阻者，善于用黄连温胆汤加减治疗。黄连温胆汤出自于陆廷珍《六因条辨》，药物组成包括黄连、半夏、陈皮、茯苓、枳实、竹茹、大枣、甘草等，具有清热化痰、开窍醒神、镇惊安神之功效。痰热上扰心神而心烦失眠，加石菖蒲、远志化痰开窍，安神定志；淡竹叶、竹茹清热除烦，清热化痰；吴茱萸配黄连为左金丸，疏肝泻火抑酸；加丹参、三七活血化瘀；柴胡、郁金开胸理气，活血止痛。

患者二诊症状大减，效不更方，在前方基础上加煅龙骨、煅牡蛎、炒枣仁养心安神，敛汗。

此患者本虚标实，虚实夹杂，须辨明虚实，当患者痰热重，邪气盛时，当以祛邪为主，待痰热已清，再予以补虚之品调养，以免早期应用补益药物滋腻敛邪，闭门留寇。

（付晓双、何昌生）

## 二、临证备要

冠心病是临床最常见的心脏病之一，以膻中或左胸部发作性憋闷、疼痛为主要表现，中医将其归属"胸痹""心痛""怔忡""心悸"等范畴。

病机以气阴两虚、痰浊、瘀血、气滞、寒凝，痹阻心脉等引起，但"阳微阴弦"是基本病机，病位在心，与肝脾肾三脏功能失调关系密切。其病性本虚标实，虚实夹杂，虚者以气虚、阴虚多见；实者不外气滞、寒凝、痰浊、血瘀，并可交互为患。但均以心脉痹阻不畅，不通或不荣则痛为病机关键。

王师在长期的临床实践中发现，冠心病患者气阴两虚、瘀血阻络证占有相当一部分，究其原因乃是在多种因素影响下，气阴不足。心气虚损日久，阴津化生受累而成气阴两虚，气虚则运血乏力，阴虚则血涩，心脉痹阻不畅，发为胸痹。多见于老年患者，人至老年，身体脏器功能退化，"人过四十，阴气自半"，即人体的气阴在中年后开始走衰。气为血帅，血为气母，气虚无以行血，以致血脉郁闭；阴虚无以生气，迁延不愈，气血运行不畅而发病。以阵发胸部隐痛、胸闷憋气，乏力，气短，自汗，口干饮不多，舌淡红苔薄白或少苔，舌下络脉不同程度瘀血，脉沉细等症状为主。

《难经·十四难》云："损其心者，调其营卫。"因此治疗原则以益气复脉，养阴生津为主，故选方加味生脉饮。盖心主血脉，而百脉皆朝于肺，补肺清心，则气充而脉复，故曰生脉。方中人参选太子参，甘微寒，振兴元气，补心气；沙参，滋心液，益心气；丹参，活血凉血，安神养心，补后天营卫之本，三参共为君药。麦冬甘寒，补水源而清燥金，清心除烦，为臣药。五味子酸温，敛肺益气固表止汗，生津止渴，兼敛耗散之气，收先天天癸之原；龙齿，性涩味甘凉，归心肝经，镇惊安神，《药性论》载其"镇心，安魂魄"。五味子、龙齿为佐药，以增强益气养阴之效。茯苓益气健脾，宁心安神；枳壳开胸顺气并引诸药到达胸部，合五味子一开一合，开阖有司，升降气机有权。茯苓、枳壳共为使药。诸药合用，共奏益气复脉、活血化瘀之功。

案1老年患者以"阵发胸痛胸闷1个月"为主诉，诊断为气阴两虚、瘀血阻络证，方予加味生脉饮。

案2患者以"劳累后胸闷3年余"来诊，辨证气阴两虚、瘀血阻络证，给予自拟加味生脉饮治之。

案3以"阵发性胸闷憋气3个月，加重5天"来诊，辨证气阴亏虚、心脉瘀阻证，方以加味生脉饮。

上三案总的病因病机大致相同，治疗大法相近，故处方用药而获效，但各自又有不同，案1兼证失眠，故加酸枣仁、夜交藤、合欢皮安神；案2兼证大便溏，加莲子肉、白扁豆、薏苡仁、荷叶淡渗利湿，利小便，实大便；案3兼有心悸、水肿等，加葶苈子、桑白皮泻肺利水消肿。

案4 女性患者，以"心慌1月余"来诊，辨证心悸病，阴血不足、阳气虚弱证，方以炙甘草汤加减。

案5 老年男性，以"阵发性心慌18年，加重1年"为主诉，辨证为心悸病，心脾两虚、痰瘀滞络证，选方六君子汤。

案6 以"阵发性胸闷胸痛6天"来诊，辨证为胸痹心痛病，崩漏，气虚气滞、阴虚血热证，治以百合地黄汤加减。

案7 以"左胸背阵发性刺痛2天"为主诉，辨证为胸痹，痰热互结、痹阻脉络证，选方黄连温胆汤加减。

总之，王师告诉我们"熟读王叔和，不如临证多"，需要在临床上摸爬滚打，在实践中提高自己的诊疗水平。

（何昌生）

## 第二节　冠心病冠脉支架植入术后心绞痛

王师在长期临床中发现，冠心病冠脉支架植入术后，虽经西医常规药物治疗，但仍有部分患者经常有心绞痛发作。目前，随着经皮冠状动脉介入治疗术（PCI）的不断进步，临床应用不断增多，由此引起的并发症也不断增加。国内外学者对此都十分重视，不断进行研究，探索其发病机制及改善措施。现有研究发现其发病机制主要有术后支架对动脉管壁的持久性牵拉及支架术后内皮功能紊乱、微循环及血液流变学的异常、术后支架内再狭窄、术中冠脉血管的损伤、术后血管弹性的回缩等。

西医针对这些问题，除了控制血压、降糖、戒烟等风险因素，强化抗血小板聚集、降脂稳定血管内膜、抗缺血等治疗，仍有部分患者出现胸闷胸痛、心悸气短、乏力等心绞痛症状，严重影响生活质量。

中医中药辨证治疗在改善症状、提高生活质量等方面有很大优势。现将王师辨治冠心病冠脉支架植入术后心绞痛医案总结如下。

## 一、典型医案

### 医案1

患者牛某，男性，55 岁，干部。

初诊日期：2016 年 9 月 28 日。

主诉：阵发左胸闷痛十余年，再发 1 个月。

现病史：患者有冠心病病史十余年，平素时有左胸闷痛发作，活动后加重，每次发作数分钟，严重时向后背放射，伴汗出，休息后可缓解，间断口服"速效救心丸"及"复方丹参滴丸"等中成药，因症状反复发作，分别于 2014 年、2015 年在某省人民医院行冠脉支架植入术 2 次，术后坚持口服阿司匹林肠溶片、阿托伐他汀钙片、替格瑞洛、美托洛尔、贝那普利片、曲美他嗪片、单硝酸异山梨酯片、格列美脲片治疗，仍阵发左胸闷痛。刻下症见：阵发左胸闷痛，向后背放射，伴汗出，乏力，怕冷怕热，心烦，腰背痛，口干，纳可，二便调，眠安，舌淡红，苔薄白少，根部白腻，舌上有裂纹，舌下络脉瘀血，脉沉细数。

既往史：有高血压病 20 年、糖尿病 6 年。

西医诊断：冠心病，高血压病，糖尿病。

中医诊断：胸痹病，气阴两虚、瘀血阻络证。

治法：益气养阴，活血通络。

方药：加味生脉饮加减。

| | | | |
|---|---|---|---|
| 太子参 20g | 沙参 40g | 五味子 6g | 麦冬 10g |
| 丹参 15g | 生龙齿 15g<sup>先煎</sup> | 茯苓 10g | 枳壳 10g |
| 炒枣仁 20g | 三七 4g<sup>冲</sup> | 延胡索 15g | 白芍 10g |

柴胡 10g　　　黄连 6g　　　淡竹叶 15g　　　赤芍 10g

7 剂，日 1 剂，分早晚 2 次服用。

二诊：2016 年 10 月 8 日。

患者左胸闷痛大减，口干、乏力、心烦诸症明显好转，故继服前方 7 剂巩固疗效。

后电话随访半年，患者胸痛症状未发作。

[按语]

本例患者冠心病支架植入术后，虽然规律服药，但仍有左胸闷痛发作、口干、乏力、心烦等不适，其有高血压、糖尿病病史，素体气阴两虚，冠心病支架术后虚损益甚，耗气伤津，血行失畅。临证时抓住辨证要点：胸闷胸痛，气短乏力，口干，舌淡红，苔薄白少，有裂纹，脉沉细。中医诊为胸痹病，辨证为气阴两虚、瘀血阻络，其病性属于本虚标实，本虚为气阴两虚，标实为瘀血阻络。治以益气养阴、活血通络为法。方选自拟加味生脉饮为基本方，加三七、延胡索、赤芍以活血止痛；黄连、淡竹叶清心除烦；柴胡、白芍疏肝缓急；炒枣仁宁心安神，诸药合用，共奏益气养阴、活血通络之效，服用后取得满意疗效。

（赵海燕）

## 医案 2

患者王某，女，52 岁，职员。

初诊日期：2011 年 12 月 21 日。

主诉：胸闷憋气阵作半月。

现病史：患者 2 年前因冠心病、心肌梗死在北京某三甲医院行冠脉支架术，近半月来胸闷憋气阵作，今来诊，刻下症见：胸闷憋气，乏力，无寒热，头晕，眠差，口干不欲饮水，纳可，便秘。

查体：血压 145/80mmHg，双肺听诊未闻及湿性啰音，心界不大，心率 66 次/分，律齐，各瓣膜听诊区未闻及病理性杂音，双下肢无水肿。舌淡红，苔少，有裂纹，脉沉弦滑细。

既往史：冠心病、陈旧心肌梗死、经皮冠状动脉介入治疗（PCI）术后 2 年。

西医诊断：冠心病、陈旧心肌梗死、PCI 术后。

中医诊断：胸痹，气阴两虚、瘀血阻络证。

治法：益气养阴，活血通络为先。

方药：加味生脉饮。

太子参 20g　麦冬 15g　沙参 40g　枳壳 10g

五味子 6g　茯苓 10g　丹参 15g　瓜蒌 15g

7 剂，每日 1 剂，水煎，分早、晚 2 次口服。

服药后以上症状明显减轻，不日出院，门诊随诊，不剧烈活动已无胸闷憋气。

[按语]

冠心病气阴两虚、瘀血阻络型在临床上十分常见，王师习用加味生脉饮化裁，本案加瓜蒌开胸化痰通便。

但是需要注意此患者是陈旧心肌梗死，冠心病，PCI 术后，虽经过手术冠状动脉血管再通，但胸闷憋气仍在，治疗上需要辨证，而不是单纯辨病，仍需要观其脉证，随证治之。

（何昌生）

**医案 3**

患者傅某，女，54 岁，汉族，已婚，退休职员。

初诊日期：2016 年 6 月 12 日。

主诉：冠心病支架术后阵发胸背痛 2 周。

现病史：患者有冠心病病史 1 年，平素阵发胸背疼痛，2016 年 3 月 30 日于北京某三甲医院行冠脉造影提示冠心病，三支病变，于 2016 年 5 月 26 日行冠脉支架植入术，术后坚持口服阿司匹林肠溶片、氯吡格雷、阿托伐他汀等西药规范治疗，仍阵发胸背痛。刻下症见：阵发胸背痛，多在早上及晚餐后发作，叹息则舒，与情绪状态有关，怕冷怕热，自汗恶风，口干口苦，夜间需饮水，纳可，失眠，大便干，两日一行，尿正常。舌色淡红，舌下络脉郁滞，舌苔白腻。脉沉细弦。

既往史：有冠心病，抑郁症。无其他慢性病史。

西医诊断：冠心病，不稳定型心绞痛，冠脉支架植入术后。

中医诊断：胸痹病，肝气郁滞证。

辨证分析：患者植入支架后，症状仍反复发作，加重其原有情志不畅，致肝气郁结，肝之气机疏泄不畅，心之血脉受阻，而心脉瘀滞，发为胸痛。故本例患者辨证为肝气郁滞，病位在心，与肝脏密切相关，病性属本虚标实。

治法：疏肝理气，活血止痛。

方药：柴胡疏肝散加减。

| | | | |
|---|---|---|---|
| 柴胡 15g | 赤芍 15g | 白芍 15g | 枳壳 15g |
| 枳实 15g | 香附 10g | 羌活 10g | 葛根 15g |
| 郁金 12g | 瓜蒌 30g | 薤白 10g | 丹参 15g |
| 三七 4g<sup>冲服</sup> | 太子参 30g | 麦冬 10g | 五味子 10g |
| 黄芩 15g | 天花粉 20g | 远志 15g | 炒枣仁 30g |

7 剂。

注意事项：嘱患者调畅情志，清淡饮食，适当活动。

二诊：2016 年 6 月 19 日。

患者胸背痛大减，睡眠改善，仍口干夜甚，左眼外眦不适。舌色淡红，舌苔白腻，舌下络脉郁滞，脉沉细弦。患者胸背痛大减，口干苦、左眼外眦不适为肝经经气不利表现，故辨证同前，仍为肝气郁滞证。

上方天花粉改为 30g，加白蒺藜 12g，7 剂。

后随访 3 个月未发作。

[按语]

首诊本例患者冠心病支架植入术后胸背痛，与情绪状态有关，平素情志不畅，四诊合参，中医诊为胸痹病，辨证为肝气郁滞，治以疏肝理气、活血止痛为法。方选柴胡疏肝散加减。因患者自汗、口干、便干，兼有气阴两虚之象，故加太子参、麦冬、五味子、天花粉以益气生津；加瓜蒌宽胸理气润肠；胸痛，舌下络脉郁滞，加薤白、丹参、三七、葛根活血行气止痛；失眠，加炒枣仁宁心安神。

二诊，患者胸痛，服疏肝理气方 7 剂后症状明显好转，故继以原法不变。又口干，天花粉加大用量。口苦，左眼外眦不适，加白蒺藜平肝解郁，行气活血。患者平素情志不畅，加之术后症状反复发作，加重原有的情志失调，此类患者，不管是因郁致病还是因病致郁，皆应从肝论治。

此病例经冠脉造影三支病变，植入支架治疗，并遵医嘱服药，但患者症状改善不显著，遂去就诊医院复查，专家意见常规服药，再无其他特殊办法。故患者来诊，请求中药治疗，经诊治后，症状显著改善，说明了冠脉支架术后心绞痛中医治疗大有可为。

（付晓双、何昌生）

医案 4

患者张某，女性，52 岁，已婚，居民。

初诊日期：2014 年 10 月 7 日。

主诉：走路急则胸闷 9 月余，冠脉支架术后 1 个月。

现病史：患者 1 个月前于北京某三甲专科医院住院治疗，诊断为不稳定型心绞痛、陈旧下壁心肌梗死、行冠脉支架植入术，术后仍走路急则胸闷。刻下症见：阵发胸闷，走路急则发，伴头晕，头部窜痛，无恶心呕吐，有时视物重影，心烦，乏力，怕冷，口干，不欲饮水，纳可，失眠，二便调，舌淡红，苔白腻，舌下络脉瘀血，脉沉细。

西医诊断：冠心病，不稳定型心绞痛，陈旧下壁心肌梗死，冠脉支架植入术后。

中医诊断：胸痹病，痰瘀阻络证。

治法：理气化痰，祛瘀通痹。

方药：温胆汤加减。

| 清半夏10g | 竹茹10g | 竹叶10g | 枳实10g |
| 枳壳10g | 广陈皮10g | 茯苓15g | 甘草6g |
| 生姜6g | 石菖蒲12g | 远志15g | 大枣10g |
| 当归10g | 蔓荆子10g | 川芎10g | 羌活10g |
| 合欢花10g | | | |

7剂，日1剂，分早晚2次服用。

二诊：2014年10月16日。

患者胸闷未作，头晕头痛明显好转，口干，乏力，失眠仍在，舌淡红，苔白微腻，舌下络脉瘀血，脉沉细，前方加党参15g，麦冬10g，五味子6g，7剂，后诸症明显好转后停药。

[按语]

本例患者支架术后胸闷伴有头晕头痛，失眠，结合舌脉，中医诊为胸痹病，辨证为痰瘀阻络，治以理气化痰，祛瘀通痹为法。方选温胆汤加减。用温胆汤原方理气化痰，加当归、川芎活血行气止痛。石菖蒲、远志化痰开窍宁神。合欢花解郁安神。蔓荆子、羌活胜湿止痛。诸药合用痰祛瘀消。再诊，诸症好转，仍口干、乏力、失眠，气阴两虚表现渐渐显露，再加党参、麦冬、五味子扶正益气生津。

纵观病程，本病总属本虚标实，患者初诊时支架术后1个月，胸闷、头晕，苔白腻，舌下络脉瘀血，急则治其标，故宜先化痰祛瘀，二诊症状明显好转，应考虑兼顾其本虚，缓则治其本，否则，一味祛邪，恐伤正气。

（付晓双）

## 二、临证备要

冠心病发病率逐年升高，冠脉支架术后病人随之增多，但术后仍有心绞痛的病人也逐渐增加。他们大多在三级医院植入支架，术后存在心绞痛只能常规服药，没有特殊治疗办法，经过一段临床实践探索，王师运用中医药能够缓解症状，使病人恢复日常工作，融入正常生活，需要我们继续总结。

### 1. 病因病机

冠心病支架植入术后胸痛等症状的发作，属于中医"胸痹""心痛"范畴，其病位在心，与肝、脾、肾密切相关。病性为本虚标实，本虚责之于气、血、阴、阳，其中以气虚、阴虚最为常见；标实多为气滞、血瘀、痰浊、寒凝，其中尤以血瘀、痰浊为常见。支架植入术耗气伤血，血行失畅，瘀血内阻发为胸痛。因受到植入支架后症状反复发作等影响，致患者情志不畅，肝气郁结，疏泄失常，心之血脉运行不畅，出现心脉瘀滞，发为胸痛。《寿世保元》云："盖气者血之帅也，气行则血行，气止则血止，气温则血滑，气寒则血凝，气有一息之不运，则血有一息之不行。"或平素过食肥甘厚腻，酿生湿热，热能灼津液成为痰，或脾失健运，津液输布失常，聚而为痰，痰浊内生，闭阻血脉，气血运行不畅，停而为瘀，痰瘀互结，阻遏气机运行，致心脉痹阻不通而发病。

总之，冠心病冠脉支架植入术后仍有胸闷胸痛发作，多因体质虚弱、耗气伤津、情志失调、脾虚痰浊，致血行不畅，瘀阻脉络等而发病。

2. 辨证论治

王师根据其病因病机，主要分三型进行辨证论治。

患者表现为胸闷胸痛阵作，若伴有头晕，乏力，气短，口干，心烦，眠差多梦，舌淡红，苔薄白少，有裂纹，舌下络脉瘀血，脉沉细者，属气阴两虚，瘀血阻络。治以益气滋阴，活血通络为法，方用加味生脉饮。方中太子参甘微寒，益气健脾，生津止渴，调肺润燥，《饮片新参》云其"补脾肺元气，止汗生津，定虚悸"。沙参，滋心液，生津止渴；丹参，活血凉血，除烦清心。三参为君。麦冬甘寒，润肺生津，为臣。五味子酸温，益气生津，补肾养心，收敛固涩；龙齿，性涩味甘凉，清热除烦，镇惊安神。茯苓健脾利湿宁心；枳壳开胸顺气，并引诸药到达胸部，合五味子一开一合，开阖有司，升降气机有权，茯苓、枳壳共为使药。全方共奏益气养阴、活血通络之功。

若伴有情志不畅，胸胁胀满，胸闷憋气，急躁易怒，喜叹息，舌淡红，苔白，舌下瘀血，脉弦者，属肝气郁滞，治以疏肝理气，活血止痛为法，方用柴胡疏肝散加减。方中柴胡疏肝解郁为君；香附理气疏肝而止痛，川芎活血行气以止痛，香附、川芎二药相合，助柴胡以解肝经之郁滞，并增行气活血止痛之功，共为臣药；陈皮、枳壳理气行滞健脾，芍药、甘草养血柔肝，缓急止痛，为佐药。甘草调和诸药，为使药。诸药相合，共奏疏肝行气、活血止痛之功，使肝气条达，血脉通畅，胸痛自除。

若伴有形体偏胖，头晕，头沉，纳呆便溏，呕恶，舌淡胖暗，苔白腻，脉弦滑者，属痰瘀阻络，治以化痰通络为法，方用瓜蒌薤白半夏汤加丹参治疗。方中瓜蒌、薤白为主药，化痰通阳，开痹散结；半夏化痰祛浊，丹参活血通络，适当加减，化痰散结，活血通络。

（赵海燕、何昌生）

## 第三节 动脉粥样硬化

动脉粥样硬化多由脂肪代谢紊乱、神经血管功能失调引起，常导致血栓形成、供血障碍等，为老年心脑血管疾病主要致死原因之一。

王师在长期的临床中认识到，中医辨证论治在改善动脉粥样硬化患者症状方面更有优势。王师认为其属于中医"痰浊、瘀血"范畴，临床上以痰浊阻遏型多见。病性存在邪实和正虚两方面，邪实主要是痰、瘀、毒，正虚主要是脾、肝、肾虚损，病性本虚标实，基本病理痰浊瘀血为标，脾肝肾虚为本，痰浊阻遏，脏腑功能失调为基本病机。

1. 邪实主要是痰、瘀、毒

（1）痰浊：导致动脉粥样硬化产生的首要因素是血脂过高，脂质代谢失调。根据临床表现，辨证属"痰"的范畴，源于《内经》的膏脂学说是中医认识本病的重要理论依据。膏脂与津液属于同一源流，是津液之稠浊者，并能化入血中。如果摄入过多，利用排泄失常，则痰浊内生。

（2）瘀血：现代医学认为动脉内皮细胞损伤为动脉粥样硬化发生发展的始动因素，中医辨证属于"瘀血"范畴。

（3）邪毒：多由诸邪蓄积、胶结凝滞而成。究其原因，或现代人生活节奏快，心理压力大，致使肝气郁滞，气郁化火，吸烟饮酒，嗜食肥甘厚味，皆生热毒；或痰瘀化热，久而蕴毒等。

2. 正虚主要是脾、肝、肾虚损

（1）脾脏：动脉粥样硬化多见于老年人，其脏腑功能下降，如过食肥甘厚味，贪图安逸，嗜酒过度，则致脾胃受损，或情志失调，致肝脾不和，脾失健运，运化失常，水谷精微不化反成脂浊，潴留体内，侵及血脉，导致脾的"内运化"功能减弱，散精不利，阴阳失衡，使原本水谷精微化生为痰浊，痰浊停滞于血脉，形成痰瘀胶结。

（2）肝脏：肝主疏泄，气血津液的运行，脾的输布运化均依赖于肝气的条达。若肝失疏泄，气机不畅，则津血输布代谢失常，可化生痰浊、瘀血。或由于长期情志抑郁，致使肝阴不足，肝阳偏亢，气机失调，气郁化火成为痰热。

（3）肾脏：肾主水主津液，对水液的存贮、分布利用，以及津液、精血之间的转化起主导作用。人到中年，阴气自半，肾元亏虚，精气渐衰。若肾阳虚不能温煦脾土，运化水湿失利，则生痰浊；肾阴虚，阴虚火旺，火化热生，炼液成痰，痰浊壅塞脉道，气滞成瘀，痰瘀互结，着于血脉，胶结凝聚，形成粥样斑块。痰浊日久阳气难升，损伤肾阳或年老体衰，肾气不足，肾阳虚弱，气不化津，则清气浊化，变生痰浊，壅塞脉道，血滞成瘀而病。

综上所述，痰、瘀、毒是形成动脉粥样硬化的实体要素，且与脏腑功能失调，尤其脾肝肾三脏虚损关系密切。

**典型医案**

患者郭某，女，48岁，教师。

初诊日期：2012年4月15日。

主诉：痰多口黏2个月。

现病史：患者2个月前无明显诱因出现痰多口黏症状，未予重视。刻下症见：痰多口黏，心胸窒闷或如物压，素体丰腴，自觉肢体沉重困倦，脘腹痞满，阴雨天容易发作或加重，纳呆便溏，泛恶欲呕，舌淡苔腻，脉滑，舌下络脉紫暗迂曲。

既往史：北京某三甲医院冠脉造影提示冠心病。月经色量质均正常。

辅助检查：总胆固醇6.5mmol/L，甘油三酯2.8mmol/L，低密度脂蛋白 4.52mmol/L，高密度脂蛋白 0.84mmol/L。

辨证：痰瘀阻络。

治法：化痰通络。

方药：自拟方。

生山楂 30g　制何首乌 30g　苍术 10g　白术 10g

白茯苓 20g　建泽泻 10g　　柴胡 10g　丹参 20g

制成配方颗粒，每日 1 剂。

二诊：14 剂后二诊，复查血脂，总胆固醇 4.5mmol/L，甘油三酯 2.2mmol/L，低密度脂蛋白 4.12mmol/L，高密度脂蛋白 1.44mmol/L，诸症减轻。

三诊：续服 7 剂后三诊，患者口黏胸闷症状消失。

[按语]

王师在辨证施治中强调在祛除痰瘀毒邪的同时，兼顾扶正，立法化痰降浊活血，疏肝健脾益肾，基本方为生山楂，何首乌，苍术，白术，茯苓，泽泻，柴胡，丹参。

方中生山楂，酸甘微温，味中和，消油垢之积，能入脾胃消积滞，散瘀血，尤善化肉食积滞，故力大为君，用量在 15～30g。《本草求真》载，山楂所谓健脾者，因其脾有食积，用此酸咸之味，以为消磨，俾食行而痰消，气破而泄化，谓之为健，此属消导之健矣。张锡纯载其化瘀血而不伤新血，开郁气而不伤正气，其性尤和平也。功长于化饮食，健脾胃，行结气，消瘀血，一举多用。

何首乌性微温，味苦、甘，入肝、肾二经，为臣药，据《本草纲目》载，其能"消瘰疬、消痈肿……止心痛，益心气，黑须发，悦颜色。久用长筋骨，益精髓，延年不老……治腹脏一切宿疾"。《滇南本草》曰："（何首乌）涩精，坚肾气，止赤白便浊，缩小便，入血分，消痰毒。"

苍术辛苦温，归脾、胃、肝经，燥湿健脾，降浊冲瘀，助山楂化痰降浊。《仁斋直指方》云：脾精不禁，小便漏浊淋不止，腰背酸痛，宜用苍术以敛脾精，精生于谷故也。朱震亨言："苍术治湿，上、中、下皆有可用。又能总解诸郁，痰、火、湿、食、气、血六郁，皆因传化失常，不得升降，病在中焦，故药必兼升降，将欲开之，必先降之，将欲降之，必先升之，故苍术为足阳明经药，气味辛烈，强胃健脾，发谷之气，能径入诸药，疏泄阳明之湿。"

白术辛温，意在益气健脾培土，燥湿利水。《玉楸药解》认为白术守而不走，故白术善补。《医学启源》记载："（白术）除湿益燥，和中益气，温中，去脾胃中湿，除胃热，强脾胃，进饮食，止渴，安胎。"

茯苓性味甘淡平，入心、肺、脾经，健脾利湿，健运中州。

泽泻味甘，性寒，有利水渗湿、泄热之功。陈修园认为"泽泻生于水中而上升，能启水阴之气上滋中地"。《本草新编》载："邪火不去，则真火不生，真火不生，则真水不化，泽泻善泻肾中邪火，泻邪火即所以补真水也。"

柴胡性味苦平，入肝胆经。功擅疏肝解郁，畅达气机。

丹参味苦微辛，性微寒；入心、脾、肝、肾血分；具有活血祛瘀、养血安神、凉血的功效，并制苍白术温燥之性。《本草汇言》云："丹参，善治血分，去滞生新，调经顺脉之药也。故《明理论》以丹参一物，而有四物之功。补血生血，功过归、地，调血敛血，力堪芍药，逐瘀生新，性倍川芎。"

余药为佐使，全方诸药合用共奏化痰降浊活血、疏肝健脾益肾之功。

（何昌生、刘丽杰）

## 第四节 灼口综合征

灼口综合征是指发生在口腔黏膜，以烧灼样疼痛感觉为主要表现的一组临床综合征，又称舌痛征、舌感觉异常、口腔黏膜感觉异常等。常无明显的临床病损，组织病理亦无特异性，排除其他诊断的疾病，部分患者可有口干、味觉改变等伴随症状，多见于中老年女性患者。近年来，灼口综合征的发病率逐年增加，已居黏膜病发病率之第三位。其病因不清，可能与局部、全身、神经精神等多种因素相关。现代医学目前尚无特殊治疗方法，主要予对症治疗，如精神药物、心理疗法、雌激素替代治疗等，但疗效均不理想，中医药在改善症状方面具有一定优势。

王师在中医临床辨治中收到了较好的疗效，兹整理五则典型医案如下。

## 一、典型医案

### 医案1

患者张某，女，汉族，80岁，已婚，农民。

初诊日期：2017年2月23日。

主诉：舌体疼痛1年，加重1个月。

现病史：患者1年前舌体开始疼痛裂口，未治疗，近1个月舌痛加重。刻下症见：舌体疼痛，舌面有裂口，深度约5mm，舌体活动不受限，无明显形状改变，舌体偏瘦，口干苦，饮不多，眼干痛，乏力，眠安，纳可，小便夜3次，大便秘结，每日一行。舌暗红，深裂纹，苔薄白，脉细弦滑，寸关略跃。

既往史：有2型糖尿病十余年，余否认。

西医诊断：灼口综合征，2型糖尿病。

中医诊断：舌痛症，气阴两虚、阴虚火旺证。

辨证分析：患者消渴病十余载，体质本已呈现阴虚燥热之态，又因情志失调，肝气郁结，郁怒伤肝，或心情愁郁以致久郁化火，火热上炎，心开窍于舌，舌为心之苗，火热内燔，故舌体疼痛，肾水亏虚，火因水竭益烈，水因火烈而益干，日久化燥伤津，故舌体疼痛裂口，舌体偏瘦。阴虚火旺故口干苦，眼干痛，气阴不足故见乏力。舌暗红，深裂纹，苔薄白，脉细弦滑，寸关略跃，为阴虚火旺之证。病机主要在于阴津亏损，燥热偏盛，而以阴虚为本，燥热为标，两者互为因果，阴愈虚则燥热愈盛，燥热愈盛则阴愈虚。

治法：滋阴益气止痛。

方药：当归六黄汤、生脉散加减。

当归15g　黄连10g　　黄芩10g　生地黄15g

龙胆草5g　枸杞子10g　麦冬10g　太子参30g

沙参40g　　石斛20g　　肉桂5g

7剂。

注意事项：畅情志，慎起居，节饮食，养成早晚刷牙，饭后漱口的习惯。

二诊：2017年3月3日。

患者舌体疼痛明显减轻，乏力、口苦亦好转，仍便秘，日1次，舌暗红，裂纹，苔薄白根腻，脉细弦滑，寸关跃。

上方加玄参30g，丹参15g，瓜蒌30g，枳壳15g，枳实15g，桑叶30g。7剂。

三诊：2017年3月10日。

患者舌痛大减，大便已畅，舌暗红，裂纹，苔薄白根腻，脉细弦滑。上方加减调治共月余，舌痛未作。

[按语]

此例治疗消渴病史十余年，从临床表现来说应该进入了气阴两虚阶段，出现了灼口综合征等一系列表现，且舌体裂口，脉、舌均支持气阴两虚，虚火亢盛的辨证。首诊辨证以阴虚为本，燥热为标，两者互为因果，阴愈虚则燥热愈盛，燥热愈盛则阴愈虚，日久必伤气，而使气阴两虚又兼火旺证。故治疗以生脉散合当归六黄汤加减用药，用生脉散、重用沙参及石斛加强了益气生津之功，当归六黄汤去熟地黄、黄芪，入龙胆草加强了滋阴泻火之功，又用少量肉桂起到引火归原的作用。首诊药用显效，效不更方，而患者便秘尚未解除，加桑叶平肝散热，助龙胆草泻火，又清肺润燥与玄参滋养阴液以润肠通便。瓜蒌、枳实、枳壳理气行气，润肠通便。消渴本就血瘀，加心经引经之药丹参，凉血活血。

此患者久病消渴，又在耄耋之年，其气阴两虚、阴血火旺之体质，除了药物治疗外，还嘱注意心理调适，饮食起居调理，适当运动，使气阴得养，虚火渐除，而达到阴阳平衡，舌痛自愈。

（赵海燕、何昌生）

### 医案 2

患者王某，女，53 岁，蒙古族，教师。

初诊日期：2013 年 9 月 16 日。

主诉：口舌麻木、灼痛 1 年余。

现病史：患者 1 年前开始出现口舌麻木、灼痛不适，曾于北京某三甲医院口腔科多次就诊，相关检查未见明显异常。经西医抗炎、维生素治疗等效果不佳。今求治中医，刻下症见：口舌麻木、灼痛，口干，时有焦躁，手足心热，夜间时有汗出，面部烘热阵作，失眠，纳可，二便正常。舌质红，少津有裂纹，苔少，脉沉细数。

西医诊断：灼口综合征。

中医辨证：舌痛，阴虚火旺证。

治法：滋阴降火，和络护膜。

方药：知柏地黄汤加减。

生地黄 15g　　山药 10g　　山茱萸 10g　　甘草 6g

牡丹皮 10g　　茯苓 10g　　建泽泻 10g　　知母 12g

黄柏 10g　　　黄连 6g　　　淡竹叶 10g　　麦冬 15g

沙参 30g　　　石斛 15g

7 剂。

二诊：2013 年 9 月 23 日。

患者口舌麻木、灼痛、口干、面部烘热减轻，舌质红好转，加女贞子、墨旱莲各 10g，7 剂。

三诊：2013 年 9 月 30 日。

患者口舌麻木、灼痛、口干、面部烘热明显减轻，舌质红，苔少，脉沉细数，继服二诊方 7 剂。

四诊：2013 年 10 月 8 日。

患者口舌麻木、灼痛明显减轻，口干、面部烘热基本缓解，舌质略红，苔薄白，脉沉细。患者阴虚已不甚突出，当酌加温补肾阳之品，助火归原，于前方加淫羊藿 3g，仙茅 3g，7 剂。

五诊：2013 年 10 月 15 日。

患者口舌麻木、灼痛明显减轻，无口干，无面部烘热，二便正常，辨证同上，效不更方，前方继服 14 剂。

后患者又坚持治疗 1 个月，诸症缓解，自觉舒适，嘱其注意生活调摄，防止复发。

[按语]

患者处于更年期，出现机体内分泌失调和心理失衡，肾之阴阳失调，阴虚火旺，津不上承，故出现口舌麻木、灼痛、口干、面部烘热等。辨证为阴虚火旺，立法滋阴降火，和络护膜，方用知柏地黄汤加减。该处方源于明代张景岳《景岳全书》，原名为滋阴八味丸，是由六味地黄丸加知母、黄柏而成。六味地黄丸为补阴之祖方，补五脏之阴而纳于肾也。脏阴亏损，以干地黄大滋肾阴，壮水之主以为君药。用山萸肉之色赤入心，味酸入肝者，从左以纳于肾。山药之色白入肺，味甘入脾者，从右以纳于肾。又用三味通腑者，恐腑气不宣，则气郁生热，以致消烁脏阴，故以泽泻清膀胱，而后肾精不为相火所摇；又以丹皮清血分中热，则主血之心，藏血之肝，俱不为火所烁矣；又以茯苓清气分之热，则饮食之精，由脾输肺以下降者，亦不为火所烁矣。夫然后四脏之真阴无所耗损，得以摄纳精液，归入肾脏，肾受诸脏之精液而藏之矣。今将山萸肉、山药二味分看，一入心肝，一入肺脾，既极分明，而气味又融洽。将生地黄、山萸肉、山药三味总看，既能五脏兼入，不致偏倚，又能将诸脏之气，尽行纳入肾脏，以为统摄藏阴之主，而不致两歧。至泽泻、茯苓、丹皮与三补对看，其配合之妙，亦与三补同法。制方妙义，周备若此，非臻于神化者，其孰能之？惟其兼补五藏。故久服无虞偏胜，而为万世不易之祖方也。知母、黄柏清肾中伏火，清肝火，故阴虚火旺而致的骨蒸劳热、虚烦盗汗、腰脊痛、遗精、腰酸腿软、头晕目眩、耳鸣耳聋、牙痛、咽喉肿痛等证均可使用该方。近年来的临床应用表明，知柏地黄丸的作用广泛，还能用于治疗许多其他的疾病，并取得了较好的疗效。

黄连、淡竹叶清心泻火除烦，乃王师清心习用之药。麦冬、沙参、石斛养阴生津，育阴以涵阳。后来二诊加淫羊藿、仙茅，在于补肾阳、振奋阳气，助火归原，使阴平阳秘。故络脉通畅，内火得降，津液自承，灼口可除。

（贾晨光）

**医案 3**

患者张某，女，82 岁，汉，已婚，农民。

初诊日期：2018 年 9 月 4 日。

主诉：口舌热烫感 3 月余。

现病史：3 个月前患者无明显诱因出现口舌热烫感，口干，乏力，症状持续不缓解，为求中医治疗来诊。刻下症见：口舌热烫感，口干，不欲饮水，右面部不出汗，乏力，耳聋，纳可，下腹胀，便调，眠安。舌裂，舌红苔少，脉沉滑细。

既往史：冠心病、糖尿病史。

西医诊断：灼口综合征。

中医诊断：舌痛病，阴虚火旺证。

治法：滋阴降火。

方药：一贯煎加减。

生地黄 15g　沙参 40g　　枸杞子 10g　麦冬 10g

当归 10g　　黄连 6g　　　淡竹叶 15g　太子参 15g

五味子 6g　　何首乌 10g　木香 10g

7 剂，配方颗粒，每日一剂，早晚分服。

注意事项：嘱生活作息规律，禁辛辣刺激、肥甘厚腻，适当运动，调畅情志。

二诊：2018 年 9 月 17 日。

患者口腔热烫感好转，畏冷食，乏力，犯困，大便先干后溏。舌裂，舌红苔少，脉沉滑细。

上方太子参改为 30g，加党参 15g，高良姜 5g，紫菀 10g，火麻仁 30g。7 剂，配方颗粒，日 1 剂，早晚分服。

三诊：2018 年 9 月 26 日。

患者口舌热烫感消失，乏力、犯困好转，脐周胀满，得暖则舒，大便正常，日 1 次，矢气略频。舌裂，舌红苔薄白少，脉沉滑细。患者目前口腔热烫消失，舌红，苔薄白少，脉沉细，其主证为肝肾阴虚，心肝火旺；脐周胀满，得暖则舒，支持中焦虚寒兼证。

二诊方 7 剂，每日一剂，早晚分服。

## [按语]

灼口综合征是以舌部为主要发病部位，以烧灼样疼痛为主要表现的一组综合征，常不伴有明显的临床体征，无特征性的组织病理变化，患者常常伴有焦虑、抑郁等情绪障碍。中医认为本病的发病原因主要有情志内伤、饮食失宜、年老体衰及劳逸失度等，因上述各种因素伤及肝肾之阴，阴不制阳，故虚火亢盛，循经上炎，而灼伤口舌，由此可见，阴虚火旺是本病的重要病机，故治疗应以滋阴降火为主。同时因人制宜，结合患者症状，辨兼夹证，调整处方。

患者以口舌热烫为主要表现，故属于中医舌痛范畴。患者高龄，肝肾阴虚，阴不敛阳，虚阳上亢，生热化火上炎，故口舌热烫；阴液不足，故口干；阴虚清窍失养，故耳聋；真阴亏损，元气耗伤，故乏力；气虚推动无力，故腹胀；阴阳失调，故汗出异常。舌红、有裂纹、苔少，为阴虚火旺之象。故纵观舌脉症，本病辨证为阴虚火旺，病位在口，涉及肝肾，病性属本虚标实。

王师治疗以滋阴降火为法，方用一贯煎加减。一贯煎为清代名医魏玉璜所创，载于《续名医类案》，原方主治"胁痛，吞酸，吐酸，疝瘕，一切肝病"，为一首滋阴疏肝的名方。患者肝肾阴虚，故选以一贯煎为主方加何首乌滋补肝肾之阴；加黄连、淡竹叶清热泻火；患者高龄体弱，以热烫感为主，疼痛不明显，故去川楝子防苦燥伤阴；下腹胀，加木香行气健脾；阴虚气耗，故合生脉饮益气养阴。

二诊患者症状好转，又以中焦虚寒之象较为突出——大便先干后溏为脾虚之象；乏力倦怠、畏冷食；结合舌红，舌上裂纹，苔少，主证仍为阴虚火旺，兼见中焦虚寒，寒热错杂。故加高良姜温中散寒，加党参，太子参加量，补中益气；加紫菀、火麻仁润肠通便。

三诊患者口舌热烫止，诸症明显好转，辨证同前，故继以前方滋阴降火，同时补中益气，温中散寒。继服 7 剂巩固疗效，随访 3 个月未再发作。

（付晓双）

## 医案 4

患者孙某，女，50 岁，汉族，已婚，农民。

初诊日期：2018 年 2 月 22 日。

主诉：舌尖如烫过且痛 2 月余。

现病史：患者 2 个月前开始出现舌尖疼痛如烫过，自服黄连上清丸，略减轻。刻下症见：舌尖疼痛如烫过，口唇干，早上口苦，头晕，有时耳鸣，头项自汗，咽部发黏，咳少量白黏痰，怯热，纳可，眠安，尿黄，大便不成形，日一次，舌淡红，苔薄白根腻，有齿痕，脉沉细。

既往史：否认高血压等慢性病史。

辅助检查：2018 年 1 月 10 日某二甲医院胃镜：糜烂性胃炎。

西医诊断：灼口综合征。

中医诊断：舌痛症，脾湿蕴热、心火上炎证。

辨证分析：患者由于饮食不节、七情内伤、劳逸失度等诸多因素，导致脾胃受损，脾虚湿蕴，久则化热，热腐胃腑，则出现糜烂性胃炎，然湿热循经上行，熏蒸于口舌，故现舌尖疼痛如烫过，口唇干，口苦，咽部发黏，蕴痰而出。湿热熏蒸于头部故出现头晕，头项自汗，有时耳鸣。大便不成形，舌淡红，苔薄白根腻，脉沉细，均为脾虚湿蕴之象。

治法：健脾利湿，清心泻火。

方药：自拟方。

| | | | |
|---|---|---|---|
| 黄连 6g | 淡竹叶 15g | 黄芩 15g | 芦根 15g |
| 茵陈 20g | 生薏苡仁 15g | 石膏 20g<sup>先下</sup> | 陈皮 5g |

厚朴4g　　车前草20g

6剂，水煎内服，每日1剂，2次早晚温服。

注意事项：①心态平和，忌忧思恼怒。②饮食易清淡，忌食辛辣厚味。③起居饮食规律，避免熬夜。

二诊：2018年2月28日。

患者咽部发黏已好，大便已成形，咳白色黏液减少，仍舌尖痛如烫过，面红热，头颈自汗，舌略暗，有齿痕，苔薄白，脉沉细。由于饮食不节、七情内伤、劳逸失度等诸多因素，导致脾胃受损，脾虚湿蕴，久则化热，热腐胃腑，则出现糜烂性胃炎，然其湿热循经上行，熏蒸于口舌，故现舌尖疼痛如烫过。湿热熏蒸于头面部，故出现头晕，头项自汗。

2月22日方去生薏苡仁，改黄连10g，加煅龙骨、煅牡蛎各20g，肉桂4g。7剂，水煎内服。

三诊：2018年3月7日。

患者舌尖痛如烫过已好95%，腮齿发木，头皮出汗，舌略暗，边齿痕，苔白腻，脉沉细。

2018年2月28日方加鸡血藤15g，丝瓜络10g。7剂，水煎内服。

四诊：2018年3月19日。

患者舌尖痛如烫过已好，头颈仍自汗，腿酸，舌略暗，边齿痕，苔薄白，脉沉细。2018年3月17日本院急诊腹部彩超：中度脂肪肝，肝囊肿，胆囊息肉样病变。

3月7日方加山萸肉15g，泽泻15g，郁金12g，生山楂15g，荷叶10g。7剂，水煎内服。

五诊：2018年3月26日。

患者舌尖痛如烫过已好，有时自觉血液上冲头部即头皮汗出，左胁部隐痛，舌尖红，苔薄白，脉沉细。辅助检查：2018年3月19日本院化验检查，血尿常规（－），肝肾功（－），肿瘤标志物（－），血脂（－），电解质（－），血糖 6.87mmol/L。患者由于饮食不节等诸多因素，导致脾胃受损，肝气郁结，浮热上炎，心之浮火炽动，独炎其上，走于空窍，熏蒸口舌出现疼痛，而肝经之郁热上行出现头皮汗出，左胁部隐痛之征。

2018 年 3 月 19 日方加柴胡 12g，白芍 12g，当归 15g。7剂，水煎内服。

[按语]

王师在治疗此患者病证时治疗原则以清泻心火为先导。本案首诊黄连、淡竹叶相须为用，黄连苦寒，清热燥湿，泻火解毒；淡竹叶甘、淡、寒，清心泻火；黄芩、芦根相须为用，黄芩清热泻火，燥湿解毒；芦根清热泻火，生津利尿，用以清上焦火热；生石膏清阳明火热，除烦止渴；对于湿热，选用茵陈、生薏苡仁、陈皮、厚朴除中焦之湿热，车前草清热利尿，凉血解毒，引湿热之邪由小便而出。二诊王师去生薏苡仁，黄连改 10g，加重清热泻火之力，同时加煅龙骨、煅牡蛎各 20g，收敛元阳，用肉桂 4g，引火归原。三诊时，经治疗后患者舌尖疼痛如烫过已经基本痊愈，热灼血络，腮齿发木，加鸡血藤 15g，丝瓜络 10g，活血通络。四诊时患者舌尖痛如烫过已好，此诊患者出现腿酸，加山萸肉 15g，补肝肾，治腿酸；对于脂肪肝，加用泽泻 15g，郁金 12g，生山楂 15g，荷叶 10g，化浊除湿。五诊时患者又出现肝经郁热之征象，故王师加用柴胡 12g，白芍 12g，当归 15g，疏理肝经郁热。

本病例舌尖如烫过且痛，病位在心经，属心火亢盛。又咽部发黏，咳少量白黏痰，尿黄、便溏、舌边齿痕、苔白腻，辨证为湿热内蕴，心火亢盛，故以清热利湿，清心泻火为法而获效。临床所见灼口综合征病人不少，需要仔细辨证，病人并不都是阴虚火旺证。

（赵海燕）

**医案5**

患者赵某，女，汉族，63岁，已婚，工人。

初诊日期：2018年11月6日。

主诉：舌尖麻痛2月余。

现病史：患者2个月前无明显诱因出现舌尖麻痛，未作治疗。刻下症见：舌尖麻痛，口干不显，牙龈肿，纳可，餐后嗳气，左侧及后头颈部疼痛，内耳痛，怯冷，耳鸣，失眠，胸闷，大便稍干燥，质黏，每日一次，舌淡红，苔薄白，舌下络脉郁滞，脉右细弦滑，左关略跃。

既往史：否认高血压，冠心病等慢性病史。

辅助检查：心电图正常。2018年9月20日化验肝肾功能、血糖、血脂均正常，肿瘤标志物检测正常，血、尿常规正常。

西医诊断：灼口综合征。

中医诊断：舌痛症，心肝火旺证。

辨证分析：患者年过半百，情志不遂，肝失条达，气郁化火，心肝火旺；加之过食辛辣、肥甘油腻食物，致脾胃积热，循经上行，熏蒸于口，发为口舌灼痛。

治法：清泻心肝之火，疏肝解郁。

方药：自拟方。

| | | | |
|---|---|---|---|
| 生地黄15g | 沙参40g | 麦冬10g | 黄连6g |
| 当归15g | 枸杞子10g | 葛根15g | 羌活10g |
| 淡竹叶15g | 白附子5g | 全蝎6g | 丝瓜络10g |
| 炒枣仁30g | 川芎15g | 白芍15g | 柴胡12g |
| 蔓荆子15g | 瓜蒌15g | 龙胆6g | 车前草20g |
| 泽泻15g | 泽兰15g | 知母10g | |

5剂，水煎内服，每日1剂，2次早晚温服。

注意事项：①饮食宜清淡，忌食辛辣厚味。②起居饮食规律，避免熬夜。

二诊：2018 年 11 月 12 日。

患者舌尖麻痛明显减轻，自觉减轻 60%，运动后及讲话多则舌尖麻痛明显，自汗，面部发热，牙肿，舌微红，苔薄白，舌下络脉郁滞，脉细弦滑。今日测血压 130/80mmHg。上方加生石膏 20g。7 剂，水煎内服。

三诊：2018 年 11 月 18 日。

患者舌尖麻痛基本消失，面部发热，自汗已好，牙肿已消，舌微红苔薄白，脉细弦滑。前方去石膏、知母，继服 7 剂，巩固疗效。

[按语]

首诊，王师认为本病的治疗原则主要是清泻心肝之火，疏肝解郁，清热利湿，在治疗过程中应始终以清泻心火为先导。故治疗上黄连、淡竹叶常相须为用。黄连苦寒，清热燥湿，泻火解毒；淡竹叶甘、淡、寒，清心泻火除烦，患者伴有内耳痛，耳鸣，失眠，大便稍干燥，质黏，日一次，舌下郁滞，苔薄白，脉右细弦滑，左关略跃。为肝胆郁热，选用龙胆泻肝汤加减。

二诊，王师对灼口综合征除了药物治疗外，还注重对患者进行心理调适，消除患者恐惧心理，帮助患者正确认识本病，树立战胜疾病的信心，同时告诉患者生活作息规律，避免进食辛辣刺激、肥甘油腻食物，减少对口腔黏膜的刺激，适当进行体育锻炼，增强体质，恢复机体内外环境的平衡。

（赵海燕）

## 二、临证备要

灼口综合征可归属于中医舌痛的范畴，关于舌痛的论述最早见于《灵枢·经脉》："主脾所生病者，舌本痛。"由于饮食不节、七情内伤、劳逸失度等诸多因素，导致脾胃受损，肝气郁结，浮热上炎，心之浮火炽动，独炎其上，走于空窍，熏蒸于口，发为口舌灼痛。

王师认为本病多与情志因素、工作压力大、生活作息不规律密切相关，患者常存在不同的心身问题，主要有抑郁、失眠、恐惧等。情志失调，肝失条达，气郁化火，心肝火旺；加之过食辛辣、肥甘油腻食物，致脾胃积热，循经上行，熏蒸于口，而发病；工作压力大，长期熬夜，暗耗阴津，阴液不足，虚火上炎，熏蒸于口，发为口舌灼痛。在诸多因素中，王师认为病机应以心火亢盛为先导。正如李东垣所云："脾胃气衰，元气不足，而心火独盛。心火者，阴火也"，"阴火之炽盛，由心生凝滞，七情不安故也。心脉者，神之舍，心君不宁，化而为火，火者，七神之贼也"。

临床诊治中，王师认为本病的治疗原则主要是清泻心肝之火，疏肝解郁，清热利湿。在治疗过程中应始终以清泻心火为先导。常以黄连、淡竹叶相须为用。黄连，苦寒，清热燥湿，泻火解毒，用量 6～15g；淡竹叶，甘、淡、寒，清心泻火除烦，用量 6～20g。

如兼有湿热者，选用茵陈、生薏苡仁、滑石、甘草等。若患者心火上炎明显，表现为舌尖红、舌尖部麻辣、烧灼感，伴心烦不寐，小便短赤，则选用导赤散加减治疗。若患者表现为舌心、舌尖两旁辣痛、灼痛，喜凉而不欲饮，便秘或干结，舌红，苔黄或黄腻，脉弦数或弦滑数，为肺胃热盛，选用清胃散合白虎汤加减。若伴有口干口苦，心烦易怒，舌红，苔黄，脉弦数，为肝经湿热，选用龙胆泻肝汤加减。若表现为全舌疼痛，灼热或干痛，伴盗汗、焦躁、失眠、五心烦热等，舌质干红少津有裂纹，无苔或剥苔，脉细数，为阴虚火旺，选用知柏地黄汤加减。心肝热盛甚者加羚羊角粉冲服；有手足心热等虚热表现者加牡丹皮、鳖甲；伴有口腔溃疡而热毒明显者加白花蛇舌草、败酱草清热解毒；伴瘀血者加当归、赤芍、苏木。

除了药物治疗外，王师还注重对患者进行心理调摄，消除患者恐惧心理，帮助患者正确认识本病，树立战胜疾病的信心，同时告诉患者生活作息规律，避免进食辛辣刺激、肥甘厚味，减少对口腔黏膜的刺激，并适当进行体育锻炼，增强体质，恢复机体内外环境的平衡。

（贾晨光、赵海燕、何昌生）

## 第五节 慢性胃炎

慢性胃炎是消化内科中常见的疾病，是由各种病因引起的胃黏膜慢性炎症，通常分为慢性浅表性胃炎和慢性萎缩性胃炎，临床表现为上腹痛或不适，上腹胀、早饱、嗳气、恶心等消化不良症状，治疗往往迁延难愈。慢性胃炎属中医"胃脘痛"范畴。王师在治疗胃脘痛时注重调理气机，恢复脾胃的升降平衡。

### 一、典型医案

**医案1**

患者郭某，男，65岁，汉族，农民。

初诊日期：2012年9月5日。

主诉：胃脘部灼热胀痛半年。

现病史：患者半年前无明显诱因出现胃脘部灼热胀痛反复发作，曾于北京某三甲医院查胃镜示浅表性胃炎，反流性食管炎，予服用奥美拉唑、复方铝酸铋及多种中成药，症状时轻时重。患者为求进一步诊治求治中医，刻下症见：胃脘部灼热胀痛，两胁胀痛，嗳气泛酸，面红，心急，口干饮不多，纳少，大便黏腻不爽，睡眠差。平素性情急躁。舌暗红有裂纹，舌下络脉郁滞，苔黄腻，脉弦滑数。

西医诊断：慢性浅表性胃炎，反流性食管炎。

中医诊断：胃脘痛，肝气犯胃，郁而化热。

治法：清肝泄热，理气和胃。

方药：柴胡疏肝散合左金丸加减。

| 醋柴胡15g | 赤芍15g | 白芍15g | 生甘草6g |
| 枳壳10g | 吴茱萸3g | 川黄连10g | 海螵蛸30g |
| 香附10g | 旋覆花15g<sup>包</sup> | 紫苏梗10g | 延胡索15g |

5剂。

二诊：2012年9月10日。

患者胃脘灼热、疼痛、泛酸减轻，食欲增加，睡眠好转，时有胃胀，舌苔脉象同前，上方加木香10g，7剂。

三诊：2012年9月17日。

患者胃脘灼热、疼痛、泛酸明显减轻，胃胀好转，舌暗红有裂纹，苔白，脉弦细，于前方柴胡减为10g，加茯苓10g，沙参30g，7剂。

四诊：2012年9月24日。

患者胃脘灼热、疼痛、泛酸基本缓解，轻度胃胀，舌苔脉象同前，继服7剂。后随访患者胃痛未再发作。

[按语]

脾胃之病，离不开阴阳失衡，脾胃升降失司，气机运行失调。脾胃功能正常与否，与肝之疏泄密切相关。肝与胃是木土乘克的关系，若忧思恼怒，气郁伤肝，木旺乘土，则胃失和降；肝气郁结日久化热，邪热犯胃，故临床上常出现胃脘灼热疼痛，嗳气泛酸，两胁胀痛，心烦易怒等症状。正如《血证论·脏腑病机论》所说："木之性主于疏泄，食气入胃，全赖肝木之气以疏泄之，而水谷乃化；设肝之清阳不升，则不能疏泄水谷，渗泄中满之证，在所不免。"因此治疗应以调畅气机、恢复脾胃升降功能为主。方用柴胡疏肝散合左金丸加减以疏肝泄热，理气和胃，加用海螵蛸制酸止痛，旋覆花降逆止呕，延胡索、木香行气止痛。在药物治疗的同时，要重视精神和饮食的调摄。保持心态平和，饮食切忌暴饮暴食，或饥饱不均，可少食多餐，以清淡易消化的食物为宜。

（贾晨光）

### 医案 2

患者王某，女，54 岁，汉，已婚，职员。

初诊日期：2016 年 2 月 1 日。

主诉：胃脘胀痛 1 个月。

现病史：患者 1 个月前情绪波动后出现胃脘胀痛，病情反复发作，未系统诊治。刻下症见：胃脘灼热胀痛，嗳气，胁肋胀痛，心烦易怒，自汗，纳呆，寐欠安，夜寐多梦，大便干，小便调。

既往史：否认。

查体：腹部软，剑突下有压痛，无反跳痛及肌紧张，墨菲征阴性，余未见异常。舌诊：舌裂。舌色红，苔薄，脉弦数。

辅助检查：胃镜检查示慢性浅表性胃炎。

西医诊断：慢性浅表性胃炎。

中医诊断：胃脘痛，肝气犯胃证。

辨证分析：患者平素脾气急，易怒，怒则伤肝，肝失疏泄，横逆犯胃，胃失和降，发为本病，见胸胁胃脘胀满疼痛，嗳气，心烦易怒，脉弦等；肝气郁结，疏泄失职，则见烦躁易怒，胁胀；肝气横逆，气滞于胃，胃气上逆，则胃脘胀痛，嗳气；肝郁日久，气郁化火伤阴，则可见胃脘灼热，心烦，口干，大便干，舌红，裂纹等。

治法：疏肝和胃止痛。

方药：柴胡疏肝散合百合地黄汤加减。

| | | | |
|---|---|---|---|
| 柴胡 15g | 香附 10g | 白芍 15g | 广郁金 12g |
| 枳壳 10g | 紫苏叶 10g | 紫苏子 10g | 紫苏梗 10g |
| 旋覆花 10g<sup>包</sup> | 瓦楞子 15g | 百合 30g | 生地黄 15g |
| 太子参 15g | 煅龙骨 30g | 煅牡蛎 30g | 麦冬 10g |
| 柏子仁 15g | 炒枣仁 30g | 鸡血藤 15g | 全蝎 5g |

7 剂。

注意事项：调畅情志，避免情绪激动，禁辛辣刺激性食物。

二诊：2016 年 2 月 8 日。

患者胃脘胀痛、胁痛、灼热、失眠、自汗大减，月事提前，量少色黑，有血块，纳可，二便调。查体：血压 120/80mmHg，腹部软，无压痛，无反跳痛及肌紧张。舌有裂纹，舌红苔薄白，脉弦细。患者胃脘胀痛、胁痛、灼热、失眠、自汗大减，但仍舌红，脉弦细，且月事提前，量少色黑有块，仍为肝失疏泄，胃失和降，故效不更方，继服前方 7 剂，以巩固疗效。

继续调治 2 周，胃痛未作。

[按语]

本例患者平素脾气急，易怒，怒则伤肝，肝失疏泄，横逆犯胃，胃失和降，发为本病，纵观舌脉症，证属肝气犯胃。故方中以柴胡功擅疏肝解郁，用以为君。香附理气疏肝而止痛，为臣药。枳壳理气行滞，白芍养血柔肝，缓急止痛，紫苏叶温中行气，共为佐药。考虑有肝郁日久化火伤阴之势，故酌加百合、生地黄、太子参、麦冬滋阴清热，加紫苏子通便润肠降气；煅龙骨、煅牡蛎镇静安神，敛汗，制酸止痛。

胃脘痛在基层临床特别多见，能否正确诊治胃脘痛是评价是否为一名好大夫的关键。胃脘痛辨治，首应辨其疼痛的虚、实、寒、热之性质，病在气在血。本例患者胀痛，痛势较急，故以实证为主；疼痛性质为胀痛为主，牵及胁肋，属肝郁气滞；情绪急躁易怒，灼热心烦，舌红，便干，为肝郁化火伤阴之象。肝气犯胃，依据中医理论，很容易解释。现代医学认为，在人类进化过程中，由肠脑逐渐进化为颅脑，消化道还遗有神经细胞，所以其功能直接受到精神状态、情绪变化的影响。所以精神紧张、焦虑，往往引起胃痛，要用疏肝理气的方法予以治疗。故本例患者治疗方案以疏肝理气止痛为主，兼以滋阴清火，养血安神。

（贾晨光）

### 医案3

患者张某，女，58 岁。

初诊日期：2010 年 7 月 21 日。

主诉：胃脘胀痛 3 年余。

现病史：患者 3 年前无明显诱因出现胃脘胀痛，先后在多家医院诊治，症状时轻时重。今来诊，刻下症见：胃脘胀痛，偶有泛酸，口干不明显，纳少，急躁易怒，喜叹息，无怯冷怯热，失眠多梦，二便正常。

查体：T 36.4℃，BP 110/70mmHg，双肺听诊未闻及干湿性啰音，心界不大，心率 74 次／分，律齐，各瓣膜听诊区未闻及病理性杂音，双下肢无水肿。舌暗红，有瘀斑，裂纹，苔薄白少，脉细弦滑。

辅助检查：胃镜示糜烂性胃炎。

既往史：体健。

西医诊断：糜烂性胃炎。

中医诊断：胃痛，肝气犯胃证。

治法：疏肝和胃止痛。

方药：柴胡疏肝散加减。

柴胡 10g　香橼 12g　　枳壳 12g　　白芍 18g

佛手 12g　旋覆花 15g　海螵蛸 15g　香附 10g

白及 15g　蒲黄炭 10g　五灵脂 10g　三七粉 3g

炙甘草 6g

7 剂，每日 1 剂，水煎，分早、晚 2 次口服。

以上症状服药后胃脘胀痛缓解，继续以此方为基础，调治 2 周，以巩固疗效。

[按语]

此患者胃脘胀痛，喜叹息，急躁易怒，梦多失眠乃肝气犯胃之表现。结合舌苔脉象，四诊合参，辨证肝气犯胃，予柴胡疏肝散加减。

柴胡疏肝散，疏肝解郁之良方，多用于女科，而女子以肝为先天，因女子多情志不畅，积郁日久，故多疏解而取效。此外，方中应用一个药对：蒲黄炭、五灵脂，即失笑散，开怀一笑而解。患者有泛酸故加海螵蛸制酸；白及、三七活血祛瘀，助糜烂面修复。

（何昌生）

二、临证备要

1. 病因病机

王师认为脾胃为后天之本，气血生化之源。脾胃属土，位居中焦，是气机升降的枢纽，通连上下，上输心肺，下归肝肾。脾脏主升，胃腑主降，二者互为表里，升降相因。任何影响中焦气机升降的因素皆可导致脾胃病。王师认为外邪侵袭、饮食不节、情志不遂、劳倦内伤、素体脾虚，诸多致病因素皆可导致脾胃受损，气机失和而胃脘作痛。尤其是饮食失节在当今社会尤为突出。随着生活水平的提高、生活节奏的加快，人们的饮食结构发生了很大的变化，很多人暴饮暴食，过食肥甘厚味，贪凉饮冷或饮食无规律，违背了胃肠活动规律，致使因脾胃失调而产生的疾病越来越多；加之人们工作、学习和生活压力大，竞争激烈，易导致情志失常，暴怒气逆、抑郁不舒或思虑过度等，使肝气郁结，失于疏泄，日久肝木克伐脾土，脾胃升降失和，气机壅滞，胃病成矣。

2. 用药经验

王师认为胃脘痛初期多由外邪、饮食、情志所伤，以邪实为主；后期常见虚损之证，或脾气亏虚，或脾阳不足，或胃阴亏耗等。但亦常有虚实夹杂之证，如脾胃虚弱，湿郁化热，出现兼瘀、夹热等虚实错杂证。胃痛初起，多在气分，迁延日久，则深入血分。气病较轻，血病较重。肝与胃木土相克，胃与脾表里相关，故胃脘痛与肝脾关系最为密切。

总之，胃脘痛的辨治以寒热虚实为纲。在治疗上，王师注重调理气机，顺其冲和之气，调其和降之能，恢复脾胃的升降平衡，即所谓"治中焦如衡，非平不安"。故调理升降是治疗本病的基本原则。

在患病初期，患者常由于饮食不节，或肝气郁结，肝气犯胃，体质较好者，虚证表现常不明显，临床症状主要有胃脘胀痛，胁肋胀满，嗳气，嘈杂吞酸，急躁易怒，口苦，胸闷，善太息，脉弦细。治以调肝疏肝为主，从肝论治，王师常用柴胡疏肝散和左金丸加减治疗。柴胡疏肝散中柴胡辛行苦泄，性善条达肝气，疏肝解郁，可使胃气下行，宣通肠胃气机；枳壳行气开胸，宽中除胀；芍药、甘草酸甘化阴，和中缓急止痛；香附疏肝解郁，行气止痛。左金丸中黄连苦寒，清热燥湿力强，长于清中焦湿热，缓解胃脘灼热症状，又能清心泻火除烦；佐以吴茱萸下气降逆止呕，温胃暖肝，且吴茱萸有止痛的功效，与黄连配伍辛开苦降可使湿热分消，既佐制了黄连的苦寒之性，又能很好地疏肝、降逆。《药鉴》中说："（黄连）与吴茱萸同用，乃吞吐酸水神方。"若胃脘灼热、心烦明显，可重用黄连，一般用量在10g以上；若反酸明显，可加瓦楞子、海螵蛸、贝母等以抑酸和胃；若胃脘疼痛明显，可加川楝子、延胡索、香橼、佛手、绿萼梅、玫瑰花等以理气止痛；若嗳气频繁，可加沉香、旋覆花以顺气降逆。

若患者胃病日久或体质偏虚，多易土虚木乘，可出现脾胃虚弱，脾阳不足，中焦虚寒，或胃阴受损，失于濡养而发生疼痛。此时应以健脾益气，养阴益胃为主。若脾阳不足以小建中汤为主方，若为脾虚胃不和降者则以六君子汤为主。兼有心下痞满者可合用半夏泻心汤；湿浊较重者可合用平胃散；过食寒凉，脾胃虚寒者可合用吴茱萸汤或理中汤加减。素体阴分不足者，或肝郁日久化火伤阴，或嗜食辛辣、过用温燥可导致胃阴受损而出现胃痛，当肝肾同治，滋水涵木，常选用一贯煎和芍药甘草汤加减以滋阴补肾，养血柔肝，则胃得濡养而和降，肝得滋养不致克伐胃土。

我们对柴胡疏肝散和左金丸加味辨治慢性浅表性胃炎之肝胃不和证进行了临床研究，选取自2011年9月至2013年10月以来105例慢性浅表性胃炎之肝胃不和证患者为研究对象，随机分为两组，治疗组54例，对照组51例，治疗组给予柴胡疏肝散和左金丸加味，对照组给予口服奥美拉唑肠溶片10mg，日2次口服，铝镁加混悬液15mL，日3次，多潘立酮10mg，每日3次。观察两组治疗后在临床疗效方面的差异性。临床研究显示，治疗组在总临床效果、症状改善总有效率、中医证候积分、胃镜和病理检查有效率上明显高于对照组，差异显著（$p < 0.05$）。

（贾晨光）

## 第六节 口 干

口干，是日常生活中很常见的症状之一，许多人认为口干并无大碍，多喝水就可以解决。其实不然。在临床工作中，以口干为主诉前来就诊的患者很多，王师在长期的临床工作中发现，口干是多种疾病的一个共同的信号，也可能是糖尿病、干燥综合征等疾病，需要引起大家的重视。现代医学对此疗效欠佳，中医治疗改善症状疗效确切，故兹以梳理医案如下。

### 一、典型医案

**医案1**

患者李某，女，61岁，汉族，退休教师。

初诊日期：2015年2月20日。

主诉：口干咽燥异常，夜间明显半年。

现病史：自述半年前开始每晚需起床喝水四五次，未予重视。刻下见：口干，夜间明显，入睡后感手足心发热，常将手脚伸出被子外，多梦易醒，易于疲乏，偶有潮热，便秘，大便两三日一行，舌深红苔薄少，舌底脉络紫暗迂曲，脉细数。

既往史、月经史：无异常，50岁绝经。

辅助检查：血象、甲状腺功能、自身抗体系列等检查均正常。空腹及餐后葡萄糖耐量试验OGTT提示2型糖尿病。

西医诊断：2型糖尿病。

中医诊断：消渴病，气阴两虚、肺胃燥热证。

治法：益气养阴，生津止渴。

方药：玉液汤加减。

北沙参60g　天花粉20g　粉葛根30g　肥知母10g

生黄芪15g　鸡内金15g　怀山药30g　苦玄参15g

95

五味子 10g　酸枣仁 20g　枳实 10g　枳壳 10g

3 剂。

二诊：2015 年 2 月 23 日。

患者口干明显减轻，夜间起床喝水减为 1~2 次，潮热消失，手足心热减轻，睡眠改善，大便通畅，每日 1 次，效不更方，继服 7 剂。

三诊：2015 年 3 月 2 日。

患者症状消失，继续服用降糖药。

[按语]

玉液汤出自张锡纯《医学衷中参西录》，功在益气养阴，生津止渴，用在内热消渴证。方中以黄芪、山药健脾益气，以强气阴生化之源，为君药。辅以天花粉、葛根、知母清热养阴，生津止渴，以制阴虚火旺之势，为臣药，也使阳升而阴应。其中知母又制黄芪温燥之性，也可谓之佐药。鸡内金运脾，化饮食中之糖质为津液；五味子性味酸温，生津止渴，且温固肾精止滑，不使水饮急于下趋，兼敛耗散之气，共为使药。全方以健脾益气，养阴生津为矢，直中消渴病口干之病因病机，可谓健脾益气为重点，又养肺胃之阴，温固肾精，先后天兼顾，安抚八方，用药精当，切中病机。"药贵中病"，明代张景岳在《景岳全书》中说："治病用药，本贵精专，尤宜勇敢……但用一味为君，二三味为佐使，大剂进之，多多益善。夫用多之道何在？在乎必赖其力，而料无害者，即放胆用之。"故重用之。

若口干口渴，饮不解渴，舌红脉数，王师遵白虎汤之意，加生石膏 20g，清肺胃，止烦渴；口干口渴兼便秘甚者，暂用熟大黄 10g，通腑泄热，以止干渴；口干口渴乏力明显，舌淡脉沉者，加党参 15g，以益气生津止渴；口干口渴心烦急，舌尖红赤者，加黄连 10~15g，以清心除烦止渴。凡此种种，在临证中，紧紧围绕脾虚失运的病因，气阴两虚、肺胃燥热的病机，兼顾气机不畅、瘀血阻滞的不同病例，是王师辨治口干的主要经验。

（何昌生）

### 医案2

患者李某，女，55岁，农民。

初诊日期：2012年4月21日。

主诉：口干半年余。

现病史：患者半年前无明显诱因出现口干不适，未予重视。近来日渐加重，今来我院门诊求治。刻下症见：口干，无寒热，眠差，不欲饮水，纳可，便秘，尿黄。

查体：T 36.3℃，BP 145/80mmHg，双肺听诊未闻及湿性啰音，心界不大，心率78次/分，律齐，各瓣膜听诊区未闻及病理性杂音，双下肢无水肿。舌淡红，苔少有裂纹，脉沉细弦滑。

既往史：体健，曾查血糖正常。

西医诊断：口干待查。

中医诊断：口干，气阴两虚证。

治法：益气养阴为先。

方药：玉液汤加减。

北沙参60g　天花粉20g　粉葛根30g　知母10g

生黄芪15g　鸡内金15g　怀山药30g　玄参15g

五味子10g　酸枣仁20g　生地黄15g　熟地黄15g

7剂，每日1剂，水煎，分2次口服。

二诊：服药后以上症状明显减轻，再予7剂巩固疗效。

### [按语]

本例处方中又加玄参意在增强养阴清热之功，合知母润肠通便，炒枣仁酸敛安神。王师在辨证中习用沙参，其性微寒，

97

味甘淡，体质轻清，气味俱薄，具有轻扬上浮之性，而富脂液，故专主中上焦之肺胃，清肺热，养肺阴，生津液，养胃阴，兼有益气之功；沙参药性和缓，特重剂使用，基础用量40g，药专力宏。

在长期的临证中发现，口干病证颇多，2型糖尿病口干来诊最为常见，认为其属于消渴中上消范畴，多由肺胃燥热、煎灼津液、津不上承等所致，病因脾虚失运，病性本虚标实，病理阴虚火旺，病位在脾肺胃。张锡纯认为，上消者，口干舌燥，饮水不能解渴，是心移热于肺或肺体本热之故；中消者，喜多饮食，犹觉善饥，是脾胃蕴热之咎。如辨证为糖尿病性口干，消渴中上消，气阴两虚，肺胃燥热，治疗以益气养阴，清热降火，习用玉液汤加减。

（何昌生）

## 医案3

患者王某，女，68岁，已婚，退休干部。

初诊日期：2015年2月20日。

主诉：口干咽燥异常，夜间明显2年。

现病史：自述2年前无明显诱因出现口干症状，时轻时重，未予重视和治疗。刻下症见：口干，每晚需起床喝水四五次入睡后自觉手足心发热，心烦急躁，多梦易醒，醒后难以再睡，偶有潮热汗出，便秘，大便两三日一行，小便黄。舌深红苔薄白少，舌底络脉紫暗，脉细数。

既往史、月经史：正常，49岁正常绝经。

辅助检查：肝肾功能、血象、空腹及餐后血糖、甲状腺功能、自身抗体系列等检查均正常。

中医诊断：口干，阴虚火旺夹血瘀证。

治法：滋阴降火安神，养血通便化瘀。

方药：知柏地黄丸加减。

苦玄参 30g    盐黄柏 10g    肥知母 10g    大生地 24g

粉丹皮 15g    山茱萸 15g    光山药 15g    建泽泻 15g

天花粉 20g    全当归 15g    夜交藤 30g    酸枣仁 20g

5 剂，水煎服。

二诊：2015 年 2 月 25 日。

口干明显减轻，夜间起床喝水减为 2~3 次，潮热消失，手足心热减轻，睡眠改善，大便通畅，每日 1 次。上方续服 7 剂。

三诊：2015 年 3 月 4 日。

患者症状消失，嘱坚持服知柏地黄丸 1 个月巩固疗效。

[按语]

口干，是临床中常见的就诊症状之一，夜间口干亦为病人的常见主诉，戴复庵在《证治要诀》中提到："药病须要适当，假使病大而汤小，则邪气少屈，而药力已乏，欲不复治，其可得乎？犹以一杯水，救一车薪，竟不得灭，是谓不及。"既是也，此辨证的持平之论，配合知柏地黄丸滋阴补肾等而收全功。

（何昌生）

医案 4

患者陈某，女，72 岁，汉，已婚，退休。

初诊日期：2017 年 2 月 24 日。

主诉：口干渴饮 8 年。

现病史：患者 8 年前无明显诱因出现口干渴饮，经常口腔溃疡。刻下症见：口干渴饮，口黏，咳白黏痰，量中等，尚能咳出，乏力，平素怕冷又怕热，易汗出，心烦，后头部发胀，手足心自觉发热，纳少，胃胀，嗳气不出，进甜食即泛酸，大便干燥，日 1 次，量少，需用开塞露，尿频，运动后自觉尿热，眠可。舌尖红，舌下络脉瘀血，舌苔白腻，脉细滑数。

既往史：否认。平素脾气急躁易怒。

辅助检查：自诉今年在当地体检生化、免疫、血糖等均未见明显异常。

西医诊断：口干待查。

中医诊断：口干，湿热内蕴证。

辨证分析：患者平素脾气急躁易怒，致肝失调达，肝气横逆犯脾，脾气虚弱，运化水湿功能异常，湿性重浊黏滞，缠绵难愈，久郁化热，湿热互结，阻滞气机，不能输布津液上承，故口干；湿热内蕴，脾不升清，胃不降浊，故胃堵胀嗳气，浊毒淤积，故反复口腔溃疡；湿热困脾，故乏力易汗出；结合舌尖红，舌下瘀血，苔白腻，脉细滑数，为湿热内蕴之证。

治法：清热利湿，泄胃化浊。

方药：自拟方。

| | | | |
|---|---|---|---|
| 生石膏20g先煎 | 知母10g | 黄柏10g | 砂仁4g后下 |
| 天花粉30g | 茵陈20g | 茯苓15g | 生薏仁15g |
| 广陈皮10g | 黄连6g | 淡竹叶15g | 大腹皮15g |
| 焦槟榔15g | 苏木15g | 枳壳10g | 枳实10g |
| 旋覆花10g包 | 白花蛇舌草20g | | |

7剂。

注意事项：注意休息，避免劳累，调畅情志，饮食清淡。

二诊：2017年3月3日。

患者口干渴饮减，胃胀堵症状已消失，有时觉周身发热，大便仍偏干，日1次，心烦，头胀未作，入睡难。舌尖红，舌下瘀血，舌苔白腻，脉数滑细。患者目前诸症好转，有时周身发热，乃湿邪渐去，目前辨证热重湿轻。上方加酒大黄10g，继服7剂。

后随访口干基本消失。

**［按语］**

本例患者口干渴饮多年，辨证为湿热内蕴证，热重于湿。治宜清热利湿，符合石膏证，石膏与知母合用，引肾水而化阳明之燥，热去而烦渴解；黄连、淡竹叶相合，上清心火，下通小便，通阳不在温，在于利小便——使湿从小便而去；黄柏清热燥湿，与砂仁合用为治疗口腔溃疡经验对药，意在水火既济、引火归原。三组对药共用，湿去热清。加茵陈、薏苡仁、茯苓加强利湿之效。陈皮理气燥湿，旋覆花降逆，枳壳、枳实理气行滞。二诊辨证为湿热内蕴，热重湿轻。故加酒大黄上以清火，兼以泻下通便，釜底抽薪。

湿热互结之证，湿性黏腻缠绵难愈，应嘱病人饮食宜忌，配合治疗。

口干渴饮，不单是肺胃热盛或阴虚火旺，亦有湿热内蕴，阻碍气化，津不上承，引起口干渴饮，或热邪偏盛者，日久伤津。所以要认准症状，仔细辨证，选方用药。切不可一见口干渴饮即以阴虚火旺论治，贻误病情。

（赵海燕、付晓双）

**医案5**

患者陈某，男，48岁。

初诊日期：2011年11月25日。

主诉：口干4月余。

现病史：患者4个月前无明显诱因出现口干不适，夜间较剧，症状时轻时重，今来诊。刻下症见：口干，后半夜明显，口渴饮水多，牙痛，面赤，口臭，纳呆，乏力，失眠，怯热，便秘，五六日一行，小便正常。

查体：T 36.5℃，BP 110/70mmHg，双肺听诊未闻及干湿性啰音，心界不大，心率64次/分，律齐，各瓣膜听诊区未闻及病理性杂音，双下肢无水肿。舌红，苔黄，脉滑数跃。

既往史：体健。

西医诊断：2 型糖尿病。

中医诊断：口干，胃火亢盛证。

治法：清胃泻火。

方药：白虎加人参汤加减。

生石膏 20g<sup>先煎</sup>　知母 10g　　沙参 40g　　党参 15g

白茅根 30g　　生地黄 15g　　玄参 15g　　麦冬 10g

天花粉 20g　　细辛 3g

5 剂，每日 1 剂，水煎，分早、晚 2 次口服。

二诊：2011 年 11 月 30 日。

服药后口干等症状减轻，继服 1 周而愈。

[按语]

患者口干渴饮，牙痛口臭，乏力面赤，怯热便秘，舌红，苔黄，脉滑数跃。此乃阳明热盛，气津已伤之白虎加人参汤证，加细辛配石膏专治牙痛。生地黄、玄参、麦冬乃宗增液汤之意养阴生津。重用沙参兼有益气养阴之功。天花粉止渴。白茅根清热利尿，导邪由小便出。

（何昌生）

医案 6

患者朱某，男，74 岁。

初诊日期：2011 年 5 月 8 日。

主诉：口鼻干燥半年余。

现病史：患者半年前无明显诱因出现口鼻干燥，便秘，未予诊治。今来求治中医。刻下症见：口鼻干燥，饮水不多，乏力纳呆，腿软，大便秘结，尿烧灼痛，尿量正常。

查体：T 36.5℃，BP 110/70mmHg，双肺听诊未闻及干湿性啰音，心界不大，心率 73 次/分，律齐，各瓣膜听诊区未闻及病理性杂音，双下肢无水肿。舌暗红，苔黄腻，脉弦滑。

既往史：第 1 腰椎陈旧骨折，2 型糖尿病，前列腺增生，膀胱过度活动症。

西医诊断：2 型糖尿病。

中医诊断：消渴，痰湿中阻、湿热下注证。

治法：健脾化痰，清热利湿。

方药：温胆汤加减。

清半夏 10g　　茯苓 15g　　　橘红 10g　　甘草 6g

竹茹 10g　　　竹叶 10g　　　枳壳 10g　　枳实 6g

砂仁 4g<sup>后下</sup>　　土茯苓 20g　　瓜蒌 20g　　草薢 10g

通草 6g　　　王不留行 15g　葛根 15g

5 剂，每日 1 剂，水煎分早、晚 2 次口服。

二诊：2011 年 5 月 13 日。

以上症状服药后明显减轻，出院后门诊调治半月，3 个月后电话随访症状渐渐消失。

**[按语]**

本案口干，乃痰湿中阻、津不上承所致，用温胆汤加砂仁，健脾化痰，痰湿化，中焦通，三焦畅；又加葛根生津润燥，津液上承，口鼻干燥得愈。

该患者尿烧灼痛，乃湿热下注，气机不畅，用土茯苓、草薢、王不留行、通草清热利湿，用瓜蒌、枳实、枳壳润肠通便，使湿热之邪从大小便排出，合温胆汤以收全功。

（何昌生）

## 二、临证备要

口干一症，病因多样，可由阴虚火旺、湿热内蕴、湿邪中阻等，临床不可固执，当灵活辨证。

### 1. 中医证名

中医口干有口渴、口燥、口舌干燥、思水、欲饮水、大渴、烦渴、大渴引饮等说法，但口干、口燥多指口中津液不足，不一定有饮水要求，而口渴则多有饮水欲望。口干一是指口渴症，《证治准绳·杂病》曰："口燥咽干，此寻常渴，非三消证。"二是指自觉口中干燥少津但不欲饮水之症。《景岳全书·传忠录》曰其"内无邪火"，所以不欲汤水，真阴内亏，所以口无津液。

2. 中医辨证

口干病证颇多，多由肝肾阴虚、津不上承引起，或由热盛津伤、煎灼津液等所致。临证中注意欲饮与否，饮水多少，喜温喜凉，参合脉证综合分析，辨其在气，在血，阴亏，阳盛，是虚是实，以及在何脏腑，分别诊治，不可一概以热论治之。

临证时注意问饮食口味，对病理情况下患者的口渴、饮水、进食等情况的询问，注意了解有无口渴、饮水多少，喜冷喜热，口中有无异味和口中气味等。注意是否影响饮食，因为饮食是后天水谷精气之源，是维持人体生命活动的必需物质。此外还要通过询问了解津液盈亏及输布是否正常，脾胃及有关脏腑功能的盛衰，有着重要的诊断意义。尤其注意口渴与饮水的问诊甄别：①口渴不欲饮，为津液未伤，多见于寒证、湿证；或无明显燥热之象；②口渴欲饮，是津液已伤的表现，多见于燥证、热证，如口干微渴，兼发热恶寒，咽痛，多见于外感温病初期，伤津较轻。大渴喜冷饮，兼有汗出，面赤，脉象洪数者多里热炽盛，津液大伤，多见于阳明经证。口渴多饮，小便量多，多食易饥，消瘦者为消渴，多由肾虚水不化津而下泄所致。渴喜热饮，饮水不多，多为痰饮内停水津不能上承。口渴不多饮，兼见身热不扬，头身困重，苔黄腻属湿热。口渴饮水不多，也可见于温病营分证。口干，但欲漱水而不欲咽，兼见舌紫有瘀斑属内有瘀血。因瘀血内阻，气不化精，津不上承，故口干欲漱水，但水本足，乃气化不行，故不欲咽。

3. 辨证要点

（1）气阴两虚型：口干咽燥，夜间尤甚，虚烦失眠，头目晕眩，手足心热，或潮热骨蒸，舌瘦苔薄，脉细数。

（2）肾阴亏虚型：表现为口干且喜欢饮水，但不影响进食，尿多，腰膝酸软，常常伴有心烦头昏，舌红苔薄，脉细数。

（3）湿热郁蒸型：口渴但不欲饮，或饮水不多，头重如裹，脘腹痞闷，纳呆泛呕，大便溏稀，小便黄赤，舌苔黄腻，脉濡数。

（4）热入营血型：口渴，饮水不多，或不欲饮，午后热盛，烦躁谵语，或斑疹隐隐，舌质红绛，舌苔薄黄，脉细数。

（5）热炽阳明型：口渴喜饮冷，高热汗出，面红目赤，大便秘结，小便黄赤，舌苔黄燥，脉数沉实有力。

（6）水饮内停型：口舌干燥而不欲饮，饮水后不适，或水入即吐，头晕目眩，心下满或悸动，腹满身重，小便不利，舌胖苔白，脉弦。

（7）肺燥津伤型：口渴咽干，鼻干唇燥，干咳无痰，大便干结，舌红苔薄而干，脉弦或数。

（8）瘀血内阻型：口干，饮水少，漱口或不欲咽，夜间加重，舌质淡暗有瘀斑瘀点，苔白，舌下络脉可见怒张，脉涩等。

（9）脾胃虚弱型：表现为口干但不欲饮，或只饮少量热水，食少，纳差，舌质淡红，脉缓弱等。

4. 治疗用药

（1）气阴两虚型：以养阴益气为法，选用加味生脉饮化裁。

（2）肾阴亏虚型：以滋肾阴为法，选用六味地黄丸化裁。

（3）湿热郁蒸型：以清热利湿、健脾升清为法，选用黄连温胆汤化裁。

（4）热入营血型：以清热凉营、凉血为法，选用清营汤化裁。

（5）热炽阳明型，以清胃泻火、通腑泄热为法，选用白虎或承气辈。

（6）水饮内停型：以健脾祛湿、温阳化饮为法，选用苓桂术甘汤加减。

（7）瘀血内阻型：以活血化瘀为法，选用桃红四物汤化裁。

（8）肺燥津伤型：以滋阴润燥为法，选用养阴清肺汤化裁。

（9）脾胃虚弱型：以温补脾胃、补中益气为法，选用补中益气汤化裁。

**5. 用药心法**

在辨治口干的处方中，王师习用玄参、天花粉，取得了明显的临床疗效。玄参，禀至阴之性，专主热病，味苦则泄降下行，故能清脏腑热结。味辛而微咸，故直走血分而通瘀。亦能外行于经隧，而消散热结。寒而不峻，润而不腻，性情与知、柏、生地黄近似，而较为和缓，临床常用量轻者 10～15g，小剂量偏于清热养阴；重者用量宜大，30～60g，重剂偏于养阴解毒活血。使用时注意脾胃虚寒，食少便溏者宜配合补益扶正同用。天花粉为清热泻火类药物，具体功效是清热泻火，生津止渴，排脓消肿。李杲云：天花粉属纯阴，解烦渴，行津液。心中枯涸者，非此不能除。与辛酸同用，导肿气。成无己认为，津液不足则为渴。天花粉味苦微寒，润枯燥而通行津液，是为渴所宜也。李时珍曰：天花粉味甘微苦酸。酸能生津，故能止渴润枯。微苦降火，甘不伤胃。临床酌情用量一般为30g，只要抓住疾病之本，效如桴鼓。

（何昌生）

## 第七节 咳 嗽

咳嗽为临床常见病证之一，随着工业化进程的加快，人们的工作、生活环境发生了很大变化，环境的污染，雾霾天气的出现，使该病的发病率不断上升，不少患者病程长达数月甚至数年，严重影响了患者的日常生活、学习和工作。咳嗽的病因复杂多端，现代医学强调明确病因，治疗多对因对症处理，有时疗效并不十分满意。

咳嗽是肺系疾患的一个主要症状，多由六淫外邪侵袭肺系，或脏腑功能失调，内伤及肺，肺气不清，失于宣肃而上逆所成，以咳嗽、咳痰为主要表现。中医立论咳嗽，辨证论治，灵活多变，疗效确切，尤其对于不明原因的慢性咳嗽，具有明显的治疗优势。王师临床治疗咳嗽经验丰富，疗效显著，兹介绍医案如下：

### 一、典型医案

**医案1**

患者王某，女，66 岁，汉族，退休干部。

初诊日期：2014 年 4 月 25 日。

主诉：咳嗽反复发作 5 个月。

现病史：5 个月前感冒后出现咳嗽不适，先后服用多种感冒止咳药及抗生素，具体不详，症状时轻时重，此后病情反复发作。故今日来求诊中医。刻下症见：咳嗽，咳白黏痰，能咳出，夜间咳甚，咽痒，怯冷，易汗出，音哑，头晕，口不干，胃脘堵闷，二便正常，纳少。

查体：BP 130/70mmHg，心率 80 次/分，心律齐，双肺呼吸音粗，腹软，双下肢不肿。舌淡红，苔白腻，脉沉细滑。

辅助检查：胸片示双肺纹理重。

西医诊断：支气管炎。

中医诊断：咳嗽，肺脾两虚、痰饮内停证。

治法：健脾补肺，化痰宁嗽。

方药：六君子汤合苓桂术甘汤加黄芪加减。

| | | | |
|---|---|---|---|
| 生黄芪 15g | 党参 15g | 炒白术 10g | 茯苓 15g |
| 橘红 10g | 桔梗 6g | 清半夏 10g | 桂枝 10g |
| 紫苏子 10g | 紫苏梗 10g | 当归 15g | 生甘草 6g |
| 白芍 15g | 干姜 6g | 香附 10g | 百部 10g |
| 细辛 4g | 蝉蜕 6g | 僵蚕 10g | |

5 剂。

二诊：2014 年 4 月 30 日。

患者药后咳嗽、咽痒、音哑减轻，痰量减少，纳可。舌淡红，苔薄白腻，脉沉细滑。效不更方，继服前方 7 剂。

三诊：2014 年 5 月 7 日。

患者药后咳嗽、音哑明显好转，无咽痒，舌淡红，苔薄白，脉沉细滑。继服前方 7 剂。后随访患者咳嗽已愈。

[按语]

慢性咳嗽常导致患者肺脾两虚，故以生黄芪加六君子汤以健脾补肺益气；咳嗽日久，可导致痰从寒化，发展至"寒饮伏肺"或"肺气虚寒"的咳喘，"病痰饮者，当以温药和之"，故加苓桂术甘汤以健脾阳、助气化、祛除痰饮。夜间咳甚为血虚肝旺之象，故加当归、白芍以养血柔肝止咳。当归，《本草正》谓其"味甘而重，故专能补血，其气轻而辛，故又能行血，补中有动，行中有补，诚血中之气药，亦血中之圣药也。大约佐之以补则补，故能养营养血，补气生精，安五脏，强形体，益神志，凡有形虚损之病，无所不宜"。朱丹溪曰"气温味辛，气味俱轻扬也"。《本经》云"主咳逆上气"。运用此方，用其意有二：其一，此证患者咳喘病程较长，肺脾气虚病久及血，血气不和，用之补血行血，养血润燥；其二，患者多有阵咳、痉咳、遇风寒则咳。具有风邪致病特点，用当归、白芍养血柔肝，息风止咳治咳逆上气。苏子降气汤中用当归故也。

（贾晨光、何昌生）

**医案 2**

患者蔡某，男，67 岁，汉族，已婚，工人。

初诊日期：2016 年 1 月 3 日。

主诉：咳嗽二十余年，加重 1 个月。

现病史：患者慢性咳嗽二十余年，曾在多家医院诊治，诊断为慢性气管炎。先后服用多种中西药物，症状时轻时重。1 个月前受凉咳嗽加重，自服止咳药效果不佳。刻下症见：阵发性咳嗽，咳白黏痰，痰量多不易出，夜咳甚，无发热，无胸痛，口干夜甚，气短乏力，怯冷，胃胀嗳气，纳可，便调。

既往史：否认。

查体：望诊：胸廓对称，桶状胸；叩诊：双肺过清音；听诊：双肺呼吸音减低。心率 90 次/分，各瓣膜听诊区未闻及病理性杂音。舌暗红，苔黄腻，脉弦滑。

辅助检查：胸 X 片：两肺纹理增重，侧位心膈角小条片状致密影，炎症不除外，主动脉硬化症。血常规正常，C 反应蛋白 5.4mg/L，尿常规（－），便常规（－）。

西医诊断：慢性支气管炎，肺气肿。

中医诊断：咳嗽，脾肺气虚、寒饮内停证。

辨证分析：患者咳嗽病程已久，脾肺气虚，脾为生痰之源，脾气不足，健运失职，则湿滞而为痰为饮。故出现咳白黏痰，量多。脾肺之气不足，故夜咳甚，怯冷。脾虚失运，脾胃不和，出现胃脘胀满。脾胃为气血生化之源，脾虚生化无权，故出现乏力气短。津液不能上承故口干。久病多瘀而舌暗红，痰湿内蕴有化热之势，故苔黄腻，脉弦滑。

治法：补益脾肺，温肺化饮。

方药：加味苓桂术甘汤。

| | | | |
|---|---|---|---|
| 生黄芪 15g | 党参 15g | 茯苓 15g | 白术 15g |
| 清半夏 10g | 紫苏子 10g | 紫苏梗 10g | 香附 10g |
| 生甘草 6g | 橘红 10g | 细辛 3g | 干姜 6g |
| 当归 15g | 芦根 15g | 白芍 15g | 百部 10g |
| 合欢皮 15g | 桔梗 6g | 桂枝 10g | 白花蛇舌草 20g |

7剂，水煎，每日一剂，早晚分服。

忌食辛辣厚味油腻。

二诊：2016年1月10日。

患者咳嗽大减，痰量减少，胃胀已好转，舌暗红，苔白腻微黄，脉弦滑。CT检查示肺气肿、胆结石。

上方加丹参20g，7剂。以此方为基础又调治2周，早上咳少量白痰，基本不咳。

[按语]

《素问·咳论》谓："五脏六腑皆令人咳，非独肺也。"说明咳嗽不但与肺的关系密切，而且与其他脏腑也有密切关系。在临床中要重视脾胃与咳嗽的关系，一些年老体弱的慢性咳喘难治患者，有脾肺气虚、寒饮内停之证的，可应用加味苓桂术甘汤治疗，其具有温阳化饮、健脾利湿之功效，主治中阳不足之痰饮，胸胁支满，目眩心悸，短气而咳，舌苔白滑，脉弦滑或沉紧。在本病例的处方中，可以看出苓桂术甘汤，二陈汤，四君子汤，均离不开健脾。其中阳气不足之痰饮是最主要病机，王师抓住这一主证，运用苓桂术甘汤为主方，一诊奏效，效不更方，继依前法1月3日和1月10日两诊加减治疗，又调治2周，患者咳嗽症状基本消失。

在此病例中应用当归有所体会：当归性温，味甘辛，归心、肝、脾经，具有补血活血、调经止痛的功效。吾最初不明白用当归的意图。王师告知慢性咳嗽，夜咳甚，阳气不足的可用当归 15～20g 治疗。对于当归的功效，《神农本草经》载其"主咳逆上气"，《本草从新》认为"（当归）治虚劳寒热，咳逆上气"。现代药理研究显示，当归含有挥发油，当归酮香荆芥酚及 13 种常见氨基酸，多量蔗糖，维生素 $B_{12}$，维生素 A 类物质等，其所含藁本内酯等对气管平滑肌具有显著的松弛作用。

此例病程二十余年，经过许多中西医治疗，但辨证欠精准，因而疗效不理想，所以迁延多年不愈。综合脉舌色证，脾肺气虚，痰饮内停证无疑，辨证准确，立法得当，方药妥帖，方能取得理想的疗效。

（赵海燕、何昌生）

### 医案 3

患者罗某，女性，42 岁，已婚，职员。

初诊日期：2011 年 8 月 15 日。

主诉：咳嗽 1 月余，加重 1 周。

现病史：患者咳嗽 1 个月，因肺炎住院治疗好转出院，近 1 周受凉后咳嗽加重，自服止咳药无好转，故来诊。刻下症见：咳嗽重浊，痰多壅盛，色白而稀，喉间痰声辘辘，胸闷纳呆，精神倦怠，乏力，平素怯冷怯热，口不干，胃胀嗳气，大便成形，但不规律，小便基本正常，双上肢皮肤起痒疹，呈条状分布，舌尖微红，苔薄白腻，脉沉细滑数。

既往史：有肺炎、反流性食管炎 1 月余，住院治疗好转出院。

中医诊断：咳嗽病，痰湿蕴肺证。

治法：健脾燥湿，化痰止咳。

方药：苓桂术甘汤加味。

生黄芪 15g　　党参 10g　　茯苓 10g　　橘红 10g

甘草 6g　　白术 10g　　半夏 10g　　桂枝 10g

桔梗 6g　　当归 15g　　百部 10g　　细辛 3g

白芍 15g　　干姜 5g　　旋覆花 10g　　香橼 12g

防风 10g

7 剂。

药后咳乃平，以六君子丸调理。

[按语]

咳嗽由于病因和机体反应性的不同，则出现相应的症状和特征。外感引起的咳嗽、咳痰大多伴有发热、头痛、恶寒等，起病较急，病程较短；内伤所致咳嗽，一般无外感症状，起病缓慢，病程较长，常伴有脏腑功能失调的证候表现。总之，咳嗽与外邪及脏腑功能失调都有关。即一是外感六淫之邪；二是脏腑之病气，均可引起肺气不清，失于宣肃，迫气上逆而作咳。论治法外感以祛邪宣肺为主，内伤以调理脏腑、气血为主。

在临床上，支气管炎、肺心病引起的咳嗽很常见，很多患者经过抗生素叠加使用后仍不解，改投中医。咳嗽是因外感六淫，或者脏腑内伤，影响于肺所致有声有痰之证。《素问病机气宜保命集》云："咳谓无痰而有声，肺气伤而不清也；嗽是无声而有痰，脾湿动而为痰也。咳嗽谓有痰而有声，盖因伤于肺气动于脾湿，咳而为嗽也。"因外邪犯肺，或脏腑内伤，累及于肺所致。《医学三字经·咳嗽》曰："咳嗽不止于肺，而亦不离于肺也。"本案辨证属于内伤咳嗽之痰湿蕴肺，治法健脾燥湿，化痰止咳。"损其肺者，益其气"，故方以苓桂术甘汤加减，培土生金，疗效满意。

此例患者咳嗽是因脏腑内伤，影响于肺所致有声有痰之证。治疗时内伤以调理脏腑、气血为主，落实在脾虚，固脾胃本，方选加味苓桂术甘汤，兼顾理肺气治标。

（何昌生）

### 医案 4

患者王某，女，汉族，59 岁，已婚，退休。

初诊日期：2016 年 12 月 19 日。

主诉：咳嗽 2 月余。

现病史：患者 2 个月前受凉后出现咳嗽不适，症状时轻时重，上周在某二甲医院拍胸片示气管炎。今来诊，刻下症见：咳嗽，咳白黏痰，量多，能咳出，胸闷，乏力怕冷，遇冷则咳甚，无寒热，无汗，口不干，纳可，眠安，舌淡红，舌尖微红，苔白腻，舌下轻瘀，脉沉细滑数。

既往史：无。

辅助检查：胸片示肺纹理增重。

西医诊断：气管炎。

中医诊断：咳嗽病，肺脾气虚、痰饮内停证。

辨证分析：患者中老年女性，咳嗽日久不愈，属中医咳嗽病范畴，患者素体亏虚，乏力怕冷，肺脾气虚，遇冷则咳甚，咳白黏痰，量多，胸闷，感寒邪上袭于肺，肺失清肃，痰饮内停，病位在肺脾，病性本虚标实，治疗兼顾扶正与祛邪。

治法：培土温金，化饮止咳。

方药：加味苓桂术甘汤。

| | | | |
|---|---|---|---|
| 茯苓 15g | 桂枝 10g | 白术 10g | 生甘草 6g |
| 法半夏 10g | 橘红 10g | 党参 15g | 生黄芪 15g |
| 细辛 3g | 干姜 5g | 当归 15g | 白芍 15g |
| 桔梗 6g | 知母 10g | 百部 12g | 紫苏子 10g |
| 白芥子 5g | 射干 10g | | |

7 剂。

注意事项：防寒保暖，忌生冷油腻。

二诊：日期 2016 年 12 月 26 日。

患者咳嗽大减，咳白黏痰，量多，能咳出，口不干，入睡后咳甚。舌色淡红，舌苔白厚，脉沉细滑数。复查胸片未见明显异常。效不更方，前方再服 7 剂。

半月后随诊咳嗽已愈。

[按语]

首诊患者久咳不愈，四诊合参，辨证肺脾气虚，痰饮内停，王师予自拟加味苓桂术甘汤治以培土温金，化饮止咳。本方是苓桂术甘汤、二陈汤、四君子汤、小青龙汤的合方，其方中以茯苓为君，健脾并渗利水湿，为淡渗水饮之要品；桂枝辛温，能平冲降逆，化膀胱之气，温阳化气，为宣通水饮之妙药，疏泄小便以除痰饮之根，配合茯苓以健脾除湿，温化水饮；佐白术补益脾气，燥湿利水，且助茯苓运化水湿。甘草补土又能制水并调和诸药，且能润肺止咳，配合茯苓、白术兼能补脾，配合桂枝以甘温补阳。半夏，燥湿化痰，和胃降逆气；橘红行气化痰，兼理肺气。二陈汤治脾生痰之源。党参与黄芪伍用，出自《脾胃论》补中益气汤，二者均为补气要药，均有益气健脾之功，相伍为用，增强了补益脾肺之气的作用。用当归、白芍养血柔肝，息风止咳治咳逆上气。干姜、细辛，在《金匮要略·痰饮咳嗽病脉证并治第十二》小青龙汤、苓甘五味姜辛汤等方剂中同时运用。干姜辛热，既温肺散寒以化饮，又温运脾阳以祛湿。细辛辛散，温肺散寒化饮，助干姜散其凝聚之饮，二者温散并行，痰饮得消，共奏蠲饮止咳之功。桔梗宣肺祛痰，消积聚之痰涎，在此用之，意在促进已成之痰的排出。上药合用，共奏培土温金，化痰平喘之功。今培其土，土旺自能制水，又温其阳，化其气，气行又分其水，水分而势孤，便为土所制矣，水饮本为一家，同为寒邪，薄者为饮，稠厚者为痰，培土温金，温阳化饮，正所谓"病痰饮者，当以温药和之"。因痰黏稠加知母、百部、白芥子、射干、紫苏子清肺化痰止咳。

二诊药后患者咳嗽大减，舌脉同前，辨证准确，效不更方，继服前方 7 剂培土温金，化饮止咳。

此例患者咳嗽 2 月余，虽经中西药治疗但无显效，经人介绍来诊。胸片报告气管炎，临床症状比较典型，符合脾肺气虚、痰饮内停证，直予加味苓桂术甘汤服之，疗效显著。只要辨证准确，可大胆应用。

（王卫华）

### 医案 5

患者陈某，女，53 岁，汉族，已婚，农民。

初诊日期：2016 年 1 月 18 日。

主诉：咳嗽 1 个月。

现病史：患者 1 个月前感冒后咳嗽，病情时轻时重，未予治疗。刻下症见：咳嗽，咳黄白痰，量不多，不易咳出，夜间咳甚，无呼吸困难，口不干，纳可，牙周肿胀，胃脘胀满，二便调。

既往史：否认。

查体：胸廓两侧对称，无桶状胸，叩诊双肺清音。听诊双肺呼吸音清，未闻及明显干湿啰音。心率 76 次/分，各瓣膜听诊区未闻及病理性杂音。舌紫暗，有裂纹，苔白，脉沉细弦滑。

辅助检查：胸部 X 片示双肺未见异常，血常规检查正常。

西医诊断：支气管炎。

中医诊断：咳嗽，肺胃郁热、肺阴不足证。

辨证分析：患者感冒咳嗽 1 个月之久，外邪入里化热故而黄白痰，又见牙周肿胀，出现肺胃郁热，热邪久恋而伤阴液，故痰量少，不易咳出，夜咳甚，此舌脉之象均属肺胃郁热、肺阴不足之证。

治法：清肺泄热，养阴化痰。

方药：麻杏石甘汤加味。

炙麻黄 6g　　生石膏 20g<sup>先煎</sup>　　杏仁 10g　　　生甘草 6g

生地黄 15g　　桔梗 6g　　　　细辛 3g　　　　知母 10g

怀牛膝 10g　　焦槟榔 10g　　大腹皮 10g　　麦冬 10g

紫苏子 10g　　紫苏梗 10g　　牡丹皮 15g　　茯苓 15g

陈皮 10g　　　白芍 15g　　　当归 15g　　　肉桂 5g

7 剂。

注意事项：忌辛辣厚味、油腻煎炸之品。

二诊：2016 年 1 月 25 日。

咳嗽已好转，牙周肿胀已消，有时头痛，舌紫暗。苔白、裂纹，脉沉细弦滑。肺阴不足初步显现，处方改为一贯煎加减。

生地黄 15g　　知母 10g　　　怀牛膝 10g　　大腹子 10g

大腹皮 10g　　麦冬 10g　　　茯苓 15g　　　牡丹皮 15g

紫苏子 10g　　紫苏梗 10g　　陈皮 10g　　　白芍 15g

当归 15g　　　川芎 15g　　　沙参 40g　　　菊花 15g

枸杞子 15g

7 剂。

[按语]

首诊患者咳黄痰，牙周肿胀，脉弦滑，表现属肺胃热盛；痰黏不易咳出，舌有裂纹，说明阴津不足，既肺胃有热，又阴液已伤，治疗均要兼顾，既要清热、化痰，又要养阴，选用了麻杏石甘汤和玉女煎分别清肺胃之热。茯苓、陈皮健脾化痰，清痰之源；丹皮、白芍、麦冬、知母清热养阴润肺；而细辛、当归又通络化痰止咳；焦槟榔、大腹皮、紫苏子、紫苏梗、桔梗既降气化痰，又通疏三焦气机，用肉桂引火归原。此方王师既清肺胃之热，化痰止咳，又固护阴液，药物配伍恰到好处。

二诊患者咳嗽、牙周肿胀均已消除，观其舌脉，减去麻杏石甘汤，予一贯煎，重用沙参养阴化痰，又加入川芎、菊花、白芍养肝清热，以止头痛。用药之意在于热痰已除但阴伤尚在，故用清余热而养阴之药以善其后，圆满收功。

（赵海燕、何昌生）

### 医案 6

患者张某，男，73 岁，病历号：31192。

初诊日期：2012 年 2 月 10 日。

主诉：肺癌术后咳嗽 1 月余。

现病史：患者 1 个月前肺癌手术后出现咳嗽咳痰。刻下症见：咳嗽、咳白黏痰，量中，不易咳出，口干渴饮，纳一般，胸闷气短心慌，失眠。刻下截瘫，二便失禁。

查体：T 37℃，BP 110/70mmHg，双肺听诊闻及湿性啰音，心界不大，心率 74 次/分，律齐，各瓣膜听诊区未闻及病理性杂音，双下肢无水肿。舌暗有裂纹，苔黄腻，脉弦滑数。

辅助检查：胸片示肺部感染。

既往史：肺癌、骨转移放疗术后。

西医诊断：肺癌，伴骨转移，放疗术后。

中医诊断：咳嗽，痰热蕴肺证。

治法：以清热化痰为先。

方药：麻杏石甘汤加减。

| | | | |
|---|---|---|---|
| 炙麻黄 6g | 生石膏 20g<sup>先煎</sup> | 杏仁 10g | 甘草 10g |
| 葶苈子 15g | 清半夏 10g | 橘红 10g | 茯苓 15g |
| 远志 10g | 薏苡仁 20g | 瓜蒌 15g | 桔梗 6g |
| 白花蛇舌草 30g | 龙葵 15g | 麦冬 10g | 虎杖 15g |

7 剂。每日 1 剂，水煎，分早晚 2 次口服。

服药后咳嗽明显减轻，继续以上方为基础调治，出院 1 个月后电话随访病情稳定。

[按语]

此例咳嗽既有外感，也有内伤，表现为痰热蕴肺证，故以麻杏石甘汤主之。是方常用于肺热咳喘之病，加虎杖清热，化痰选择了二陈汤。白花蛇舌草、龙葵二味中药，清热解毒，散结消肿。药理研究提示具有抗肿瘤作用，因此在清肺化痰祛除外邪的同时，加上两味敌内生之毒邪，调治原发病。当然抗肿瘤中药有许多，如山豆根、藤梨根等，但是中医治疗肿瘤不是以山豆根、白花蛇舌草、藤梨根等为主，而是以扶正固本、平衡阴阳为重点，十分推崇邓铁涛老先生提倡的"脾旺不受邪"，认为脾与免疫功能关系极为密切，有直接关系。故在临床上开辟更开阔的思路，治疗效果更明显。

（何昌生）

### 医案7

患者李某，男，76岁，汉族，已婚，退休。

初诊日期：2016年5月23日。

主诉：咳嗽3天。

现病史：患者3天前外感后咳嗽，发热，本院门诊以"肺部感染"输液消炎治疗3天，未见明显好转。刻下见：咳嗽有痰，色白质黏，量不多，恶寒发热，鼻流清涕，喷嚏，咽痛，口干饮不多，纳可，便调，舌尖红，苔白腻，脉弦滑。

既往史：高血压病20年，冠心病10余年，未规律服药。已戒烟酒，否认家族遗传病史。

辅助检查：血常规正常，肺X片示肺纹理粗，全心扩大。

西医诊断：肺部感染。

中医诊断：咳嗽，邪热壅肺证。

辨证分析：患者不慎外感风寒，而入里化热，邪热壅肺出现诸症，外感风寒故鼻流清涕，喷嚏，恶寒；咽痛，发热，口干咳嗽，痰白质黏及舌脉均属邪已入里化热，邪热壅肺之证。

治法：清肺泄热。

方药：麻杏石甘汤加味。

生石膏20g<sup>先下</sup>  炙麻黄6g    杏仁10g    甘草6g

金银花15g    连翘10g    桔梗6g    羌活12g

辛夷10g    苍耳子10g    白芷15g    防风6g

陈皮6g    板蓝根15g

7剂。

注意事项：饮食清淡，忌食辛辣厚味。

二诊：2016年5月30日。

患者服药后发热已退，咳嗽明显减轻，现鼻涕转略黄，牙痛，舌淡红，苔白腻，脉弦滑。

上方去羌活，炙麻黄改为桑白皮10g，加黄芩15g，细辛3g，7剂，水煎服。

三诊：2016年6月6日。

患者咳嗽、牙痛已愈，以羚羊清肺丸服之，清其余邪。

[按语]

麻杏石甘汤是《伤寒论》中张仲景专为清肺热而设，治肺热，痰黏稠，伴高热口渴，汗出之症。患者外感风寒，入里化热，邪热壅郁于肺，此患者用麻杏石甘汤加味治疗，可谓切中病机。

麻黄具有强大的发散作用，入肺经，散肺中病邪又能平喘，但性温，在治肺热症时用量不宜太大，一定要配生石膏。生石膏乃辛寒之品，入肺经，寒能清热，所以生石膏是清肺热之佳品，且其性寒凉可以制约麻黄的温燥之性，且能佐制麻黄发散太过，其用量可达麻黄3倍以上。此病例在麻杏石甘汤的基础上对症加用清热解毒之金银花、连翘、板蓝根；疏散邪气的羌活、防风、细辛；引经药桔梗、白芷；燥湿化痰之陈皮；

通鼻窍之辛夷、苍耳子，共同宣泄壅肺之邪热。二诊患者发热已退，体温正常，故去宣透发散之羌活、麻黄；因涕黄、痰黏，加桑白皮、黄芩以清热泻肺化痰；又因牙痛，加细辛配石膏，散胃经之热。三诊咳嗽、牙痛已愈，以羚羊清肺丸服之，清其余邪，以善其后。

（赵海燕、何昌生）

### 医案 8

患者王某，女，53 岁，汉族，已婚，干部。

初诊日期：2016 年 2 月 21 日。

主诉：咳嗽 3 年余。

现病史：患者 3 年前感冒后出现咳嗽反复发作，迁延不愈，无寒热，咳黄黏痰，量多，不易咳出，上午咳甚，口干，饮水不多，嗳气，纳可，便调，眠安。

既往史：有糖尿病 2 年，饮食加运动控制，未服用降糖药，自诉控制可；否认其他病史。

查体：听诊双肺未闻及干湿啰音。舌裂，舌色暗红，舌苔黄腻，脉弦细滑。

辅助检查：胸片未见异常。

西医诊断：慢性支气管炎，糖尿病。

中医诊断：咳嗽，痰热蕴肺证。

辨证分析：本例患者起病时有受凉史，风寒之邪侵袭肺卫，迁延失治，郁久而化热，热伤肺津，炼液成痰，痰与热结，壅阻于肺，发为咳嗽。痰热内盛则见痰黄而稠，舌苔黄腻而饮水不多。肺热耗津故见口干，纵观舌脉症，辨证为痰热蕴肺。

治法：清热化痰。

方药：

炙麻黄 6g　　黄芩 15g　　苦杏仁 10g　　生甘草 6g

生薏苡仁 15g　芦根 30g　　合欢皮 20g　　天竺黄 10g

清半夏 10g　　瓜蒌 20g　　川黄连 10g　　桔梗 6g

麦冬 10g　　　沙参 30g

7 剂。

注意事项：避风寒，禁辛辣炙煿。

二诊：2016 年 2 月 28 日。

患者咳嗽大减，少量咳痰，口干饮不多，纳可，嗳气，便调，寐安。听诊双肺未闻及干湿啰音。舌裂，舌色暗红，舌苔薄黄，中间苔少，脉弦细。患者咳嗽、咳痰大减，痰热之象明显减轻，仍口干，舌暗红，中间苔少，脉弦细，证属痰热蕴肺，伤及气阴，乃以清热化痰、益气养阴为法。

川黄连 10g　　沙参 30g　　麦冬 10g　　芦根 30g

太子参 15g　　桔梗 6g　　　黄芩 15g　　杏仁 10g

合欢皮 20g　　生甘草 6g

7 剂。

三诊：2016 年 3 月 6 日。

已基本不咳，咳少量白黏痰，舌暗红苔薄白，脉弦细，前方去黄连、合欢皮，加紫菀 10g，款冬花 10g，以善其后。

**[按语]**

首诊患者咳嗽辨证为痰热蕴肺，治以清热化痰，宣肺止咳。方中黄芩清泻肺中实火，为君药；麻黄、杏仁宣肺止咳，为臣；佐以瓜蒌、半夏、黄连小陷胸汤之意，合天竺黄清热化痰；诸药合用，共奏清热化痰之功。本例患者咳嗽日久，口干饮不多，结合舌暗红，裂纹，为耗伤阴津之象，故酌加沙参、麦冬养阴润肺。

二诊经治疗患者咳嗽咳痰大减，痰热之邪渐去，结合舌脉症，辨证为痰热蕴肺，伤及气阴，故调整治疗方案以清热化痰为主，兼以益气养阴。方中太子参、沙参、麦冬益气养阴，润肺化痰；黄芩、桔梗、黄连、合欢皮等清肺止咳祛痰。

王师体悟，辨治咳嗽，当首辨外感、内伤，寒热虚实。一定要掌握问诊要点：是否寒热，是否有汗，痰量多少，痰的颜色，痰质如何，是否能够顺利咳出，口干渴饮与否，白痰、黄痰同时存在时各占多少比例，一天当中何时咳嗽较重。这些都是必问之内容，对辨证论治至关重要，医家不可不问，不可不知。

（付晓双、何昌生）

### 医案 9

患者李某，男，59 岁，汉族，已婚，工人。

初诊日期：2016 年 10 月 10 日。

主诉：季节性咳嗽 13 年，加重 1 周。

现病史：患者 13 年前起每年入秋 10 月份左右无明显诱因开始咳嗽，过季节则症状消失，一如常人，曾经中西药治疗。1 周前症状加重，刻下症见：干咳无痰，夜间明显，睡眠尚安，咽干，鼻腔干燥，口干不明显，口腔溃疡，纳可，二便调。

既往史：2016 年 5 月 24 日在北京某三甲医院确诊冠心病，慢性浅表性胃炎。2016 年 6 月 21 日北京某三甲医院以腰椎骨关节病，颈椎病，前列腺增生收住院治疗，具体用药不详。

查体：口腔咽腭弓有高粱粒大小溃疡，扁桃体不大。胸廓两侧对称，无桶状胸。叩诊双肺清音，双肺呼吸音粗，未闻及明显干湿啰音。心率 82 次/分，各瓣膜听诊区未闻及病理性杂音。舌淡红，舌下络脉郁滞，苔白腻，脉沉细弦滑。

辅助检查：胸 X 片未见明显异常。血常规检查正常。肺功能检查：呼气中期流速降低，提示小气道功能障碍，弥散功能正常。过敏原检测正常。24 小时动态心电图：窦性心律，偶发室上性期前收缩。血生化检查正常。甲状腺功能检查正常。

西医诊断：①咳嗽待查；②慢性咽炎；③口腔溃疡；④冠心病。

中医诊断：咳嗽，温燥伤肺证。

辨证分析：每年十月正是深秋之时，然秋季对应人体的脏腑为肺脏，肺属上焦，为五脏之华盖，其上连气道喉咙，开窍于鼻，外合皮毛，直接接触自然之气，而肺脏本身，主气，司呼吸，朝百脉，主宣发，主肃降，二者协调，肺气出入通畅，呼吸均匀。又肺为娇脏，不耐寒热。秋禀燥金之气，秋燥犯肺则肺宣肃失常，气机上逆而出现咳嗽。

治法：轻宣燥热，润肺止咳。

方药：桑杏汤加减。

| | | | |
|---|---|---|---|
| 桑白皮 10g | 沙参 30g | 麦冬 10g | 枳壳 12g |
| 炙枇杷叶 15g | 杏仁 10g | 白前 12g | 前胡 12g |
| 太子参 30g | 蝉蜕 6g | 黄连 6g | 淡竹叶 15g |
| 射干 10g | 茵陈 20g | 川贝母 6g | 当归 15g |
| 白芍 15g | | | |

7 剂。

注意事项：饮食宜清淡，忌食辛辣厚味油腻。避免接触粉尘，避免细小颗粒物的吸入。

二诊：2016 年 10 月 17 日。

经治疗患者右侧咽腭弓溃疡已愈，晚上阵咳，咳少量白黏痰，不易咳出，舌淡红，苔白腻，脉沉弦滑。

方药：过敏煎合定喘汤加减。

| | | | |
|---|---|---|---|
| 柴胡 10g | 黄芩 10g | 防风 10g | 乌梅 10g |
| 赤芍 15g | 白芍 15g | 甘草 5g | 炙麻黄 6g |
| 杏仁 10g | 石韦 15g | 白果 10g | 当归 15g |
| 苏子 10g | | | |

7 剂。

三诊：2016 年 10 月 24 日。

患者晚上阵咳略减，仍咳少量白黏痰，不易咳出，舌淡红，苔白腻，脉沉弦滑。

进一步分析此病例，每次发作皆为每年的 10 月左右，寒露、霜降两个节气之后即为立冬，此时虽肺脏当令，然亦是肺肾交接之前奏，寒气渐重，此时咳嗽发作，说明感受寒邪是诱因。患者有冠心病及慢性浅表性胃炎病史，其脾胃，心肺功能都已受损，故脾肺之气不足是本病之病理基础，脾-肺为母病及子，脾-心为子病及母。脾气不足，健运失司，则湿滞而为痰为饮。而痰饮随气升降，无处不到，上凌心肺，则致心悸，短气而咳；舌苔白腻，脉沉弦，皆为痰饮内停之证。故治法改为培土温金，化痰止咳，方选加味苓桂术甘汤。生黄芪 15g，白术 10g，党参 15g，茯苓 15g，甘草 6g，清半夏 10g，橘红 10g，桂枝 10g，干姜 6g，细辛 3g，当归 15g，白芍 15g，桔梗 6g，百部 12g，7 剂。

四诊：2016 年 10 月 31 日。

患者咳嗽大减，咳少量白黏痰，易咳出，乏力好转，咽干痛，舌淡红，苔白，脉沉弦滑。

效不更方，上方加金银花 15g，锦灯笼 10g，7 剂。

五诊：2016 年 11 月 7 日。

患者咳嗽已愈，偶有少量白黏痰，易咳出，咽中不利，舌淡红，苔白，脉沉弦滑。

上方加紫苏子 10g，射干 10g。7 剂。

六诊：2016 年 11 月 14 日。

患者咳嗽，咳痰已消失，舌淡红，苔白，脉沉弦滑。上方继续服用 7 剂，巩固疗效。

[按语]

首诊其发病季节为秋季，易感温燥之气，伤于肺卫，燥气伤肺，耗津灼液，肺失清肃，故干咳，无痰。此乃温燥为患，肺津已伤，当以清宣燥热，润肺止咳。选方桑杏汤加减。

二诊治以清宣燥热，润肺止咳的桑杏汤加减治疗，效果不佳。肺属上焦，为五脏之华盖，肺为娇脏，不耐寒热，而风邪是本病发生发展的主要因素。风邪犯肺则肺宣肃失常，气机上逆而出现咳嗽，晚上阵咳，咳少量白黏痰，不易咳出。故以风邪论治，辨证以风邪犯肺，治疗以过敏煎合定喘汤加减。

三诊，咳嗽无进退，进一步分析，每次发作皆为每年的10月左右，寒露、霜降两个节气之后即为立冬，此时虽肺脏当令，亦是肺肾交接之前奏，此时寒气渐重。且患者有冠心病及慢性浅表性胃炎病史，其脾胃、心肺功能已经受损，故脾肺之气不足是本病之病理基础，脾－肺为母病及子，脾－心为子病及母。而患者出现咳嗽之症，系为脾气不足，健运失司，则湿滞而为痰为饮，上凌心肺，则致心悸，短气而咳，舌苔白腻，脉沉细，皆为脾肺气虚、痰饮内停之证，故以补肺健脾、温化痰饮为法。

四诊咳嗽大减，说明辨证准确，法因证立，方药得当。

五诊效不更方，其咽干痛加金银花、锦灯笼清热利咽。方中立茯苓为君药，有益脾助阳、淡渗利窍、除湿化痰、降浊生新之功。其淡渗利湿与甘温化阳之力，能把胃脘部的痰饮水邪化为温暖水液，在脾气升清，肺气肃降，三焦气化等作用下，下输膀胱，经膀胱气化，将胞中陈旧积垢和湿热从小便出。方中立桂枝为臣药。因桂枝的甘温化阳之力，能升能降、能阴能阳的双向作用，及温阳化气，温通血脉，调和气血等功效，在方中起主导作用。白术为方中臣药，其苦能燥湿，甘温能温补脾胃，又能温通中州血脉，运化痰饮水湿。甘草在方中为使药，以其甘缓之力制茯苓淡渗不过，以其清泻之力缓桂枝的辛温之热，以升浮施降之功缓解白术的壅滞之性。四味药配伍，温阳化饮，健脾利湿。仍咽中不利，加射干、苏子降气利咽。

六诊病入坦途，效不更方，巩固疗效。

分析此例患者首诊干咳无痰，且在每年 10 月份发作，故诊为肺燥津伤，处以桑杏汤加减，效不显著。二诊考虑久病咳嗽按喘治，给予过敏煎加定喘汤，仍未显效。三诊病人诉咳少量白黏痰，辨证脾肺气虚、痰饮内停，予加味苓桂术甘汤而获显效。此案值得认真思考。

（赵海燕、何昌生）

## 二、临证备要

### 1. 病因病机

《素问·咳论》曰："五脏六腑皆令人咳，非独肺也。"王师认为五脏六腑疾病皆可引发咳嗽的症状，但其病机必为气虚膹郁于肺。因为肺有主表、主卫外的功能，皮肤、汗腺、毫毛等组织器官是一身之表，为抵御外邪侵袭的屏障，需依赖卫气和津液的温养和润泽，任何一脏、任何一病形成气虚，久则伤肺，以致卫外功能不固，必然导致肺脏患病咳嗽。王师诊治咳嗽的辨证思路宗明代张景岳的思想，以表里为纲，一为外感，二为内伤。但二者之间有时又难以完全分开，外伤咳嗽亦可迁延成慢性咳嗽。慢性咳嗽表证已不明显，即使有表证亦属余邪未清；而里证也分虚实，虚者内伤，实者寒、热、风、痰、瘀均可存在。王师认为辨证时要注意咳嗽的声音、发作时间，痰的有无、多少及颜色。咳声高扬者属实，咳声低弱者属虚；咳声表浅者病位多浅，咳声深沉者病位多深。白天咳多者病位多较浅，夜间咳多者病位多较深。咳嗽痰少或干咳无痰者，多属燥热、阴虚；痰多者常属痰湿、痰热；痰白而稀薄者属风、属寒；痰白而稠厚者属湿；痰黄而黏稠者属热；痰中带血多属热伤肺络或阴虚肺燥。治疗咳嗽时，病位在上者，宜以辛味之药发散之，病位在中下者，宜宣透、化痰理气。而正气不足宣发无力，久咳不愈，此为虚实夹杂，治疗时要注意消补结合。

2. 辨证论治

王师常说："肺如钟，有邪气撞击则鸣。"故治疗咳嗽时应以宣通为第一要义。虽然咳嗽有外感、内伤两类，但总属痰邪阻肺，肺气不得宣通，肃降无权，上逆为咳。肺气宣则病邪外达，肺气畅则肃降有权。肺为脏腑之华盖，位高居于膈上，故用药宜轻扬，即所谓"治上焦如羽，非轻不举"。

（1）外感咳嗽

1）风寒袭肺：咳嗽，咽痒，咳痰稀薄色白，常伴流清涕、鼻塞、声重，舌淡苔白，脉浮。治以疏风散寒，宣肺止咳，常用三拗汤、止嗽散加减，同时配伍选用枇杷叶、苏叶、前胡、厚朴、半夏、桑白皮等。

2）风热犯肺：咳嗽，痰稠或黄稠，咳痰不爽，口干，咽痛，身热，舌红苔黄，脉浮数。治以疏风清热，宣肺止咳，常用桑菊饮和银翘散加减，同时可配伍选用黄芩、知母、沙参、前胡等。

3）燥邪伤肺：咳嗽，痰少黏稠难出，痰中带血丝或干咳无痰，咳甚胸痛，鼻燥咽干或咽喉痒痛，舌红苔少或者无苔，脉浮细。治以疏风清肺，润燥止咳，常用桑杏汤加蝉衣、僵蚕加减，同时可配伍选用麦冬、枳壳、知母、紫菀、款冬花等。

（2）内伤咳嗽

1）痰湿蕴肺：咳嗽反复发作，咳声重浊，咳嗽痰多色白而黏，胸脘作闷，食少体倦，舌淡苔白腻，脉滑。治以健脾燥湿，化痰止咳，常用二陈汤和三子养亲汤加减或（和）平胃散加减，同时可配伍选用旋覆花、细辛、干姜等。

2）痰热郁肺：咳嗽，痰色黄稠，咳吐不爽，甚或痰中带血，胸胁胀满，咳时引痛，口干，口苦，咽痛，身热，舌红苔黄，脉滑数。治以清热化痰肃肺，常用麻杏石甘汤和清金化痰汤加减，同时可配伍用白花蛇舌草、鱼腥草、薏苡仁、金荞麦、葶苈子等。

3）肺脾两虚：咳嗽迁延日久，痰多清稀，神疲，气短，乏力，畏风，自汗，纳少，舌淡苔白，脉弱。治以健脾补肺益气，化痰宁嗽，常用黄芪加六君子汤合苓桂术甘汤加减。兼肾阳虚者，加淫羊藿、补骨脂。

在临证时辨证论治，随症加减，灵活运用。咳嗽痰多而喘者，多加紫苏子、葶苈子、旋覆花；兼有便秘者，瓜蒌、莱菔子为首选；夜间咳甚，为肝血不足、风邪犯肺，加当归、白芍以养血柔肝止咳；咳嗽遇风或闻异味加重者，加防风、乌梅。若患者咳嗽伴有咽痒、刺激性干咳，尤其伴有支气管痉挛，出现咳嗽、气喘、咽痒、音哑、胸闷时，经常用到麻旋二虫饮（麻黄、旋覆花、全蝎、僵蚕）。其中麻黄辛散苦泄，温通宣畅；旋覆花辛开苦降，降气化痰而平咳喘，消痞行水而除痞满；蝉蜕甘寒清热、质轻上浮，长于疏散肺经风热以宣肺利咽、开音疗哑；僵蚕祛风化痰，缓解支气管痉挛。若咳嗽迁延日久，演变成慢性咳嗽，王师认为此时患者常脾肺肝肾俱虚，单纯选用一法一方难以奏效，需组合选药，重拳出击，方可奏效，常同时选用四君子汤、二陈汤、苓桂术甘汤或苓甘五味姜辛汤、二仙汤等。

此外，王师非常重视脾胃与咳嗽的关系。中焦的寒热虚实变化与咳嗽息息相关。痰的生成与脾密切相关。脾失健运，痰浊内生，上干于肺，发为咳嗽。故有"脾为生痰之源，肺为储痰之器"之说。临床中内伤咳嗽中的"痰湿蕴肺证"是最为多见的基础证候，而又多演变，若遇急性发作，则可痰湿化热，成为"痰热蕴肺证"。一些年老体弱慢性咳嗽的患者，肺脾两伤，又可痰从寒化，甚则发展至"寒饮伏肺"或"肺气虚寒"的咳喘。治疗一般常以二陈汤为基础方辨证加味，痰湿重者用二陈汤和三子养亲汤加减；或二陈汤和平胃散加减；痰湿化热，痰热蕴肺，用麻杏石甘汤和清金化痰汤加减；痰从寒化，用二陈和苓桂术甘汤；久病脾虚，用六君子汤加黄芪健脾补气，培土生金，以绝生痰之源。

（贾晨光）

## 第八节　慢性喘咳病

喘证，是以呼吸困难、喘息气促，甚至张口抬肩，鼻翼扇动，不能平卧为主要表现的病证。王师在长期的临床工作中发现，喘证是多种疾病的一个共同的信号，与慢性阻塞性肺疾病、肺源性心脏病等关系密切。临诊时中医辨证属脾肺气虚、寒饮内停者不少，立法以培土温金，化饮平喘，选方加味苓桂术甘汤疗效确切，现梳理如下：

### 一、典型医案

**医案 1**

患者刘某，女，62 岁，汉族，已婚，农民。

初诊日期：2016 年 6 月 7 日。

主诉：慢性咳喘 10 余年，加重 2 个月。

现病史：患者有慢性支气管炎病史 10 余年，2 个月前无明显诱因咳喘较前加重，咳白痰，量中等，质清稀，能咳出，自觉身热，体温正常，无汗，怕冷怕热，乏力，口干口苦，不欲饮水，纳少，胸闷，胃胀，嗳气反酸，二便调，眠安。

既往史：有糖尿病、糖尿病肾病、高血压、脑梗死、反流性食管炎、焦虑状态等病，否认其他病史。

查体：心率 82 次/分，律齐，双肺呼吸音粗，腹软，无压痛，双下肢不肿。舌尖红，舌苔白腻。脉弦细滑。

辅助检查：胸片示慢性支气管炎性改变，主动脉硬化。

西医诊断：慢性支气管炎，糖尿病，糖尿病肾病。

中医诊断：喘病，肺脾气虚、寒饮内停证。

辨证分析：脾为生痰之源，肺为储痰之器，脾虚失运，则湿聚成痰，肺气虚损，宣降失职，气逆于上，故患者长期咳喘，咳稀白痰，又脾气虚，运化失职，则食欲不振而食少，胃胀；气虚则机体推动温煦功能减退，故乏力怕冷；苔白腻，脉弦细滑为肺脾气虚，寒饮内停之象。

治法：补益脾肺，温化痰饮。

方药：加味苓桂术甘汤。

| | | | |
|---|---|---|---|
| 茯苓 15g | 桂枝 10g | 白术 10g | 法半夏 10g |
| 生甘草 6g | 党参 15g | 当归 15g | 知母 10g |
| 白芍 15g | 黄芪 15g | 桔梗 6g | 橘红 10g |
| 干姜 6g | 旋覆花 10g | 黄芩 15g | 瓜蒌 15g |
| 焦槟榔 10g | 大腹皮 10g | | |

5 剂，水煎服。

注意事项：注意休息，避免劳累，调畅情志，饮食清淡。

二诊：2016 年 6 月 14 日。

患者咳喘大减，仍胃脘灼热泛酸，无寒热，无汗，纳可，二便调，寐安。查体：双肺呼吸音粗。舌色淡红，舌苔白略腻，脉弦细滑。

予苓桂术甘汤益气健脾，温阳化饮，药后肺脾之气得复，消除生痰之源，故咳喘大减；但患者病久咳喘，仍苔白略腻，脉弦细滑，为肺脾气虚，寒饮内停未完全改善之象。存在嗳气泛酸症状，加海螵蛸收敛制酸。

上方加海螵蛸 20g，7 剂。加减调治 1 个月，咳喘基本消失。

[按语]

本例患者慢性咳喘十余年，首诊辨证为肺脾气虚，寒饮内停。治宜培土温金，化饮平喘。方选加味苓桂术甘汤。

加味苓桂术甘汤为苓桂术甘汤加细辛、干姜、半夏、党参、黄芪、当归、白芍、桔梗而成。仲景云："病痰饮者，当以温药和之。"故治当温阳化饮，健脾补肺。苓桂术甘汤重用甘淡之茯苓为君，健脾利水，渗湿化饮，既能消除已聚之痰饮，又善平饮邪之上逆。桂枝为臣，功能温阳化气，平冲降逆。茯苓、桂枝相合为温阳化气、利水平冲之常用组合。白术为佐，功能健脾燥湿，茯苓、白术相须，为健脾祛湿的常用组合，在此体现了治生痰之源以治本之意。炙甘草一可合桂枝以辛甘化阳，以襄助温补中阳之力；二可合白术益气健脾，崇土以利制水；三可调和诸药，功兼佐使之用。本方在苓桂术甘汤基础上加细辛、干姜加强温阳化饮之效，加党参、黄芪益气健脾，加当归、白芍、桔梗等养阴润肺止咳，适用于湿痰寒痰所致咳喘。而方中党参与黄芪、细辛与干姜同用，乃相须为用之理。

本病例抓住咳喘病程较长，咳清稀白痰，纳少，乏力，苔白腻，脉弦滑等症状，判定为脾肺气虚，寒饮内停。

（赵海燕、何昌生）

医案 2

患者郑某，女，61 岁，汉族，已婚，农民。

初诊日期：2016 年 11 月 7 日。

主诉：咳嗽 4 年，加重伴气喘半年余。

现病史：患者有每年入冬即咳嗽史 4 年。半年前无明显诱因即咳嗽气喘。患者发病以来间断服用中西药物，用药不详，均未见明显效果。刻下症见：咳嗽气喘，咳白黏痰，量多，口不干，无寒热，乏力，失眠，腿酸，胃脘胀满，纳可，二便调。

既往史：无其他慢性病史。

查体：望诊：胸廓两侧对称，无桶状胸。叩诊：双肺清音。听诊：双肺未闻及明显干湿啰音。心率66次/分，各瓣膜听诊区未闻及病理性杂音。舌淡红，苔薄白，脉沉细弦滑。

辅助检查：胸片示双肺纹理重，主动脉硬化症，部分椎体楔形变。血常规正常。

西医诊断：慢性喘息性支气管炎。

中医诊断：喘证，脾肺气虚、寒饮内停证。

辨证分析：患者咳嗽气喘病程较长，脾不伤不久咳，肾不伤不喘，脾为生痰之源，脾阳不足，健运失职，则湿滞而为痰为饮。故出现咳白黏痰，量多。脾虚失运，脾胃不和，出现胃脘胀满。脾胃为气血生化之源，脾主四肢，脾虚生化无权，故出现四肢乏力，腿酸。气血不足，血不养神，故出现失眠。舌淡红，苔薄白，脉沉细弦滑，皆为脾肺气虚、痰饮内停之征。

治法：补益脾肺，温阳化饮。

方药：加味苓桂术甘汤。

| | | | |
|---|---|---|---|
| 生黄芪15g | 党参15g | 茯苓15g | 白术10g |
| 清半夏10g | 桂枝10g | 橘红10g | 细辛3g |
| 生甘草6g | 干姜6g | 当归15g | 白芍15g |
| 炒枣仁30g | 桔梗6g | 百部12g | 远志12g |
| 香附10g | 焦槟榔10g | 大腹皮10g | 紫苏子10g |
| 紫苏梗10g | | | |

7剂。

注意事项：①饮食宜清淡，忌食辛辣厚味油腻。②避免接触粉尘，避免细小颗粒物的吸入。③起居饮食规律。

二诊：2016年11月14日。

经过治疗喘咳明显好转，胃胀消失，睡眠正常，有时晨起咳少量白黏痰，纳食增加，舌尖微红，苔薄白根腻，脉沉细弦滑。上方继续服用 7 剂。

后以上方为基础方调治月余，喘咳平息。

**[ 按语 ]**

《景岳全书》认为："咳嗽虽多，无非肺病。"《医学三字经·咳嗽》亦言："咳嗽不止于肺，而亦不离于肺也。"而《素问·咳论》谓："五脏六腑皆令人咳，非独肺也。"说明咳嗽虽然与肺的关系密切，但与其他脏腑也有密切关系。王师在临床中非常重视脾、胃、肾与咳嗽的关系。一些年老体弱的慢性咳喘难治患者，多有脾肺气虚，寒饮内停之证，而苓桂术甘汤具有温阳化饮、健脾利湿之功效，主治中阳不足之痰饮，胸胁支满，目眩心悸，短气而咳，舌苔白滑，脉弦滑或沉紧。在处方中，可以看出苓桂术甘汤、二陈汤、六君子汤、苓甘五味姜辛汤的影子，然均离不开健脾。其中阳气不足之痰饮是最主要病机，王师抓住这一关键，运用苓桂术甘汤为主方，一诊奏效，效不更方，继依前法巩固治疗。

（赵海燕、何昌生）

**医案 3**

患者伍某，男，64 岁，已婚，退休干部。

初诊日期：2014 年 11 月 5 日。

主诉：喘咳反复发作三十余年，加重 2 个月。

现病史：患者三十余年前受凉后出现咳嗽咳痰喘息反复发作，曾多次住院治疗，近 2 个月余无明显诱因加重。北京某三甲医院肺功能检查显示：$FEV_1$（一秒钟用力呼气容积）53%，$FEV_1/FVC$（一秒率）50%，RV（残气容积）/TLC（肺总量）164%。间断服用中、西药物（药名不详）。每因受凉或秋冬换季时加重。刻下症见：喘息气短，活动后加重，夜间难以平卧，咳嗽、痰多而稀白，不易咳出，胸脘痞闷，食纳不香，小便清长，大便偏稀，眠差。舌淡，苔白，脉弦滑。

既往有吸烟史四十余年，平均 20 只/天，已戒烟 3 年。

辅助检查：胸部 X 片示慢性支气管炎、肺气肿。血常规正常。

西医诊断：慢性阻塞性肺疾病。

中医诊断：喘证，脾肺气虚、痰饮内停证。

治法：培土温金，化痰平喘。

方药：加味苓桂术甘汤。

| | | | |
|---|---|---|---|
| 茯苓 10g | 桂枝 10g | 白术 10g | 法半夏 10g |
| 炙甘草 6g | 党参 10g | 当归 10g | 百部 10g |
| 白芍 15g | 黄芪 10g | 桔梗 10g | 干姜 10g |
| 细辛 10g | 橘红 10g | | |

服药 7 剂，症状基本控制，精神转佳，后继续以本方为基础加减调服，巩固疗效。

[按语]

王师认为肺病日久，耗气伤阳，脾阳亦损，健运失职，则湿滞而为痰为饮，阻滞中焦，清阳不升，浊阴不降，小便清长，大便黏腻不畅；脾主四肢，四肢倦怠乏力。而痰饮随气升降，无处不到，停于胸胁，则见胸胁支满；上凌心肺，则致咳喘，短气，咳嗽痰多，结合舌脉，辨证为脾肺气虚，痰饮内停。《素问·逆调论》曰："不得卧，卧则喘者，是水气之客也。"《灵枢·经脉》又说："（肺手太阴之脉）是动则病肺胀满，膨膨而喘咳"；"肾足少阴之脉……是动则病饥不欲食……咳唾则有血，喝喝而喘"。治之之法，《金匮要略》曰："病痰饮者，当以温药和之"，喻嘉言注云："呼气短，宜用苓桂术甘汤，以化太阳（膈上）之气"。

故在临证时习用加味苓桂术甘汤。苓桂术甘汤温药和痰饮，四君子汤、二陈汤针对脾为生痰之源。是方以茯苓为君，健脾并渗利水湿，为淡渗水饮之要品；桂枝辛温，能平冲降逆，化膀胱之气，温阳化气，为宣通水饮之妙药，疏泄小便以除痰饮之根，配合茯苓以健脾除湿，温化水饮；化者从皮肤而运行于外，除者从内行以消灭于中。佐白术补益脾气，且助茯苓运化水湿，李东垣认为白术能"利腰脐间血"，而围腰一周的是带脉，即利带脉，可温阳健脾祛湿。甘草补土又能制水并调和诸药，配合茯苓、白术兼能补脾，配合桂枝以甘温补阳。《王绵之方剂学讲稿》云：饮是由于阳虚，其本在脾，其根在肾，故"短气有微饮，当从小便去之，苓桂术甘汤主之"。

明代张景岳《景岳全书·喘促》说："虚喘者无邪，元气虚也。"平素我们多用党参，如用人参疗效更佳，因为人参性味甘温平，有大补元气、补益五脏、固脱生津、开心益智安神之功。《药品化义》说："人参属纯阳，体微润，气香而清韵，味甘性大温，性与气味俱厚，入脾胃肺三经。"其药力以野参最强，红参、生晒参次之。半夏燥湿化痰，和胃降逆气；陈皮行气化痰，兼理肺气。黄芪味甘气微温，气薄而味浓，可升可降，阳中之阳也，专补气。夫黄芪乃补气之圣药，伍当归，自能助之以生血也，血得气而速生。当归，《本草正》谓："其味甘而重，故专能补血，其气轻而辛，故又能行血，补中有动，行中有补，诚血中之气药，亦血中之圣药也。大约佐之以补则补，故能养营养血，补气生精，安五脏，强形体，益神志，凡有形虚损之病，无所不宜"；王海藏言："当归血药，如何治胸中咳逆上气，按当归其味辛散，乃血中气药也，况咳逆上气，有阴虚阳无所附者，故用血药补阴，则血和而气降矣"。白芍，苦酸微寒，功可养血敛阴收汗，柔肝缓中止痛，平抑肝阳，利小便。王好古言其"理中气，治脾虚中满，心下痞，胁下痛，善噫，肺急胀逆喘咳"，以之为佐，监制诸药。百部，吴仪洛《本草从新》云其"甘苦微温，能润肺，温肺，治寒嗽、暴嗽、久嗽"，用之意在润肺止咳。桔梗，味辛苦，性微温，入肺经，能祛痰止咳，宣肺利咽。细辛，功在散寒，行水，温肺化饮，通窍。《本经》云其"主咳逆，利九窍"；《药性论》云其"治咳逆上气，开胸中滞，除齿痛"；《别录》云其"温中下气，破痰，利水道，开胸中，通精气"。干姜，性味辛热，入脾胃肾心肺经，具有温中散寒、回阳通脉、燥湿消痰的功效。上药合用，共奏培土温金、化痰平喘之功。今培其土，土旺自能制水，又化其气，气行又分其水，水分而势孤，便为土所制矣，故而可收全功。

（何昌生）

### 医案 4

患者崔某，男，71 岁，已婚，农民。

初诊日期：2011 年 12 月 10 日。

主诉：喘咳反复发作四十余年，加重 1 周。

现病史：患者四十余年前无明显诱因出现喘咳不适，在多家医院诊治，1 周前症状加重。今来诊，刻下症见：气喘，咳嗽，咳白黏痰，量中，不易咳出，咳则胁痛，无寒热，无汗出，平素无怯冷怯热，口干渴饮，纳可，二便调，眠安。舌淡暗，有裂纹少苔根黄腻，脉左沉细，右浮弦滑。

西医诊断：慢性阻塞性肺疾病。

中医诊断：喘证，痰饮犯肺、化热伤阴证。

治法：清肺养阴化痰，温阳化饮平喘。

方药：大青龙汤合苓桂术甘汤加减。

| | | | |
|---|---|---|---|
| 炙麻黄 6g | 桂枝 6g | 生石膏 20g<sup>先下</sup> | 杏仁 10g |
| 炙甘草 10g | 干姜 6g | 细辛 3g | 枳壳 12g |
| 射干 10g | 桔梗 6g | 当归 15g | 沙参 20g |
| 麦冬 10g | 百部 15g | 茯苓 10g | 白术 10g |

7 剂。每日 1 剂，水煎，早、晚 2 次口服。

二诊：2011 年 12 月 18 日。

药后患者喘咳大减，后去麻黄、石膏，加党参 15g，生黄芪 15g，加减调治，喘咳暂平。

[按语]

喘证治宜兼顾扶正与祛邪。选方自拟加味苓桂术甘汤，大青龙汤清肺热，化黏痰。沙参、麦冬养阴止咳；细辛、干姜温阳化饮平喘；茯苓、白术健运中州；枳壳理肺气；射干、百部、桔梗化痰止咳定喘。全方清肺养阴化痰，温阳化饮平喘。

（何昌生）

**医案 5**

患者张某，女，78 岁，汉族，已婚，农民。

初诊日期：2016 年 6 月 2 日。

主诉：咳嗽气喘 8 个月。

现病史：患者 8 个月前受凉后咳嗽气喘，就诊于门诊，以慢性支气管炎、肺气肿输液消炎治疗，具体用药不详。刻下症见：喘咳无痰，面色萎黄，无寒热，有汗，口干饮不多，胁胃胀痛，纳可，眠安，小便正常，大便成形，日 2~3 次。

既往史：有慢性支气管炎。

查体：望诊胸廓两侧对称，桶状胸，呼吸困难。叩诊双肺清音，听诊双肺呼吸音粗。心率 81 次/分，各瓣膜听诊区未闻及病理性杂音。舌红，苔薄白根腻，舌下络脉瘀血，脉沉细数。

辅助检查：胸 X 片示双肺纹理粗乱。血常规正常。

西医诊断：慢性（喘息性）支气管炎缓解期。

中医诊断：喘证，肺气阴两虚、肝胃气滞证。

辨证分析：患者年事已高，久病体瘦，久咳伤气，肺气不足，则气促而喘；气阴不足，不能上荣于面，故面色萎黄，脉沉细数。肺气不足，不能制肝，肝木犯胃，胁胃胀痛；脾失健运而出现大便日 2~3 次；气虚则卫表不固而有汗；喘咳日久伤阴，故口干饮不多，舌质红而苔薄白；气虚血瘀，故舌下瘀血。

治法：疏肝理气，益气养阴，止咳平喘。

方药：四逆散合生脉饮加减。

柴胡 12g　　香附 10g　紫苏子 10g　紫苏梗 10g

枳壳 10g　　枳实 10g　大腹皮 10g　焦槟榔 10g

沙参 30g　　当归 15g　生地黄 15g　五味子 6g

太子参 15g　麦冬 10g

7 剂，水煎服。

注意事项：预防感冒。饮食清淡，忌辛辣荤腥。避免粉尘及有害气体。坚持锻炼，腹式呼吸，选择适当的呼吸吐纳等保健操。

二诊：2016 年 6 月 9 日。

经治疗患者气喘改善不明显，动则气喘，胁胃胀痛减轻，咳少量白黏痰，不易咳出，舌暗红，苔薄白腻，脉沉细数。在前方基础上增加宣肺平喘之品。

上方加炙麻黄 6g，白果 10g，桑白皮 10g，苦杏仁 10g，甘草 6g，紫菀 12g，款冬花 12g，7 剂。

三诊：2016 年 6 月 16 日。

患者气喘大减，动则喘，仍胁胃胀痛，咳白黏痰，量中等，能咳出，纳呆，舌暗红苔白，脉沉细略弦。

效不更方，上方续服 7 剂。

四诊：2016 年 6 月 23 日。

患者气喘咳痰消失，胁胃胀痛偶作，舌暗红，苔薄白，脉沉细略弦。上方加川楝子 9g，延胡索 10g，7 剂。后随访 2 个月喘咳及胁胃胀痛已愈。

**[按语]**

本案首诊辨证为肺气阴虚，肝胃气滞。故治疗首先从肝胃的关系入手，疏理肝气，补益脾胃，健运中焦，则土能生金，故肺亦得补。

二诊经治疗后胁胃胀痛减轻，气喘改善不明显，出现动则气喘，咳少量白黏痰，辨证考虑患者久病体虚，肺气壅闭，肺失宣降，故动则气喘，属虚实夹杂，在首诊的基础上应用了定喘汤，方中麻黄宣肺止咳平喘，白果敛肺祛痰定喘，二药配伍，一散一收，既能增强止咳定喘之功，又防麻黄耗散肺气；桑白皮泻肺平喘；枳实、枳壳理气宽胸；苦杏仁、紫苏子、紫菀、款冬花降气平喘，化痰止咳。

四诊，此患者年老体弱又病程已久，故其喘证虚实夹杂，首诊喘而无痰，以肺气阴虚，肝胃气滞证论治。二诊后气喘无明显改善，加定喘汤宣肺平喘。患者经三诊后气喘咳痰消失，诸症均好转，故效不更方，并嘱患者调理情志，使肝木舒达；注意饮食调养，健运脾胃，以善其后。

总之，本病例年事已高，肺之气阴两虚，又胁胃胀痛，乃肝胃气滞的表现，故治以益气养阴，疏肝和胃，止咳平喘。所以见喘不能只顾平喘，一定要仔细辨证，立法选方用药，方能获效。

（赵海燕、何昌生）

### 医案6

患者霍某，女，49岁，汉族，已婚，教师。

初诊日期：2016年6月21日。

主诉：反复咳嗽气喘四十余年，加重1天。

现病史：患者自小学时开始气喘反复发作，原因不详，曾经诊断支气管哮喘，多次中西医治疗，症状时轻时重，发作时经常喘咳，气短，咳少量白黏痰。今日无明显诱因气喘又作，特来我院门诊就诊。刻下症见：气喘，咳嗽，咳少量白黏痰，易于咳出，胸闷，无呼吸困难，口不干，纳可，便调，眠安，双腿痒感，经期偏头痛。

既往史：无特殊。

查体：望诊：胸廓两侧对称，无桶状胸。叩诊：双肺清音。听诊：双肺呼吸音粗，未闻及明显干湿啰音。心率 67 次/分，各瓣膜听诊区未闻及病理性杂音。舌淡红苔薄白，脉沉细，左略弦。

辅助检查：胸 X 片示双肺纹理粗。血常规正常。

西医诊断：支气管哮喘。

中医诊断：喘证，风邪犯肺、肺失宣肃证。

辨证分析：肺属上焦，为五脏之华盖，其上连气道喉咙，开窍于鼻，外合皮毛，直接接触自然之气，而肺脏本身，主气司呼吸，朝百脉，主宣发肃降，二者协调，肺气出入通畅，呼吸均匀。肺为娇脏，不耐寒热，而风邪是本病发生发展的主要致病因素。风邪特点为"善行数变""风性轻扬""伤于风者，上先受之"。风邪犯肺则肺宣肃失常，气机上逆而出现气喘，咳嗽，有痰，胸闷，咳少量白黏痰。然"风盛则痒"，又有腿痒之症。在经期人体抵抗力降低之时，风邪侵袭少阳经故出现偏头痛。

治法：宣肺平喘，和解少阳。

方药：定喘汤合小柴胡汤加减。

| | | | |
|---|---|---|---|
| 炙麻黄 6g | 苦杏仁 10g | 白芍 15g | 石韦 15g |
| 白果 10g | 生甘草 5g | 柴胡 10g | 黄芩 10g |
| 赤芍 15g | 防风 10g | 乌梅 10g | 橘红 6g |
| 瓜蒌 15g | 苦地丁 20g | 白鲜皮 10g | 土茯苓 20g |

7 剂，水煎服。

注意事项：饮食宜清淡，忌辛辣厚味油腻食物。避免接触吸入粉尘、细小颗粒物。起居饮食规律。

二诊：2016 年 6 月 27 日。

经治疗，气喘、腿痒均明显好转，舌尖红，苔薄白腻，脉沉细，左略弦。上方加苦参 10g，7 剂，水煎内服。

随后于 2016 年 7 月 19 日、7 月 26 日、8 月 2 日三次随访咳喘均未复发。

[按语]

本案病机与单纯外感犯肺，肺气失宣，气逆作喘不同。其反复发作四十年之久，临床证候表现为反复性、阵发性、突发性的呼吸道症状，其证候类似风邪致病的特点，"风善行数变""风为百病之长""风性轻扬""风盛则痒""风盛则挛急"。《素问·太阴阳明论》认为"伤于风者，上先受之"。风邪是本病发生发展的主要致病因素。其病机乃风邪犯肺，邪阻肺络，风性动摇，肺气失宣，气道挛急。针对肺失宣肃、气机上逆的特点，故用辛苦温之炙麻黄，宣肺散风，疏风解痉，舒畅气道，配伍杏仁，止咳平喘，润肺下气，方中温润并用，升降同施，配伍白果敛肺气，定喘止咳，一开一收，遵循了肺的功能特点；防风搜风通络，祛风解痉；乌梅敛肺定喘止咳；橘红辛能横行散结，苦能直行下降，为利气消痰要药；石韦清肺止烦下气；黄芩清肺热；瓜蒌清热涤痰，宽胸散结，润燥滑肠；甘草缓急止咳，并能和中，在以上诸药中起调和作用。药理研究证实防风、乌梅均有抗变态反应作用，麻黄对支气管有显著扩张作用。组方合用效果良好。

然"风盛则痒"又有腿痒之症。柴胡与赤白芍配伍，疏肝养血活血，既能引药于肝胆经，又有"治风先治血，血行风自灭"之用。《本草原始》云："白鲜皮入肺经，故能祛风，入小肠经，故能祛湿。夫风湿既除，则血气自活而热亦去。"与地丁、土茯苓共同祛风、燥湿、清热、解毒。《内经》曰："疏其气血，令其调达，而致和平"，能通利血脉，百脉通利则有利于肺气降，肺朝百脉，而调和血脉，助肺气恢复常态。

此例患者儿时即有哮喘病，计四十余载，作为教师也曾多方求治。针对病人的证候特点，从两方面入手，一是喘本肺失宣降，以炙麻黄、杏仁、石韦为一对药组，宣肺止咳平喘，二是喘乃急速起病，具有风邪善行数变的特点，故以柴胡、黄芩、防风为一对药组，祛风止痒平喘。

（赵海燕、何昌生）

### 医案 7

患者龚某，女，49 岁，汉族，已婚，农民。

初诊日期：2016 年 6 月 12 日。

主诉：咳嗽气喘 1 月余。

现病史：患者 1 个月前无明显诱因开始咳嗽伴气喘，咳喘时鼻和眼发痒，流清鼻涕，打喷嚏，咳白黄痰，量中等，尚能咳出，胸闷，夜甚，平素怯冷，头痛，失眠，口干不欲饮水，嗳气，纳可，二便调。

既往史：否认高血压等慢性病史。

检查：胸廓两侧对称，无桶状胸。双肺叩诊清音，双肺呼吸音粗，未闻及明显干湿啰音。心率 88 次/分，各瓣膜听诊区未闻及病理性杂音。舌尖红，舌下络脉轻度瘀血，苔白腻，脉弦滑数。

辅助检查：胸 X 片：心肺未见明显异常。血常规：正常。肺功能：呼气中期流速降低，提示小气道功能障碍，弥散功能正常。过敏原检测正常。

西医诊断：支气管哮喘。

中医诊断：喘证，风邪犯肺、肺失宣降证。

辨证分析：风邪特点有"风善行数变""风性轻扬""伤于风者上先受之"。肺为五脏华盖，位于上焦，是人体与外界自然之气交接的场所，风邪所犯，肺先受之，影响其宣发肃降故咳嗽，气喘；气机上逆而出现气喘，咳嗽，有痰，胸闷，咳白黏痰。然"风盛则痒"，故发作时鼻眼发痒。舌下络脉提示瘀阻肺络，结合舌苔脉象，辨证为风邪犯肺，肺失宣降。

治法：疏风解痉，宣肺平喘。

方药：定喘汤、过敏煎加减。

| | | | |
|---|---|---|---|
| 炙麻黄 6g | 苦杏仁 10g | 白芍 15g | 石韦 15g |
| 生甘草 6g | 白芷 12g | 白果 10g | 柴胡 10g |
| 黄芩 15g | 当归 15g | 赤芍 15g | 枳壳 12g |
| 苍耳子 15g | 防风 10g | 乌梅 10g | 辛夷 10g |
| 紫苏子 10g | 紫苏梗 10g | | |

7剂。

注意事项：饮食宜清淡，忌食辛辣厚味油腻。避免接触粉尘，避免细小颗粒物的吸入。起居饮食规律。

二诊：2016 年 6 月 19 日。

患者咳嗽大减，已不喘，咳少量白黏痰，易于咳出，失眠，舌尖红，苔白腻，脉弦滑。上方加远志 12g，炒枣仁 20g，7剂，养心安神。

三诊：2016 年 6 月 26 日。

经治疗患者喘已愈，轻咳，无痰，时有打喷嚏，流清涕，腹胀，乏力，失眠，舌尖红，苔白腻，脉弦滑。

2016 年 6 月 19 日方加龙齿 20g，黄芪 15g，白术 10g。7剂。

继续以上方为基础调治 2 个月，腹胀已好，眠安，咳喘消失。

**[按语]**

本病病机与单纯外感犯肺，肺气失宣，气逆作咳不同，而与哮喘之宿痰内伏也不同。本例临床证候表现为阵发性、突发性的呼吸道症状，气急，喘咳，难以克制。其证候符合风邪致病的特点："风善行数变""风为百病之长""风性轻扬""风盛则痒""风盛则挛急"。因此风邪是本病发生发展的主要致病因素。所以本病病机乃风邪犯肺，邪阻肺络，肺失宣肃，气机上逆。

首诊中，针对肺失宣肃、气机上逆的特点，用辛苦温之炙麻黄，宣肺散寒，疏风解痉，舒畅气道，配伍杏仁，止咳平喘，润肺下气，加甘草乃三拗汤，方中温润并用，升降同施；配伍白果乃定喘汤，敛肺气，定喘止咳，一开一收，遵循了肺的功能特点；防风搜风通络，祛风解痉；乌梅敛肺止咳，适宜于久咳不止者；石韦清肺除烦下气，平喘利尿；黄芩清肺热；柴胡疏达肝木，肝血调达，肺朝百脉无碍；当归助肝调血，同时亦有治咳喘之作用；紫苏子、紫苏梗降气平喘；枳壳宽胸理气；苍耳子、辛夷通鼻窍；甘草缓急止咳，并能和中，在以上诸药中起调和作用。药理研究证实，防风、乌梅均有抗变态反应作用，麻黄对支气管有显著扩张作用。

二诊时咳喘大减，效不更方，继续依照前方治疗。然肺主气司呼吸，肺宣肃失常，气机上逆日久必会影响血，气血同源，气血不和则血不养神，故而失眠未愈。首诊已有柴胡、当归、白芍、赤芍调和气血，此诊又添远志，炒枣仁加以安神。

三诊咳喘大减，效不更方，继续依照前方治疗，而失眠未愈，首诊已有柴胡、当归、白芍、赤芍调和气血，二诊又添远志、炒枣仁加以安神。又加龙齿重镇安神，黄芪、白术补气健脾治本。

总之，本例病人咳喘月余，特点是咳喘时鼻、眼发痒，喷嚏，清涕，具有显著的风邪致病特点，治疗一方面宣肺平喘，另一方面要养血柔肝，祛风平喘。虽然患者经过中西医治疗，而本次诊治，辨证明确，施法得当，用药切中病机，故获良效。

（赵海燕、何昌生）

## 医案 8

患者曹某，男，68 岁，退休干部。

初诊日期：2010 年 8 月 17 日。

主诉：咳嗽气喘十余年，加重 1 天。

现病史：患者十余年前无明显诱因出现咳嗽气喘，先后在多家医院诊治，症状时轻时重。1 天前症状加重，遂来我院门诊就诊。刻下症见：气喘，咳嗽，咳白黏痰，痰黏难以咳出，动则加重，伴胸闷憋气，咳嗽剧烈时胸痛，夜间难以平卧，轻度头晕，无头痛呕吐，纳少，小便尚可，大便每日 3～5 次，尚成形，夜寐欠安。

查体：BP 130/85mmHg，口唇轻度紫绀。双肺可闻及散在干鸣音和少量湿性啰音。心率 86 次/分，律齐，各瓣膜听诊区未闻及杂音。腹软，肝大肋下 1 横指，脾未及。双下肢不肿。舌暗淡苔白腻，脉沉细。

既往史：有冠心病，2009 年发现血糖偏高，结肠息肉手术。

西医诊断：冠心病，肺心病，右心功能不全。

中医诊断：喘证，肺脾两虚、痰瘀互阻证。

治法：急则治标，先以宣降肺气，止咳平喘。

方药：射干麻黄汤加减。

生石膏 20g　甘草 6g　　射干 10g　　桔梗 6g

炙麻黄 6g　　杏仁 10g　　半夏 10g　　陈皮 10g

桑白皮 15g　前胡 12g　　细辛 3g　　　丹参 15g

葶苈子 15g　茯苓 15g　　紫苏子 10g

4 剂，水煎服，每日 1 剂。

嘱患者避风寒，饮食清淡，忌辛辣厚味，保持大便通畅。

二诊：2010 年 8 月 21 日。

患者服药后咳嗽、气喘减轻，咳白黏痰，容易咳出，夜间可平卧，纳食增加，小便尚可，大便每日 1～2 次，尚成形，夜寐欠安。舌暗淡苔白腻，脉沉细。治疗继以宣降肺气、止咳平喘为法，原方加酸枣仁 30g，远志 10g。5 剂，水煎服。

三诊：2010 年 8 月 26 日。

患者喘咳大减，夜寐尚安，前方去麻黄、石膏、百部，加党参 15g，白术 15g，调治 1 个月，喘咳暂平。

[按语]

射干麻黄汤个人临证比较少用，但跟随王师后重新温习该方，组成射干、麻黄、生姜、细辛、紫菀、款冬花、五味子、大枣、半夏，功用宣肺散寒，化饮平喘，主治外感风寒，痰饮上逆，咳而上气，喉中有水鸡声。

在临证之余王师告诫我们，射干麻黄汤与小青龙汤同属解表化饮方剂，但前方主治风寒表证较轻，证属痰饮郁结、肺气上逆者，故于小青龙汤基础上减桂、芍、草，加入祛痰利肺、止咳平喘之射干、款冬花、紫菀等药。可见小青龙汤治表为主，解表散寒之力大；射干麻黄汤则治里为主，下气平喘之功强。

（何昌生）

### 医案 9

患者张某，女，75 岁，农民。

初诊日期：2010 年 11 月 15 日。

主诉：咳喘反复发作十余年，加重 1 周。

现病史：咳喘十余年，近 1 周加重。今来诊，刻下症见：喘息，夜间难以平卧，坐起后稍好转，咳嗽，咳黄黏痰，不易出，活动后气短，时有胸闷憋气，心慌心悸，时有头晕，胃脘部烧灼感，泛酸，无心前区疼痛，纳差，大便干，2 日一行，小便少，双下肢轻度水肿、视物欠清，寐欠安。

查体：T 36.1℃，R 18 次/分，BP 133/65mmHg，血氧饱

和度 83%，神清，精神不振，发育正常，营养差，消瘦，扶入病房，口唇轻度紫绀。项软，无抵抗，颈静脉怒张（±）。轻度桶状胸，胸廓对称，双肺呼吸音粗，可闻及干湿啰音。心前区无隆起，心率 96 次/分，律不齐，各瓣膜听诊区未闻及病理性杂音。腹软，剑突下轻压痛，无反跳痛及肌紧张，肝脾触诊不满意。双下肢轻度水肿。舌苔淡暗，苔白腻，脉滑数。

既往史：慢性喘息型支气管炎、肺源性心脏病、反流性食管炎、低蛋白血症。

西医诊断：慢性喘息型支气管炎、肺源性心脏病、反流性食管炎、低蛋白血症。

中医诊断：喘证，痰热壅肺、气阴两虚证。

治法：清肺化痰，益气养阴，止咳平喘。

方药：麻杏石甘汤和千金苇茎汤加减。

| | | | |
|---|---|---|---|
| 炙麻黄 6g | 生石膏 20g | 鱼腥草 30g | 桑白皮 10g |
| 北沙参 30g | 麦冬 10g | 五味子 10g | 芦根 30g |
| 生甘草 9g | 杏仁 10g | 冬瓜仁 15g | 丹参 30g |
| 瓜蒌 20g | 葶苈子 15g | 合欢皮 20g | |

7 剂，水煎服，日一剂，早晚两次分服。

二诊：2010 年 11 月 22 日。

药后患者咳喘大减，痰色转白，下肢水肿消退，继以前方去石膏、芦根、麦冬，加半夏 10g，陈皮 10g，茯苓 20g，调治月余，咳已平，活动则喘。

[按语]

喘证，是以呼吸困难、喘息气促，甚至张口抬肩，鼻翼扇动，不能平卧为主要临床表现的病证。王师在长期的临床工作中体会到，喘证是多种疾病的一个共同信号，与慢性阻塞性肺疾病、肺源性心脏病等关系密切。外感后易于入里化热，方选麻杏石甘汤，宣肺定喘建功，兼顾咳痰喘诸证用药，主次兼顾。喘证颇多危急，须辨证准确，精确用药。此例证属痰热壅肺，夹有气阴两虚，以清肺化痰，益气养阴，止咳平喘为法，标本兼顾，方选麻杏石甘汤和千金苇茎汤加减。

麻杏石甘汤清肺泄热，止咳平喘，其配伍很有特点。方中麻黄，辛甘温，宣肺解表而平喘，且利尿；石膏，辛甘大寒，清泄肺胃之热以生津，为君药，两药相配，既能宣肺，又能泄热，应注意用药比例。杏仁，苦降肺气，止咳平喘，还能通便润肠，既可助石膏沉降下行，又助麻黄泄肺热，为臣药。炙甘草，顾护胃气，防石膏之大寒伤胃，调和麻黄、石膏之寒温，为佐使。纵观全方，药仅四味，配伍严谨，清宣降三法俱备，共奏辛凉宣泄，清肺平喘之功。

千金苇茎汤针对痰多黄黏，可加瓜蒌、胆南星，胆南星祛痰力强，为祛痰第一要药；合欢皮又称一味还魂汤，清肺之热；葶苈子泻肺平喘可用；凡见口干渴饮，热入阳明，必加石膏泄热。鱼腥草清肺中痰热相当于抗生素，目前报道见有多重耐药菌的出现，因此要注意适时更换清痰热之品，如白花蛇舌草、虎杖、漏芦、贯众、金荞麦等。

另外，瓜蒌一味，《本草纲目》曰："张仲景治胸痹痛引心背，咳唾喘息，及结胸满痛，皆用栝楼实，乃取其甘寒不犯胃气，能降上焦之火，使痰气下降也。"瓜蒌重在"降"气，则升降有司，喘证乃向愈。

（何昌生）

## 医案 10

患者李某，女，58 岁，主因"咳喘反复发作 10 余年，加重 1 周"于 2012 年 8 月 23 日 10：00 请王师会诊。

刻下症见：神清，精神差，喘息，咳嗽，咳黄黏痰，量少，难以咳出，口干渴饮，活动后气短，时有胸闷憋气，心慌心悸，时有胃脘部烧灼感，泛酸，无心前区疼痛，纳差，大便干，两日一行，小便少，寐欠安。

查体：R 18 次/分，BP 110/65mmHg，营养差，消瘦，口唇轻度紫绀。颈静脉怒张（±）。双肺呼吸音粗，可闻及少许干湿啰音。心前区无隆起，心率 92 次/分，律不齐，各瓣膜听诊区未闻及病理性杂音。腹软，剑突下轻压痛，肝脾触诊不满意。双下肢轻度水肿。舌苔暗红，苔黄，脉滑数。

既往史：有支气管扩张、反流性食管炎。

西医诊断：慢性支气管炎急性发作。

中医诊断：喘证，痰热壅肺证。

治法：清肺化痰，止咳平喘。

方药：千金苇茎汤加减。

芦根30g    杏仁10g    冬瓜仁15g    桃仁10g

瓜蒌20g    葶苈子15g    合欢皮20g    鱼腥草30g

甘草9g    炙麻黄6g    生石膏20g    瓦楞子30g

枳实10g    枳壳10g    桔梗6g    胆南星6g

7 剂，水煎，早晚两次分服。

服药后症状显著减轻，继续加减调治 2 周出院。

**［按语］**

此例证属痰热壅肺。中医以清肺化痰、止咳平喘为法，标本兼顾，方选千金苇茎汤加减。此乃千古名方，针对痰多黄黏，加瓜蒌、胆南星；胆南星祛痰力强，为祛痰第一要药；合欢皮又称一味还魂汤，可以清肺热；葶苈子泻肺平喘可用；凡见口干渴饮，热入阳明，必加石膏泄热。

（何昌生）

## 二、临证备要

### 1. 病因病机

喘证病因分外感内伤两端，但喘日久迁延不愈，可耗伤脾肾之气，又易招致外邪侵袭，出现虚实夹杂。正如《内经》所说："虚而受邪，其病则实。"此临床最常见。病位主要在肺、脾、肾，且密切相关。病机有虚有实，"邪气盛则实，精气夺则虚"。久病则气阳虚衰，寒饮内停胸中，气机出纳失常，上逆而喘，《丹溪心法·喘》曰："因痰气皆能令人发喘"。

### 2. 辨证论治

喘病患者多病久，久病体虚，耗气伤阳，兼有寒痰，水饮，气壅，血瘀，虚实夹杂，辨证脾肺气虚、寒饮内停，治宜兼顾扶正与祛邪，立法培土温金，化饮平喘，常选加味苓桂术甘汤：茯苓、桂枝、白术、炙甘草、半夏、陈皮、党参、黄芪、当归、白芍、桔梗、细辛、干姜。使用加味苓桂术甘汤需要注意辨证要点：喘咳，气短，痰多，四肢倦怠乏力，纳差，小便清长，大便黏腻不畅，舌苔白滑而腻、脉沉滑或沉紧。

加减变化：气虚甚者，加生晒参；心下痞或腹中有水声者，可加枳实、生姜以消痰散水；嗳气食臭者，加焦三仙；自感脘部发凉者，加厚朴；胃脘胀闷发热，吞酸吐酸，苔色变黄，脉滑数者，加黄连、黄芩；大便干结不下者，加紫菀、火麻仁；脉沉弱者，加附片（先煎）等。

我们对加味苓桂术甘汤治疗慢性支气管炎迁延期进行了临床研究，将患者 60 例随机分成两组，治疗组在西药治疗的基础上，配合应用王明福老中医临床经验方加味苓桂术甘汤内服，对照组仅给以西医治疗，2 周后观察两组疗效。结果显示，治疗组总有效率为 90.0%，对照组总有效率 76.7%。两组比较，治疗组疗效及主要症状的改善均优于对照组。

（何昌生）

## 第九节 头 痛

头痛为临床常见的自觉症状，可单独出现，亦可出现于多种急慢性疾病之中。王师在治疗头痛方面积累了丰富的经验，从病因病机、辨证论治及临床用药方面，形成了自己独特的经验，现将其治疗头痛医案总结如下：

### 一、典型医案

**医案1**

患者贾某，男，44岁，已婚，农民。

初诊日期：2014年2月15日。

主诉：头痛1个月。

现病史：患者1个月前无明显诱因出现头痛，未予重视。刻下见：头痛头晕，头痛部位在巅顶，以及两侧太阳穴，头痛性质多为隐胀痛，反复发作，每次发作可持续数天。伴头沉重如裹，肢体困重，体倦乏力，平素无怕冷怕热，梦多，胸闷，口干饮不多，纳食一般，大便稀溏，小便不畅，舌质淡，舌苔白腻，脉弦缓。

辅助检查：头颅CT未见异常。

西医诊断：头痛待查。

中医诊断：头痛，风寒湿阻证。

治法：祛风胜湿止痛。

方药：自拟头部四君合半夏白术天麻汤加减。

羌活10g 藁本10g 川芎10g 蔓荆子10g

细辛3g 柴胡10g 天麻10g 炙甘草6g

茯苓15g 白术10g 半夏10g 酸枣仁20g

7剂，水煎服。

药后复诊，头痛已经豁然而愈，继服 5 剂巩固治疗。

[按语]

本案由于汗出当风，风湿之邪侵袭肌表所致。风湿之邪客于太阳经脉，经气不畅，致头痛身重。风湿在表，宜从汗解，故以祛风胜湿止痛为法。方中羌活为君药，辛苦温燥，故可祛风除湿，善祛上部风湿而止痛。臣以藁本，入太阳经，祛风胜湿，且善止巅顶头痛。佐以川芎活血行气，祛风止痛；蔓荆子祛风止痛；天麻平肝，肝主风也；茯苓、半夏取二陈之意在化痰健脾升清；枣仁安神；白术健运中州，健脾杜绝生痰之源；细辛善于通窍止痛，散风寒；柴胡引药入少阳经，以止两侧太阳穴痛。使以甘草缓诸药辛散之性，则湿著之邪，亦得从之缓去，无藉大开汗孔，急祛风邪之法，使肌腠馁弱无力，湿邪因之内缩，但风去而湿不去也，并调和诸药。综合全方以辛苦温散之品为主组方，共奏祛风胜湿止痛之效，使客于肌表之风湿随缓取微汗通阳而解，故可 1 周而愈。

(何昌生)

## 医案 2

患者李某，女，汉，63，已婚，退休。

初诊日期：2016 年 4 月 1 日。

主诉：阵发头痛二十余年。

现病史：患者二十余年前无明显诱因出现阵发眼前闪光感而后出现头痛，伴恶心呕吐，先后在多家医院诊治，症状时轻时重，今来求治。刻下症见：阵发头痛，以两侧太阳穴痛为主，伴恶心呕吐，乏力，怕冷，善太息，口不干，纳可，胃脘堵闷感，大便不成形，小便调，眠安。

既往史：否认。平素脾气急躁易怒。

查体：BP 120/70mmHg，心率 77 次/分，律齐，双肺未闻及异常，腹软，无压痛，双下肢不肿。神经系统未见异常。舌尖微红，舌苔薄白，舌下络脉郁滞。脉沉细弦滑。

辅助检查：头颅 CT 未见明显异常。腹部 B 超：中度脂肪肝，肝囊肿，胆囊结石。随机血糖 8.6mmol/L。血常规：中性粒细胞 80%。

西医诊断：神经性头痛。

中医诊断：头痛病，肝郁脾虚证。

辨证分析：患者平素脾气急躁易怒，致肝失条达，经气郁滞，日久故见舌下郁滞，善太息，太息可引气舒展，气郁得散；肝气横逆犯脾，脾气虚弱，不能运化水谷，则胃脘堵闷；脾虚痰湿内生，则恶心呕吐，大便溏。风痰上扰，上犯头目，则见头痛、眼前闪光感。舌尖微红，苔薄白，根腻，脉弦滑，为肝郁脾虚、风痰上扰之证。

治法：疏肝健脾，息风化痰。

方药：逍遥散、二陈汤合自拟头部四君汤。

| | | | |
|---|---|---|---|
| 醋柴胡15g | 白芍15g | 当归15g | 川芎10g |
| 清半夏10g | 茯苓10g | 陈皮10g | 甘草6g |
| 蔓荆子15g | 藁本10g | 羌活10g | 竹茹10g |
| 旋覆花15g<sup>包煎</sup> | 全蝎6g | | |

7 剂。

注意事项：注意休息，避免劳累，调畅情志，饮食清淡规律。

二诊：2016 年 4 月 8 日。

患者头痛未作，时有腰酸痛，纳少腹胀，小便调，大便溏，无腹痛腹泻，寐安。查体：BP 120/80mmHg。舌尖微红，舌苔薄白，脉弦滑。上方加木香10g，延胡索12g，7 剂。

[按语]

本例头痛，首诊辨证为肝郁脾虚、风痰上扰证，治宜疏肝健脾，息风化痰，方用逍遥散加减。本方出自《太平惠民和剂局方》，其病机为肝气郁结，脾失健运，阴血不足，配伍特点体用兼顾，气血同治，肝脾同调，方中诸药相配，体现了肝脾同治，重在治肝之法。方中柴胡，疏肝解郁，以顺肝性为君药；当归、白芍，养肝血，柔肝体，帮助柴胡恢复肝正常的条达之性，兼制柴胡疏泄太过伤肝阴；半夏化痰、陈皮行气，竹茹止呕，全蝎入脑络搜剔，茯苓益气健脾，促进气血生化；甘草，配合茯苓以益气健脾利湿，配白芍以缓急止痛。患者胃脘堵闷，酌加旋覆花以降气消痰。加蔓荆子、藁本、羌活、川芎清利头目，疏风散寒止痛。诸药相配，体现了肝脾同治、重在治肝之法。

王师临证治头痛较多，除肿瘤等特殊情况外，中药疗效较为满意。其诊治关键也在于详查病情，四诊合参，认证准确。常在辨证施治的基础上，加用"头部四君"，即川芎、羌活、蔓荆子、藁本，疗效肯定。

（付晓双）

### 医案 3

患者吴某，男，33 岁，汉族，已婚，工人。

初诊日期：2016 年 3 月 10 日。

主诉：间断性头痛 8 年，加重 1 个月。

现病史：患者 8 年来头痛头沉，无明显外伤史，季节交替时偏头痛剧烈，右侧为主，痛如刀剜，发作时恶心呕吐。曾多次就医于某二甲医院，北京某三甲医院，行头颅 CT、脑超、生化等检查，均未见异常。给予止痛药（用药不详）效果不佳。此后每逢冬春、秋冬节气交替时头疼剧烈。近 1 个月开始右侧头疼加重，今来我院就诊。刻下症见：神志清楚，右侧头痛。无目眩、无肢体不利、乏力、口不干、纳可、二便正常。

既往史：否认。

查体：BP 130/84mmHg。舌尖微红，舌下郁滞，苔薄白根腻，脉沉细弦。

辅助检查：头颅 CT 未见异常。

西医诊断：神经血管性头痛。

中医诊断：头痛，风痰痹阻证。

辨证分析：风为百病之长，其性上浮，而痰浊黏滞与风邪相合，易袭阳位，而头部为人体诸阳之会，受风痰之邪侵袭，故而平素头痛头沉年久未愈，每逢冬春、秋冬交替时节，人体阴阳之气也随之消长变化，年前正值立春节气，此时正是阳气升发之时，风痰之邪与少阳正气搏击，故而头痛加剧右侧为主，痛势剧烈，患者平素头痛头沉，体重困倦，思睡乏力均为风痰、痰湿之证，症舌脉均为风痰瘀之象。

治法：息风化痰，通络止痛。

方药：羌活胜湿汤合二陈汤加减。

| 羌活 12g | 藁本 10g | 蔓荆子 15g | 细辛 3g |
| 全蝎 6g | 白芷 15g | 旋覆花 15g | 生姜 6g |
| 茯苓 15g | 橘红 10g | 清半夏 10g | 柴胡 15g |
| 白芍 15g | 当归 15g | 川芎 15g | 麦冬 10g |
| 生甘草 6g | 太子参 15g | 五味子 6g | |

7 剂，水煎服。

注意事项：忌食生冷油腻，避风寒。

二诊：2016 年 3 月 17 日。

患者右侧头痛好转，未再剧烈疼痛，亦无恶心呕吐，头身轻松，但睡眠易醒。舌尖红，苔薄白，脉沉细弦。

上方加炒枣仁 30g，远志 15g，7 剂。

三诊：2016 年 3 月 25 日。

近期患者头痛未作，再予上方 7 剂巩固疗效。

**[按语]**

此案以羌活胜湿汤去独活，辛温升散，散头部之风，同时以二陈汤祛在里之痰湿，旋覆花消痰降气，柴胡引经少阳，白芍缓急止痛，以引药直达少阳之经而起清胆疏肝、散邪表里、并阳敛阴、泄郁止痛之功。而王师考虑到"久病入络"又加细辛、全蝎息风通络止痛，久病多虚加太子参、五味子、麦冬固护气阴，诸药合用共奏息风化痰、通络止痛之功。

王师以羌活胜湿汤散风于上，以二陈汤以化在里之痰湿，使痰湿有出路，而柴胡与白芍两药伍用，更见恰到好处。相互制其短而展其长，以引药直达少阳之经并阳敛阴，疏通经络，再配以细辛、全蝎息风通络止痛，又加太子参、五味子、麦冬固护正气，少阳之气得以疏通，而通则不痛。二诊患者诸症缓解，而睡眠易醒加远志、枣仁安神定志。三诊头痛未作，再予7剂收功。

（赵海燕、何昌生）

## 二、临证备要

### 1. 病因病机

（1）多风多湿：太阳经行头之后，少阳经行头之侧，阳明经行头之前，特别是太阳经和少阳经为气血虚少之二经。因为风为阳邪，其性轻扬，高巅之上，唯风可到。《金匮翼》有曰："偏头痛者，由风邪客于阳经，其经偏虚故也，邪气凑于一边，痛连额角。""两虚相得，乃客其形。"头为诸阳之会，故"伤于风者，上先受之"。《内经》对头痛就有"首风""脑风"的记载。其中头痛剧烈，反复发作，经久不愈者称"头风"。又汗出当风，或气候潮湿、涉水淋雨、久居湿地，风湿之邪侵袭肌表，或由嗜酒成癖，过食生冷，致脾阳失运，湿自内生。湿为阴邪，具有伤阳、易阻气机、重浊、黏滞、趋下等特性。临床多见头重身困，四肢酸楚；若湿滞经络，流注关节，则出现头痛、关节酸痛、活动不利等症状；在病程上，迁延时日，缠绵难愈。故头部多风多湿是头痛的基本病因病机，且在临床中最为常见。

（2）头部多瘀：头部由于其位置特点，易受外伤，损及头部脉络；此外，久痛入络，久病入络，均可引起头部瘀血，不通则痛，而发为头痛。因此，头部多瘀是头痛又一重要病因病机。此合王清任先生首倡之瘀血头痛描述。

（3）与五脏相关：头与脏腑相通，又有诸窍与脏腑相连，"五官者，五脏之阅也"，五脏精华之血，六腑清阳之气上注于头，脏腑有病皆可引起头痛。有因脾虚痰湿内生，阻碍清阳上升，则清窍失养；脑为髓之海，若肾虚则髓海空虚，发为脑转耳鸣头痛；血虚或气血两虚不能上荣于头，不荣则痛；或阴阳虚衰则清阳不展，寒从内生；或肾阴不足，水不涵木致肝阳上亢，可发头痛。头有肝胆二经所布，胆经行头之侧，肝经行头之巅，二经均主疏泄，疏泄太过或不及亦可导致头痛。

### 2. 辨证论治

王师认为多风多湿是头痛的基本病因病机，可兼见瘀、虚等表现。治疗大法是祛风除湿与辨证施治相结合，选方喜用元代李东垣《内外伤辨惑论》载羌活胜湿汤为主方，原方主治湿气在表，头痛头重，或腰脊重痛，或一身尽痛，微热昏倦。王师认为独活偏于祛下半身湿邪，防风偏于疏风，故临床上减去独活、防风。方中羌活为君药，辛苦温燥，其辛散祛风，味苦燥湿，性温散寒，故皆可祛风除湿、通利关节，善祛上部风湿，能散一身上部之风湿，通利关节而止痹痛。臣以藁本，入太阳经，上行巅顶，祛风胜湿，且善止头痛。佐以川芎活血行气，祛风止痛，头痛不离川芎也；蔓荆子祛风止痛。使以甘草补虚调和诸药。综合全方，以辛苦温散之品为主组方，共奏祛风胜湿之效，使客于肌表之风湿随汗而解。

《伤寒论》将头痛按六经命名，李东垣在《东垣十书》则明确将头痛分为外感与内伤，还根据头痛异同而分经遣药。王师结合历代医家经验，在选方同时配合定位诊断思考，据此分经论治以及引经报使：若以头巅顶连及双目痛，则属厥阴头痛，可用藁本、白蒺藜、菊花；若头后部连及颈项部痛，则属太阳头痛，可重用羌活、蔓荆子和川芎；若以前额及眉棱骨痛为主，则为阳明头痛，可用葛根、白芷、知母；如以头之两侧连及耳痛为主，则为少阳头痛，可用柴胡、黄芩。

加减使用：兼风寒者加细辛、麻黄；兼肝阳上亢者加天麻、钩藤；兼瘀阻脑络者合通窍活血汤；兼痰浊上扰者加半夏、天麻。对于头痛剧烈的患者，可选用全蝎、白芍；疼痛时间较长者，可选用白附子、白芷。

（何昌生）

## 第十节　眩　晕

眩晕即目眩，眼花或眼前发黑，视物模糊；头晕乃感觉自身或外界景物旋转，站立不稳。二者常同时伴见，故统称为眩晕。王师门诊常见眩晕病人，疗效满意。

### 一、典型医案

**医案 1**

患者季某，男，汉族，84 岁，已婚，农民。

初诊日期：2016 年 11 月 2 日。

主诉：头晕 6 年。

现病史：患者 6 年前无明显诱因出现头晕，曾在北京某三甲专科医院诊断为椎动脉狭窄，多次住院输液治疗，效果不明显。刻下症见：头晕，耳鸣，眠安，无头痛，无恶心呕吐，口不干，怯冷，乏力，舌尖微红，小裂纹，苔白腻，脉细弦滑。右寸关略跃。

既往史：无高血压等慢性病史。

辅助检查：头颅 CT 平扫：腔隙性脑梗死，脑白质病，老年脑改变。

西医诊断：多发性腔隙性脑梗死。

中医诊断：眩晕，气血不足、阴阳失调证。

辨证分析：患者已为八旬老年，脏腑衰弱，气血阴阳俱虚，积损成疾。脾胃为后天之本，气血生化之源，脾胃虚弱，气血乏源，不能上荣脑海清窍，故出现头晕，耳鸣。气血营卫亏虚故怯冷，乏力。其舌尖微红，小裂纹，苔白腻，脉细弦滑，皆为气血俱虚，阴阳失调之象。

治法：补益气血，平衡阴阳。

方药：薯蓣丸加减。

| | | | |
|---|---|---|---|
| 山药 30g | 炙甘草 28g | 党参 10g | 茯苓 15g |
| 干姜 3g | 附子 6g | 桂枝 10g | 白术 15g |
| 熟地黄 15g | 赤芍 8g | 当归 10g | 川芎 8g |
| 柴胡 6g | 防风 8g | 杏仁 6g | 大枣 20g |
| 桔梗 6g | 神曲 10g | 麦冬 15g | 阿胶 8g 烊化 |
| 大豆黄卷 10g | 生黄芪 15g | 远志 10g | |

7 剂，水煎服。

注意事项：忌油腻食物。感冒期间不宜服药。

二诊：2016 年 11 月 10 日。

经治疗患者头晕减轻，乏力好转，舌暗红，小裂纹，苔白腻。效不更方，上方继续服用 7 剂。

三诊：2016 年 11 月 17 日。

患者头晕明显减轻，舌脉同前。上方继续服用 7 剂。药后随访已愈，并介绍他人头晕来诊。

## [按语]

《金匮要略·血痹虚劳病脉证并治》第 16 条云："虚劳诸不足，风气百疾，薯蓣丸主之。"薯蓣丸方组成为：薯蓣三十分，当归、桂枝、曲、干地黄、豆黄卷各十分，甘草二十八分，人参七分，芎䓖、芍药、白术、麦门冬、杏仁各六分，柴胡、桔梗、茯苓各五分，阿胶七分，干姜三分，白蔹二分，防风六分，大枣百枚为膏，上二十一味，末之，炼蜜和丸，如弹子大，空腹酒服一丸，一百丸为剂。本方治疗气血阴阳诸不足，感受外邪而致病。因脾胃为后天之本，气血营卫生化之源，故重用薯蓣健脾为主，人参、白术、茯苓、干姜、豆黄卷、大枣、甘草、神曲益气调中，当归、川芎、芍药、地黄、麦冬、阿胶养血滋阴，柴胡、桂枝、防风祛风散邪，杏仁、桔梗、白蔹理气开郁，诸药合用，共奏扶正祛邪之功。薯蓣丸组方配伍上比较合理：其扶正药实际上选用双补阴阳炙甘草汤，配外调营卫、内调肠胃的桂枝汤，合四君、四物双补气血。祛邪药妙用桂枝，防风，柴胡，三阳合治，桂枝治太阳之邪，防风治阳明之邪，柴胡治少阳之邪。方中温阳之干姜三分，合甘草辛甘化阳，使外邪在三阳得以消散。方中芍药六分，合甘草酸甘化阴，此为阴阳并补之妙。薯蓣丸组方剂量上轻重合适：主辅药剂量重，薯蓣三十分，大枣百枚，甘草二十八分，三味药占全方总量的五分之二以上，这里突出调理脾胃的重要作用。使药剂量轻，如白蔹二分，方中最小，是薯蓣的十五分之一，其他佐药都在五分左右，是主辅药的三分之一至六分之一，协助主辅药发挥扶正祛邪作用。

薯蓣丸一方，很少用以治疗头晕、眩晕之证，大家对头晕、眩晕之证更多集中在脑血管病的活血治疗中，而没有真正辨识老年诸虚百损中的头晕之证。但仔细分析薯蓣丸的药物组成，结合临床观察，对于诸虚百损之证的头晕，效果明显。临证应用薯蓣丸辨治老年慢性虚证头晕多例，取得了良好的效果。现代研究表明，薯蓣丸能提高机体非特异性免疫功能，增强机体细胞免疫能力和体液免疫能力。现代医家将此方用于治疗心脑血管疾病、肿瘤、慢性疲劳综合征、慢性肾功能衰竭、鼻炎等经年不愈的慢性虚损性疾病。其病机特点为脏腑虚损、气血俱虚、阴阳失调、营卫失和。随着老龄化社会的到来，慢性虚损性疾病日益增多，病变涉及诸多脏腑，既有体质薄弱的因素，更有积劳内伤、形神过耗，渐至精血虚少，脏腑功能衰退，气血生化不足的原因，薯蓣丸为我们临床提供了辨治此类疾病的思路。

王师 1978 年得陈可冀院士整理的《岳美中老中医治疗老年病的经验》一书，学习岳老经验，用薯蓣丸治疗老年眩晕，取得了较好的疗效，遗憾的是以前没有认真总结。薯蓣丸确实是一个好方子，然粗莽者弃之组方杂乱，不予重视。本人以往治疗老年眩晕，曾用其他方药治疗无效，用此方后效如桴鼓。希望在临床中不断探索扩大应用薯蓣丸治疗其他疾病的范围。

（赵海燕、何昌生）

## 医案 2

患者张某，男，汉，42 岁，已婚，司机。

初诊日期：2016 年 5 月 6 日。

主诉：阵发头晕头沉 2 周。

现病史：患者 2 周前无明显诱因出现阵发头晕头沉，乏力，无头痛及恶心呕吐，无肢体活动不利及言语不利，未予重视及诊疗。症状时轻时重，今求治中医。刻下症见：头晕头沉，乏力，口不干，纳可，善太息，手足心热，有汗，寐安，二便调。

既往史：有高血压病 1 年余，口服清脑降压片治疗，未规律监测血压；否认其他病史。

查体：BP 100/84mmHg，神经系统查体未见明显阳性体征。舌润，舌色淡红，舌苔白腻，脉弦滑。

辅助检查：头颅CT平扫未见明显异常。

西医诊断：头晕待查，脑动脉供血不足。

中医诊断：眩晕病，痰浊中阻证。

辨证分析：本例患者平素饮食不节，劳逸失度，损伤脾胃，致脾胃虚弱，脾失健运，聚湿生痰，痰浊上蒙清窍，故发为眩晕。患者脾胃虚弱，脾气不足，故乏力；气虚不能固摄，故汗出；舌苔白腻，脉弦滑为痰浊之象。故诊断为眩晕，辨证为痰浊中阻证。

治法：化痰平眩，平肝息风。

方药：半夏白术天麻汤加减。

清半夏10g　白术10g　天麻12g　橘红10g
茯苓15g　　甘草6g　　党参15g　香附10g
枳壳10g　　川芎10g　当归15g　菊花10g

7剂。

注意事项：注意休息，避免劳累，调畅情志，饮食清淡。

二诊：2016年5月13日。

患者头晕止，自觉轻度头沉，乏力，汗出减，口不干，纳可，便调，寐安。查体：BP 110/85mmHg。舌色淡红，舌苔白腻，脉弦滑。患者痰浊上蒙清窍，故予半夏白术天麻汤主方加减有效，加佩兰化湿醒脾。佩兰古时又称为"省头草"，可起到芳香行散、开窍提神之功效。

上方加佩兰10g，7剂。药后随诊，患者头晕头沉若失。

[按语]

眩晕，眩即眼花，晕是头晕，两者常同时并见，故统称为"眩晕"。其轻者闭目可止，重者如坐车船，旋转不定，不能站立，或伴有恶心、呕吐、汗出、面色苍白等症状。历代医家对眩晕多从风、痰、虚、瘀、火论治。本例患者头晕，头沉乏力，苔白腻，脉弦滑，辨证为痰浊中阻证，宜从痰论治。治宜健脾和胃，燥湿化痰，方选半夏白术天麻汤。本方出自程钟龄《医学心悟》，方中以半夏燥湿化痰，降逆止呕，天麻平肝息风而止头眩为君。白术运脾燥湿，茯苓健脾渗湿为臣。有四君子汤，意在健脾燥湿，以顾其本，消除痰浊产生之源，以断眩晕之根，乃属治本之法。党参补气健脾，香附疏肝理气，枳壳行气导滞，川芎引药上行兼活血止痛，当归补血行血，菊花清肝明目，橘红理气化痰，生姜、大枣调和脾胃为佐。甘草调合诸药为使。诸药相伍，共奏燥湿化痰、健脾和胃定眩之功。

香附、枳壳、川芎等行气药的使用，体现了中医见痰休治痰，在于行气，气行则痰消的思想。

（赵海燕）

## 医案3

患者何某，女，60岁，汉族，已婚，退休。

初诊日期：2017年2月3日。

主诉：持续头晕1月余。

现病史：患者1个月前无明显诱因出现头晕症状，恶心呕吐，视物旋转，心烦急，耳鸣，口干不欲饮，无肢体活动不利及言语异常。刻下症见：头晕，胸闷胁胀，纳少，胃脘堵胀，嗳气，偶有灼热感，耳鸣，乏力，自汗，眠不实，便秘，日1次，尿正常。

既往史：有高血压病1年余，口服硝苯地平控释片、贝那普利，自述血压控制尚可；否认其他病史。平素脾气急躁易怒。

查体：BP 160/94mmHg，神经系统查体未见明显阳性体征。舌暗、舌下络脉瘀血，苔白腻，脉弦数滑。

辅助检查：头颅CT：腔隙性脑梗死。心电图：窦性心律，短PR间期，T波异常。血常规、电解质、肝肾功能、血脂、心肌酶、心梗三项等均未见异常。

西医诊断：腔隙性脑梗死，高血压病。

中医诊断：眩晕病，痰热内蕴证。

辨证分析：本例患者平素脾气急躁易怒，肝气郁滞，郁久化热，郁热灼津成痰，痰热之邪上蒙清窍，故发为头晕；痰热内蕴，中焦受阻，胃失和降，则恶心呕吐，胃堵胀、嗳气；胆为邪扰，则心烦急；肝郁气滞，故胸闷胁胀；舌苔白腻，脉弦滑数为痰热之象。故辨证为痰热内蕴证。

治法：清热化痰，平眩止晕。

方药：黄连温胆汤合自拟头部四君加减。

| | | | |
|---|---|---|---|
| 黄连6g | 淡竹叶10g | 竹茹10g | 清半夏10g |
| 茯苓15g | 生甘草6g | 橘红10g | 枳壳10g |
| 枳实10g | 旋覆花15g<sup>包煎</sup> | 生赭石20g<sup>先煎</sup> | 当归15g |
| 川芎15g | 蔓荆子10g | 羌活10g | 藁本10g |
| 大腹皮10g | 焦槟榔10g | 柴胡10g | 香附10g |
| 益母草30g | 夏枯草15g | 龙胆草6g | |

7剂。

注意事项：注意休息，避免劳累，调畅情志，饮食清淡。

二诊：2017年2月10日。

患者头晕大减，耳鸣减轻，自觉有气上冲头顶，纳可，睡眠好转，大便不畅。BP 140/90mmHg。舌暗、舌下络脉瘀血，舌苔白腻，脉弦数滑。患者痰热之邪渐去，肝气得疏，故头晕大减，耳鸣减轻；觉有气上冲头顶，为邪气上扰，气机升降失常。上方加乌药15g，理气滞，降气逆，7剂。

后患者来诊称头晕已愈。

[按语]

本案眩晕病，辨证为痰热内蕴证。治宜清热化痰，方选黄连温胆汤。是方出自《六因条辨》，由《千金要方》中温胆汤演绎而来，方中以半夏燥湿化痰，降逆和胃；枳壳行气化痰；橘红燥湿化痰；茯苓健脾渗湿；黄连、淡竹叶清心除烦。患者肝郁气滞，郁久化火，故加柴胡、香附、龙胆草、夏枯草疏肝理气泻火；痰热阻滞气机，气机不畅，致血脉不通，而见舌下络脉瘀血，故加当归、益母草活血利水；加川芎、羌活、藁本、蔓荆子清利头目；加枳实、大腹皮、焦槟榔行气导滞；旋覆花、生代赭石消痰下气，降逆平冲。诸药相伍，共奏清热化痰、平冲定眩之功。

二诊时，诸症减轻，自觉有气上冲头顶，故加乌药行气降逆。《本草求真》云："凡一切病之属于气逆，而见胸腹不快者，皆宜用此。"

现代人饮食辛辣厚味增多，又不能通过适量运动给予运化，日久聚湿成痰，郁久化热，进而痰热内蕴。所以近年来门诊中痰热上壅之眩晕、头痛者不少，包括有些失眠、抑郁、焦虑的病人，王师习用温胆汤或黄连温胆汤加减治疗。

（赵海燕）

### 医案4

患者韩某，女，42岁，职员。

初诊日期：2011年2月20日。

主诉：持续性头晕月余。

现病史：患者1个月前无明显诱因出现头晕，先后经中西医诊治，疗效欠佳。今来诊，刻下症见：头晕、头胀不适，失眠，口干不明显，胃脘部灼热，纳少，腰痛，小便尚调，大便偏稀，日2~3次。

查体：T 36.5℃，BP 110/70mmHg，双肺听诊未闻及干湿性啰音，心界不大，心率79次/分，律齐，各瓣膜听诊区未闻及病理性杂音，双下肢无水肿。舌略暗红，苔白腻，脉细弦滑数。

中医诊断：眩晕病，痰瘀阻络证。

治法：化痰通络。

方药：温胆汤加减。

| | | | |
|---|---|---|---|
| 清半夏 10g | 茯苓 15g | 橘红 10g | 甘草 6g |
| 竹茹 10g | 枳实 6g | 当归 15g | 藁本 10g |
| 瓦楞子 15g | 旋覆花 15g<sup>包煎</sup> | 远志 10g | 川芎 10g |
| 蔓荆子 10g | 羌活 10g | | |

7剂，每日1剂，水煎，分早、晚2次口服。

以上症状服药后明显减轻，效不更方，继服7剂，后电话随访头晕已愈。

[按语]

该证临床十分常见，属于中医眩晕范畴。脾主升清，运化失常则湿气四流，殃及升清降浊功能，而出现诸证，治则以健运中州，运化脾气，用温胆汤先实脾化痰。此患者头晕、头胀不适，失眠，口干不明显，纳少，小便尚调，大便偏稀，日2~3次，舌淡红，苔白腻，脉细弦滑，皆脾虚痰盛之象，清阳不展，治疗以健脾化痰、升清降浊为法而取效。从气机升降理论而论，该方升降结合，动静合参，诸证乃平。又头沉多湿，加上头部四君（川芎、羌活、藁本、蔓荆子），散风除湿止眩。

王师善用旋覆花，用量在10~15g，认为其不仅是为呕吐恶心而设，更重要的是可治疗逆气不降，或在肺或在胃。有药谚"诸花皆升，惟旋覆花独降"之说，即此理也。主要用于呕吐噫气，打嗝等，此外还用于伏饮痰喘，正如《本草汇言》言："旋覆花，消痰逐水，利气下行之药也，主心肺结气，胁下虚满，胸中结痰，痞坚噫气，或心脾伏饮，膀胱留饮，宿水等症。"

（何昌生）

## 医案5

患者陈某，女，72岁。

初诊日期：2011年10月19日。

主诉：阵发性头晕月余。

现病史：患者 1 个月前无明显诱因出现头晕乏力不适，先后经中西医诊治，疗效欠佳。刻下症见：头晕，乏力，自汗，口干不显，胸闷，嗳气，纳可，眠差，便调。

查体：T 36.3℃，BP 180/105mmHg，双肺听诊未闻及湿性啰音，心界不大，心率 78 次/分，律齐，各瓣膜听诊区未闻及病理性杂音，双下肢无水肿。舌暗红，苔薄白，少有裂纹，脉沉滑细。

既往史：高血压病。

西医诊断：高血压病，脑动脉供血不足。

中医诊断：眩晕病，气阴两虚、风阳上扰证。

治法：益气养阴，平肝止眩。

方药：加味生脉饮。

| | | | |
|---|---|---|---|
| 太子参20g | 麦冬15g | 沙参40g | 枳壳10g |
| 五味子6g | 丹参15g | 当归10g | 熟地黄15g |
| 旋覆花15g<sup>包煎</sup> | 瓜蒌15g | 益母草30g | 夏枯草15g |
| 蔓荆子10g | 羌活10g | 藁本10g | 川芎10g |

7 剂，每日 1 剂，水煎，分早、晚 2 次口服。

以上症状服药后明显减轻，效不更方，以上方调治 2 周而愈。

**［按语］**

头晕之气阴两虚证在临床上十分常见，王师习用加味生脉饮加减，是方在生脉散基础上加丹参、沙参、龙齿、枳壳、茯苓八味组成。生脉散，"补肺中元气不足"，因有益气生津复脉的功效而得名。加头部四君，散风止眩；益母草、夏枯草活血利水，平肝降压；瓜蒌、旋覆花开胸降逆；全方益气养阴，平肝止眩。

（何昌生）

## 医案6

患者杨某，女，62 岁，汉族，已婚，居民。

初诊日期：2017 年 4 月 21 日。

主诉：头晕 10 年。

现病史：患者有头晕病史 10 年，伴有耳鸣，视物欠清，曾查头颅 CT 未见明显异常。刻下症见：头晕，耳鸣，眠可，乏力，视物欠清，冬天怕冷，夏天怕热，口干不欲饮，轻度恶心，纳可，胃脘灼热，嗳气，泛酸，便秘，两日一行，尿正常，鼻颧印堂红疹，疼痛且自觉有冒火感。舌尖红，舌苔薄白，根腻，脉沉细滑数。

既往史：否认。

辅助检查：本院今日头颅 CT 平扫未见异常。

西医诊断：头晕待查，脑动脉供血不足。

中医诊断：眩晕病，肝郁化火、风阳上扰证。

辨证分析：患者情志不畅，肝气郁结，日久郁而化火，肝经风火上扰而致眩晕。肝火犯胃，则嗳气、胃灼热；火性炎上，故面红疹；气血不调，故怕冷怕热；火热伤津，故口干便秘。结合舌脉，辨证为肝郁化火，风阳上扰。

治法：清肝泻火，散风平眩。

方药：左金丸合头部四君。

| | | | |
|---|---|---|---|
| 吴茱萸 3g | 黄连 6g | 瓦楞子 15g | 旋覆花 15g<sup>包煎</sup> |
| 桑白皮 10g | 枳壳 10g | 枳实 10g | 瓜蒌 30g |
| 野菊花 15g | 紫花地丁 20g | 槐花 15g | 防风 10g |
| 蔓荆子 10g | 藁本 10g | 羌活 10g | 川芎 10g |
| 牡丹皮 15g | 赤芍 15g | 当归 15g | |

14 剂。

注意事项：忌辛辣炙煿，调畅情志。

二诊：2017 年 5 月 5 日。

患者连服前方14剂，头晕大减，有时嗳气，未见烧心泛酸，面部红疹变浅，大便1~2日一行，不干燥，尿正常。舌润，舌尖微红，舌苔白腻，脉沉细滑数。本院今日生化全项各项未见明显异常。

患者服药后诸症大减，舌脉同前，仍有面鼻红疹，原方加马齿苋30g以清热解毒，凉血消肿。

三诊：2017年5月12日。

近日患者头晕未作，面鼻红疹大部消散。继以上方加减7剂巩固疗效。

[按语]

本例仔细问诊确有情志不畅、焦虑、心烦，故结合脉症，辨证肝郁化火，风阳上扰。患者头晕、耳鸣、胃脘不适等症皆缘于"肝"。以左金丸加减以清肝泻火和胃。方中黄连苦寒泻火；吴茱萸疏肝解郁，降逆制酸，辛开苦降，两药清肝泻火，疏肝下气。枳壳、枳实、瓜蒌疏肝理气，润肠通便；头部四君散风止眩；紫花地丁、野菊花、槐花、防风、桑白皮散风消肿；丹皮、赤芍凉血消肿。全方共奏清肝泻火、散风平眩、消肿散结之功。

临证时应注意从复杂的临床表现中总结出其共同的病机，然后进行辨证论治。本则医案病人虽步入老年，阴气自半，但其并非薯蓣丸所宜，表现为肝火上炎，风阳上扰的症状，故不用。眩晕病人较多，但一般离不开"风火痰瘀虚"5个字，临证必须辨别清楚，医者不能因晕而晕，应该详问病史，仔细搜集四诊信息，仔细进行辨证，理法方药兼备，始可获效。从而体现"治病必求于本"的治疗原则。

（赵海燕）

医案7

患者刘某，男，46岁。

初诊日期：2009年9月10日。

主诉：头部晕沉 3 年。

现病史：患者 3 年前出现头部晕沉。刻下症见：头部晕沉，乏力，睡眠尚可，平素怯冷，口干不明显，纳差，有嗳气，大便不成形，日 2 次，尿正常。

查体：T 36℃，BP 140/100mmHg，双肺听诊未闻及干湿性啰音，心界不大，心率 73 次/分，律齐，各瓣膜听诊区未闻及病理性杂音，双下肢无水肿。舌淡红，苔白略厚，脉沉细滑。

既往史：高血压病。

西医诊断：高血压Ⅲ期。

中医诊断：眩晕，脾虚湿盛、风阳上扰证。

治法：健脾利湿，平肝散风。

方药：四君子汤加味。

| 党参 10g | 茯苓 15g | 白术 10g | 炙甘草 6g |
| 川芎 12g | 羌活 10g | 藁本 10g | 蔓荆子 10g |
| 旋覆花 15g | 当归 10g | 地龙 15g | 夏枯草 15g |

7 剂，每日 1 剂，水煎，分早、晚 2 次口服，并调整降压药用量。

以上症状服药后显著减轻，继以此方为基础调理 2 周，头部晕沉消失。

[按语]

此患者以头部晕沉，乏力，口干不明显，纳差，大便不成形，日 2 次为表现，乃脾虚运化失常。舌淡红，苔白略厚，脉沉细滑，皆脾虚湿盛，清阳不展。王师治疗以健脾利湿升清为法。"诸风掉眩，皆属于肝。"此病人头部晕沉，血压升高，与肝有关，所以加地龙、夏枯草清肝降压，加上经验药组而取效。

该证临床十分常见，中医认为属于眩晕范畴，脾主升清，运化失常则湿气四流，殃及升清降浊功能，而出现诸证。治则以健运中州，运化脾气，四君子汤先实脾，是稟其意也。头沉多风多湿，日久血瘀，加上经验药组头部四君，此乃临证经验。

（何昌生）

## 二、临证备要

### 1. 病因病机

（1）外感风邪，客于肌表，风邪上扰，邪遏清窍；风邪化热入里，少阳邪郁，胆火上扰。

（2）情志抑郁，肝失疏泄，肝阳上亢，上扰清空。

（3）饮食不节，脾失健运，痰湿中阻，阻遏清阳。

（4）劳倦过度、老年气衰、久病失血、脾肾虚损，气血亏虚。

（5）房事不节，肾气亏虚，肾精不足。

（6）跌仆坠损，颅脑外伤，瘀血内阻，脑失所养。

### 2. 辨治思路

眩晕属于常见病，多发病，临床可以从风、火、痰、虚、瘀五方面入手，进行辨证论治。

（1）因风致眩：个人理解有两层意思，一是讲风性主动，风邪具有使物体摇动的特性，故其致病具有类似摇动的症状，振掉眩晕，属于病邪"风"的表现。二是从脏腑来讲，凡是风邪引起的各种病证，包括振掉眩晕，都与肝脏功能失调有关。所以首先要想到风，想到肝。

1）外风致眩：《素问·太阴阳明论》曰："故犯贼风邪虚者，阳受之……故伤于风者，上先受之。"历代医家又有"风晕""风眩""风头眩""风头旋"等论述。如《圣济总录》卷十六讲："风头眩之状，头与目俱运是也……风邪鼓于上，脑转而目系急，使真气不能上达，故虚则眩而心闷，甚则眩而倒仆也。"刘完素在《素问玄机原病式·五运主病》中有关于眩晕的论述："所谓风气甚而头目眩晕者，由风木旺，必是金衰，不能制木而木复生火，风火皆属阳，多为兼化，阳主乎动，两动相搏，则为之旋转。"

从生理病理来讲，太阳经行于头之后，少阳经行于头之侧，阳明经行于头之前，特别是太阳和少阳为气血虚少之经，风为阳邪，其性轻扬主动，升散向上向外，漂浮不定，易袭阳位，高巅之上，唯风可到，头为诸阳之会，故伤于风者，上先受之，上扰头目而致。

治疗大法为祛风解表。风寒表证，疏风散寒，辛温解表，方用川芎茶调散加减；风热表证，疏风清热，辛凉解表，方用银翘散加减；风燥眩晕，轻宣解表，凉润燥热，方用桑叶汤加减；风湿眩晕，疏风散湿，方用羌活胜湿汤加减；少阳邪郁，表邪不解，化热传里，郁于少阳，胆火循经上扰，和解表里，疏风清利，方用小柴胡汤加减。

2）内风致眩：《临证医案指南》曰："内风，乃身中阳气之变动。"认为主要是各种因素导致肝阳上亢、肝风内动，风阳上扰致眩。若肝阴更虚，则肝之阳气愈亢，除了气血上涌外，加之气动过速而生风，证见眩晕、震颤、动摇，甚则突然昏仆，所以说"诸风掉眩，皆属于肝"。

治疗肝阳上亢与肝风内动的原则皆为滋补肝肾之阴以制阳，潜降亢奋之阳以息风。治法为滋阴潜阳，平肝息风。方药选天麻钩藤饮、羚角钩藤汤。

（2）因火致眩：刘完素给眩晕下的定义是"掉，摇也；眩，昏乱旋运也"，并主张眩晕应从"火"立论。所谓风气甚而头目眩晕者，由风木旺，必是金衰，不能制木，不能制木而木复生火，风火皆属阳，多则兼化，阳主乎动，两动相搏，则为之旋转。肝为风木之脏，体阴而用阳，其性刚劲，主动主升，所以内经讲"诸风掉眩，皆属于肝"。

阳盛体质之人，阴阳平衡，失其常度，阴亏于下，阳亢于上，则见眩晕；或忧郁恼怒太过，肝失条达，肝气郁结，气郁化火伤阴，肝阴耗伤，风阳易动，上扰头目，发为眩晕；或肾阴素亏，不能养肝，水不涵木，阴不维阳，肝阳上亢，肝风内动，发为眩晕。诚如华岫云在《临证指南医案·眩晕门》中所按："经云诸风掉眩皆属于肝，头为六阳之首，耳目口鼻皆系清空之窍，所患眩晕者，非外来之邪，乃肝胆之风阳上冒耳。"进一步指出了肝之阴阳失调，肝阳上亢乃内风之肇端，眩晕之因也。

因火致眩的治法为平肝潜阳，清火息风。方药选天麻钩藤饮。

（3）因痰致眩：张从正从"痰"立论，提出吐法为主的治疗方法。朱丹溪更力倡"无痰不作眩"之说，《丹溪心法·头眩》说："头眩，痰挟气虚并火，治痰为主，挟补气药及降火药"。无痰不作眩，痰因火动，又有湿痰者。李东垣《兰室秘藏·头痛》所论恶心呕吐，不食，痰唾黏稠，眼黑头旋，目不能开，如在风云中，即是脾胃气虚，浊痰上逆之眩晕，主以半夏白术天麻汤。痰阻经络，清阳不升，清空之窍失其所养，所以头目眩晕，若痰浊中阻更兼内生之风、火作祟，则痰夹风、火，眩晕更甚。

因痰致眩的治法为燥湿化痰，健脾和胃。方药常用半夏白术天麻汤。

（4）因虚致眩：张景岳特别强调因虚致眩，他认为"无虚不能作眩"，"眩运一证，虚者居其八九，而兼火兼痰者，不过十中一二耳"。巢元方《诸病源候论·风头眩候》云："风头眩者，由血气虚，风邪入脑，而引目系故也……逢身之虚则为风邪所伤，入脑则脑转而目系急，目系急故成眩也。"

1）气血亏虚：气虚则清阳不振，清阳不升；血虚则肝失所养，而虚风内动，皆可发生眩晕。

治法为补益气血，健运脾胃。方药常用八珍汤、十全大补汤、人参养荣汤等。若兼心悸失眠健忘者，可选用归脾汤。

2）肾精不足：肾为先天之本，主藏精生髓，髓聚而脑成，脑为髓之海，髓海有余则轻劲有力，髓海不足则脑转耳鸣，胫酸眩冒。而脑髓的有余不足，取决于肾精的充足与否。治法补益肾精，充养脑髓；方药选用河车大造丸。

偏于阴虚者，宜补肾滋阴清热，可用左归丸加知母、黄柏、丹参。偏于阳虚者，宜补肾助阳，可用右归丸，酌情加巴戟天、淫羊藿、仙茅、肉苁蓉等以增强温补肾阳之功。

（5）因瘀致眩：明代虞抟提出"血瘀致眩"的论点，他在《医学正传·卷四·眩运》中说："外有因呕血而眩晕者，胸中有死血迷闭心窍而然。"对跌仆外伤致眩晕已有认识。跌仆坠损，头脑外伤，瘀血内留，阻滞经脉致气血不能上荣头目；或瘀停胸中，迷闭心窍，心神飘摇不定；或妇人产时恶露不下，血瘀气逆并走于上，干扰清空；或久病多瘀，瘀血内停，皆可发生眩晕。

治法为祛瘀生新，行血清经，方药常用血府逐瘀汤。

### 附：老年性高血压的辨治

王师认为老年性高血压属于中医"眩晕""头痛"等范畴。《灵枢·海论》云："髓海不足，则脑转耳鸣。"老年人髓海不足，肝肾虚损，故多眩晕，头痛，即现代医学之高血压，兼动脉硬化。

在治疗上，以滋补肝肾、平肝潜阳为基本原则，采用降压自拟方调治，方药由天麻钩藤饮加减组成：天麻 15g，钩藤

30g，当归15g，制首乌15g，白芍30g，杜仲15g，葛根30g，草决明30g，地龙15g，川芎15g，丹参30g，茯苓30g，泽泻10g，山楂30g，甘草10g。

方中当归、制首乌、白芍、杜仲、葛根养血柔肝补肾，益精髓；天麻、钩藤、草决明平肝潜阳息风；地龙通络达经；川芎、丹参行气活血；茯苓、泽泻健脾利湿；山楂消积导滞，通腑；甘草调和诸药。故本方既能补肝肾之虚，又能填髓海不足，兼能补气活血，利湿通腑导滞，多管齐下，气足血活，道路通畅，则血可达到高巅之上，则"眩晕""头痛"等症可消也。

（刘丽杰）

### 3. 临证心法

老年人眩晕，久治不效，岳美中老先生用张仲景《金匮要略·血痹虚劳病脉证并治》中的薯蓣丸治疗，此方共有21味药，以山药为君，调理脾胃，内有四君、四物气血双补。干姜补阳而山药滋阴，则阴阳兼顾。方中并有阿胶滋养阴血，但量较少，与补气药相配伍，起到气血双调、气旺血生的作用。方中有桂枝、柴胡、防风、白蔹等动药，升阳达表，驱除"风气"。杏仁、桔梗升降气机，补而不滞。大豆黄卷有生发之气。此方补中有行，不偏阴，不偏阳，不偏气，不偏血，调理脾胃，气血双补，内外并治。岳老特别强调，有的人看到薯蓣丸药味多，视为"普通敷衍药"是不对的。王师在临床中用薯蓣丸治疗了一些老年眩晕患者，也取得了较好的疗效。总之，王师治眩强调以下三点：

（1）执简驭繁杂：眩晕一证以内伤为主，尤其以肝阳上亢，气血虚损及痰浊中阻为常见，多系本虚标实，实指风火痰瘀，虚则气血阴阳之虚；其病变脏腑以肝脾肾为重点，三者之中，又以肝为主。临证应谨记风火痰虚瘀5字，沉着应对。

（2）治法分内外：外感眩晕，以祛邪为主；内伤眩晕，多本虚标实，治法补虚泻实，调整阴虚阳亢者，镇潜息风；阴虚者，滋阴益肾生髓；痰浊者，燥湿祛痰；血瘀者，活血化瘀通络；气血亏虚者，益气补血，健脾养胃。《临证医案指南·眩晕》中华岫云按语可资借鉴。

火盛者，羚羊角、山栀子、连翘、天花粉、玄参、鲜生地、丹皮、桑叶以清泄上焦窍络之热，从胆治疗；痰多者，必理阳明，消痰用竹沥、姜汁、石菖蒲、橘红、二陈汤之类；中虚者，用人参、外台茯苓饮（茯苓、白术、人参、枳实、生姜、陈皮）；下虚者，必从肝治，补肾滋肝，育阴潜阳，为镇摄之治。

（3）用药不拘泥：因风致眩，治疗当然要疏风、散风、祛风，但用药不必拘泥于天麻、钩藤等，如张仲景《金匮要略·血痹虚劳病脉证并治》中用薯蓣丸治疗"虚劳诸不足，风气百疾"，方中就用了桂枝、柴胡、防风等驱除风气之品。王师临证常用头部四君，其中羌活，味辛苦性温，入膀胱经，能上升发散，作用强烈，故有"气雄而散"之说，主散肌表游风而对上半身风寒湿邪尤为适宜，《用药法象》中谓其"治风寒湿痹，酸痛不仁，诸风掉眩，颈项难伸"。臣以藁本，性味辛温，专入膀胱经，其芳香燥散，气雄而烈，能上行巅顶，祛太阳经风寒湿邪，尤其善于治巅顶诸疾，药理研究认为其对中枢神经有镇静、镇痛作用。佐以川芎活血行气，祛风止痛，辛温升散，性善疏通，上行头目，外达皮肤，尤其善治头痛，也治头晕。蔓荆子性味辛苦微寒，辛能散风，轻浮上行，主散头面之邪，治疗头痛眩晕。综合四君，以辛苦温散之品为主组成，共奏祛风止眩之功，使客于肌表之风邪随汗而解，使内风透出肌表而散。

（何昌生）

176

# 第十一节 耳 鸣

耳鸣是指患者自觉耳内鸣响，如闻蝉声，或如潮声，而周围环境并无相应的声源，是一种主观感觉。据统计，人群中耳鸣发生率有 13% ~ 18%。耳鸣给患者造成的困扰除了持续的恼人的枯燥鸣声外，还常常给生活和工作带来一系列不良影响，如影响睡眠、听觉、情绪、工作等，进一步还可导致抑郁、焦虑、烦躁等心理症状的产生。王师通过长期的临床观察，中医辨证论治取得了较好的效果，故总结医案如下：

## 一、典型医案

### 医案 1

患者王某，女，53 岁，已婚，职员。

初诊日期：2013 年 7 月 17 日。

主诉：突发耳鸣 1 周。

现病史：患者 1 周前出现耳鸣，初期未予重视。刻下症见：耳鸣，左耳为甚，耳鸣如蝉，左耳听力下降，伴有头晕，耳后时有疼痛，心烦，口苦，咽干，胸胁胀闷，纳可，大便干，小便正常，夜寐欠安。

查体：BP 140/70mmHg，心肺检查未见异常，腹软，双下肢不肿。中枢神经系统（－），粗测双耳听力大致正常。舌质红，苔薄黄，脉弦细滑。

西医诊断：神经性耳鸣。

中医诊断：耳鸣，肝胆湿热证。

治则：清肝泄热，开郁通窍。

方药：龙胆泻肝汤加减。

龙胆草 10g　柴胡 10g　通草 6g　甘草 6g

车前草 20g　黄芩 10g　泽泻 10g　泽兰 15g

瓜蒌 15g　　黄连 6g　　桑叶 20g　生地黄 10g

川芎 10g　　羌活 10g　蝉蜕 6g　　茯苓 10g

炒枣仁 20g

7 剂，水煎服。

二诊：2013 年 7 月 24 日。

服药后患者耳鸣减轻，听力、睡眠均好转，舌质略红，苔薄黄，脉弦细滑。效不更方，继服上方 7 剂。

三诊：2013 年 7 月 31 日。

患者耳鸣、听力明显好转，睡眠转安，时有胸闷，舌质淡红，苔白，脉弦细滑，于前方去黄连，加石菖蒲 10g，再服 7 剂。

四诊：2013 年 8 月 7 日。

患者耳鸣基本消失，听力明显好转，其余症状亦消失，继服 7 剂巩固治疗。

后患者无耳鸣，听力基本恢复，嘱患者适劳逸、畅情志、调饮食以善后。后随访未再发作。

[按语]

患者因情志不畅，肝气郁结，郁而化火，肝火循经上扰清窍，故突发耳鸣。遵照《内经》"火郁发之"之旨，故治疗以龙胆泻肝汤加减以清肝泄热，开郁通窍，佐以桑叶、蝉蜕平肝疏风，羌活祛风胜湿，泽兰利水活血，川芎活血行气引药上行，黄连清心燥湿，炒枣仁养心安神，使机体阴阳恢复平衡，气血平和，故耳鸣痊愈。

（贾晨光）

## 医案2

患者肖某，女，31 岁，汉族，已婚，自由职业。

初诊日期：2016 年 2 月 16 日。

主诉：耳鸣1年余。

现病史：1年前无明显诱因出现耳鸣，先后在多家医院诊断为神经性耳鸣，具体诊疗不详。症状时轻时重，今来求诊。刻下见：双侧耳鸣如蝉，间断发作，无听力下降，局部无疼痛，无渗出，易疲乏，易汗出，手心汗出，双膝发凉，眠安，口不干，纳可，二便调。

既往史：既往体健。否认其他病史。

查体：BP 120/80mmHg，神经系统查体未见明显异常。粗测双耳听力正常。

辅助检查：外院查电测听未见明显异常。舌红，舌苔薄白腻，脉弦滑细。

西医诊断：神经性耳鸣。

中医诊断：耳鸣病，肝胆湿热证，兼有脾虚。

治法：先清热利湿。

方药：宗龙胆泻肝汤意。

龙胆草5g　车前草20g　茯苓15g　益母草15g

泽兰15g　　泽泻15g　　黄连6g　　肉桂4g

生石决明20g<sup>先煎</sup>

7剂，水煎服。

注意事项：避免情绪激动，劳累，忌食辛辣油腻。

二诊：2016年2月23日。

患者耳鸣明显好转，汗出止，疲乏、膝冷减轻，纳可，寐安，二便调。舌淡红，舌苔薄白，脉弦细。

方药为黄连6g，肉桂4g，龙胆草5g，车前草20g，茯苓15g，白术15g，党参15g，益母草15g。7剂。

三诊：2016年3月2日。

患者耳鸣基本消失，余症状已不明显，继服上方7剂巩固。

**[按语]**

首诊辨证分析：患者平素易疲乏，脾胃虚弱，运化失常，湿浊内生，郁久化热，湿热蕴结肝胆，肝胆经气不利，上犯于耳，故见耳鸣。二诊辨证分析：患者耳鸣、疲乏、膝冷均好转，结合舌淡红，苔薄白，脉弦细，湿热之象减轻；目前证见耳鸣、疲乏、膝冷，为脾胃虚弱，下元不足，虚象渐渐显露，故治疗宜兼顾扶正。

本例患者耳鸣1年余，属湿热之邪蕴结肝胆，上犯于耳，故见耳鸣，故方以龙胆、车前草等清肝胆湿热；患者易汗出，膝发凉，为下元不足之象，故以肉桂温补下元，亦能引火归原。人参、白术、茯苓培土健脾，健运中州。本案证属本虚标实，虚实夹杂，先以祛邪为主，清肝胆湿热，后兼顾扶正，用药标本兼顾，以达清肝胆湿热，清利耳窍之功。

总之，耳鸣耳聋病人很多，王师认为主要原因有二：一是自身脏腑功能失调；二是环境噪声的影响。辨证中应先分虚实，虚者何虚，属何脏腑，实者何邪，从而补虚泻实。此外，应观察是否有瘀血，如舌下络脉迂曲，唇舌紫暗、舌质瘀斑瘀点等征象，治以活血通络。此外，注重安神。神不安，耳鸣益甚，不可不知。

（赵海燕）

## 二、临证备要

### 1. 病因病机

耳鸣的发病病因复杂多变，与人体内的各条经脉、五脏六腑的病变有着密切的联系。肾主藏精，肾的精气充足，听觉才能灵敏，《灵枢·脉度》说："肾气通于耳，肾和则耳能闻五音矣。"耳为清窍，主于肾，得脏腑上升之精气充养而能闻。反之，如果肾精不足，则将出现耳鸣，如《灵枢·海论》曰："髓海不足，则脑转耳鸣"。耳鸣亦可由病邪直接上扰清窍或病邪阻碍清气上达清窍所引起，如肝阳上亢及肝胆火旺循经上扰，或痰湿中阻或瘀血阻窍等。这些说明耳鸣的发病原因主要与肾、肝、脾等脏腑功能失调有关。此外《古今医统大全·耳病》有曰："忧愁思虑则伤心，心血亏耗必致耳鸣耳聋"，这又说明耳鸣的产生又与忧愁思虑等心理因素密切相关。

王师认为耳鸣的发生还与噪声污染有关。如私家车的迅猛增加带来的诸多噪声，火车站、飞机场、工地、工厂内嘈杂的机器轰鸣声，都严重影响着人们的听力，日久则出现耳鸣，甚至耳聋。

总之，耳鸣与心、肝、脾、肾关系密切，实证与心、肝、脾有关，虚证则与脾、肾相关。实证主要以心火上炎、肝火上扰、痰火郁结多见；虚证主要以脾胃虚弱、气血亏虚、肾精不足等为主。

2. 辨证要点

王师认为本病病机错综复杂，或实或虚，或寒或热，在气在血多有不定。实者多因风寒、风热之外邪或脏腑实火上扰耳窍，或瘀血、痰火蒙蔽清窍；虚者多为脏腑虚损、气血阴阳不足，耳窍失养。初病在气，气机阻遏，继之气滞日久，血行不畅，则血瘀阻络。一般头痛、发热、耳内作痒者为风；心烦易怒者属火；形体肥胖，嗜食肥膏厚味，耳鸣重浊如塞，苔腻者属痰；面色黧黑、耳鸣闭塞者属瘀；耳鸣伴无力倦怠、面色㿠白者属气虚；耳鸣伴肌肤甲错、面色苍白、头晕心悸者属血瘀且血虚；耳鸣伴心烦易怒、口苦、胁痛者属肝；耳鸣伴腰膝酸软者属肾等。

3. 辨证论治

王师认为治疗耳鸣要注重早期干预。耳鸣的发病主要源于机体的失调，治疗宜从调其平衡入手，主张治疗时应标本兼顾、通补兼施，根据辨证分型来确定治疗用药。属风热袭表型，治以疏风解表，宣肺开郁，方选银翘散加减；属心火上炎型，治以清泻心火为主，方选导赤散加减；属肝火上扰型，治以清肝泄热，开郁通窍，方选龙胆泻肝汤加减；属痰瘀阻滞型，治以清热化痰开闭，活血通窍，方选二陈汤合通窍活血汤加减；属肝肾不足型，治以补肾益精，滋阴潜阳，方选耳聋左慈丸加减；属气血不足型，治以健脾益气，升阳通窍，方选补中益气汤或八珍汤加减等。

4. 用药体会

（1）注意祛风药的使用：在辨证用药的基础上，常常加入蝉蜕、僵蚕、石菖蒲、白蒺藜等祛风止鸣之药，因为耳鸣与风密切相关。

（2）与心相关，从心论治：王师强调治疗要从心论治，因为耳鸣患者大多伴有心烦失眠、情绪不定等症状，所以用药常常加入炒酸枣仁、远志、合欢皮等养心安神之药。对于脉象弦跃者常加入磁石、代赭石、生石决明、生龙牡等潜阳以镇心，平肝止鸣。

（贾晨光）

## 第十二节 不 寐

不寐是指经常不能入寐，或寐而易醒，时寐时醒，或醒而不能再寐，甚至彻夜不寐，醒后常见神疲乏力，头晕头痛，心悸健忘，心神不宁，多梦等症。中医称为不寐，还有称"目不冥""不得眠""少睡""少寐""不睡""不眠"等。王师治疗失眠患者甚多，积累了丰富的临床经验，现介绍如下：

## 一、典型医案

**医案 1**

患者刘某，女，41 岁，汉族，干部。

初诊日期：2013 年 2 月 18 日。

主诉：失眠 3 个月。

现病史：3 个月前无明显诱因出现失眠，未服药，今日来诊。刻下症见：失眠，入睡困难，或醒后难以再次入睡，每日睡眠 4～5 个小时，伴心烦、心急，口干、口苦，咽部不适，胸中窒闷，胃脘部胀满不适，嗳气，大便略干，小便可。

查体：BP 115/70mmHg，心率 72 次/分，心律齐，双肺呼吸音粗，腹软，双下肢不肿。舌尖红，苔白腻微黄，脉弦滑。

西医诊断：失眠。

中医诊断：不寐，痰热内扰证。

治法：清热化痰，理气和中安神。

方药：黄连温胆汤加减。

| | | | |
|---|---|---|---|
| 黄连 10g | 淡竹叶 10g | 竹茹 10g | 清半夏 10g |
| 云苓 15g | 枳实 10g | 炒枳壳 10g | 化橘红 6g |
| 石菖蒲 10g | 远志 12g | 生龙齿 15g先煎 | 炒枣仁 30g |
| 香附 10g | 木香 10g | 紫苏梗 10g | |

7 剂。

二诊：2013 年 2 月 25 日。

患者失眠好转，心烦、心急、胃脘部胀满不适、嗳气均明显减轻。舌尖红，苔白微黄，脉弦滑。效不更方，继服前方 7 剂。

三诊：2013 年 3 月 4 日。

患者失眠明显好转，每日睡眠 6 个小时左右。其余症状亦明显减轻，舌略红，苔白，脉弦细滑。于前方减生龙齿，加夜交藤20g，7剂。

四诊：2013年3月11日。

患者睡眠已正常，其余症状消失，舌略红，苔白，脉弦细滑。继服7剂以巩固疗效。

[按语]

本案患者因情志不畅，致肝气郁结，气郁化火，炼液成痰，痰热上扰心神，则发不寐。肝气横逆而犯脾胃，脾失健运，胃气不和，则出现胃脘部胀满不适，嗳气。故以黄连温胆汤加石菖蒲、远志、炒枣仁以化痰清热，养心安神；加生龙齿以重镇安神；香附、木香、紫苏梗以疏肝理气和胃。如此则肝气条达、脾胃升降功能正常，痰热消除，故心静神安。

（贾晨光）

**医案2**

患者高某，女，57岁，汉族，已婚，退休。

初诊日期：2015年12月21日。

主诉：失眠4个月。

现病史：患者4个月前无明显诱因出现失眠，此后睡眠一直很差，未曾诊治。刻下见：失眠，心烦，多梦，口干，饮水不多，易疲乏，背痛腰酸，怕冷，易汗出，脱发，头皮时痛，头发不油腻，纳可，小便调，有时便秘。

既往史：既往体健。平素易脾气急躁。否认其他病史。

查体：BP 130/80mmHg，心率74次/分，律齐，双肺未闻及异常，腹软，无压痛，双下肢无水肿。神经系统查体未见明显阳性体征。舌裂，舌红苔薄白，根部腻。脉沉细，左弦细关略跃。

西医诊断：失眠。

中医诊断：不寐病，气阴两虚证。

辨证分析：患者年近六旬，肾气渐亏，加之平素情志不畅，气郁化火伤阴，气阴不足，虚热内扰，心神失养，故心烦不寐。四诊合参，均为气阴两虚之证。

治法：益气养阴安神。

方药：生脉饮加味。

太子参20g　　五味子10g　　沙参40g　　麦冬10g

淡竹叶15g　　炒枣仁30g　　黄连10g　　生龙齿20g^先煎

熟地黄15g　　女贞子15g　　肉桂6g　　当归12g

生甘草6g　　何首乌6g　　赤芍10g　　藁本10g

蔓荆子15g

7剂，水煎服。

注意事项：调畅情志，避免劳累，忌辛辣之品。

二诊：2015年12月28日。

患者失眠、头痛、汗出均好转，仍脱发，易疲乏，有时左侧胸痛，无放射痛，无劳累后加重，纳可，小便正常，便秘。舌有裂纹，舌红，苔薄白，根部腻。脉沉细，左关跃。今日本院心电图示窦性心律，T波改变。

服药后症状减轻，仍乏力、左侧胸痛，为气阴不足，心失所养。上方加生黄芪15g，生地黄15g，百合30g，7剂。2周后随访失眠已愈。

[按语]

本案失眠，多梦，疲乏，易汗出，脱发，舌红，裂纹，均为气阴两虚表现，故以生脉饮加减益气养阴，养血安神。患者舌红，心烦，为心火偏旺，加黄连、淡竹叶清心除烦，此为对药，既清实火，亦能清虚火。脉跃，为阴虚阳亢于上表现，故以生龙齿重镇安神。

患者二诊，失眠、头痛、汗出好转，继续前方益气养阴清心除烦。气阴不足，心失所养，见左侧胸痛，加百合、生地黄养阴清心安神。易疲乏，用当归补血汤益气养血安神。

失眠辨证证型不一，原因多种。失眠多与情志不畅密切相关，其病机为脏腑阴阳失调，气血失和，病变脏腑多涉及心肝两脏，辨治失眠应紧密结合舌脉症，辨对证，用对药。

气阴两虚乃失眠原因其中之一，可由于气阴两虚体质，也可由于长期劳倦，耗气伤阴。气阴两虚者，益气首选太子参，如嫌其药力不及，可选用党参、生黄芪；养阴首选沙参、麦冬，因于二者清淡，补而不腻，安神也需要养心养血安神方能奏效。辨治失眠，要面面俱到，如此体现了中医的辨证论治及整体观。

（赵海燕）

## 医案 3

患者裴某，女，汉族，55 岁，已婚，工人。

初诊日期：2016 年 4 月 25 日。

主诉：失眠 8 年余。

现病史：患者失眠病史 8 年，多次中西医治疗，效果不佳。今来诊，刻下症见：入睡困难，头胀，眼干，鼻干，咽部不适，口不干，胃胀嗳气，右肩痛，夜间身热，纳可，尿黄，大便不畅日 2 次。

既往史：否认。

查体：BP 116/84mmHg，心肺（-），腹软，双下肢不肿，神经系统查体未见异常。舌红苔少，舌下郁滞，脉沉细，右弦滑。

西医诊断：失眠。

中医诊断：不寐病，阴虚血少、心神不安证。

辨证分析：患者年过半百，加之久病，心肾两亏，阴虚血少，虚火内扰，血不养神，心神不安，故失眠入睡困难；阴血不能上荣头面则头胀、眼干、鼻干、咽部不适；阴虚则内热故夜间身热；久病入络则舌下络脉郁滞。

治法：滋阴养血安神。

方药：百合地黄丸加减。

| | | | |
|---|---|---|---|
| 百合 30g | 生地黄 15g | 远志 15g | 炒枣仁 30g |
| 玄参 15g | 沙参 40g | 麦冬 10g | 柏子仁 15g |
| 延胡索 15g | 龟甲 20g | 焦槟榔 10g | 旋覆花 10g 包煎 |
| 天麻 10g | 枳壳 12g | 白芍 30g | 制乳香 6g |
| 制没药 6g | 苏梗 10g | 苏子 10g | |

14 剂，水煎内服。

注意事项：畅情志，节饮食，慎起居。

二诊：2016 年 5 月 12 日。

患者失眠明显好转，每日入睡 5~6 个小时，夜间身热减轻，大便量少不畅，日一次，舌红裂纹苔少，舌下络脉郁滞，脉沉细右细弦滑。

上方加女贞子 15g，当归 15g，枳实 15g，生地黄 20g，7 剂，水煎内服。

三诊：2016 年 5 月 20 日。

患者睡眠基本正常，以天王补心丸服之，巩固疗效。

[按语]

方中生地黄咸寒入心养血，入肾滋阴；龟甲滋阴潜阳，养血补心，益肾强骨；女贞子入肝肾清虚热，三药合用固肾阴，清虚热，壮水以制虚火，使夜间身热、眼干、鼻干诸阴虚之症消除。百合养阴润肺，清心安神；沙参养阴清热，润肺化痰，益胃生津；麦冬养阴生津，润肺清心，三药合用养肺胃之阴，又清心安神。白芍养血敛阴，柔肝止痛；天麻息风定惊；当归补血润燥，三药合用敛肝阴，平肝阳，使头胀消失。炒枣仁、柏子仁养心安神敛汗，远志安神，益智解郁，三药合用养心而安神。旋覆花、苏子梗、焦槟榔理气消胀，降气消痰，加枳壳宽胸行气，调中焦运化之气机，以消胃胀嗳气，使气血之源顺畅无碍。用玄参养阴清热，凉血解毒，治咽部不适。用乳香、没药活久病入络之气血以治肩痛。如此阴血得以补充，心神得以安养，患者不寐八年陈疾，很快奏效。

（赵海燕、何昌生）

## 二、临证备要

### 1. 病因病机

王师认为不寐是由多种因素共同作用的结果，既有内伤所致，又有外感所引起，但诸多因素中阴阳失调占有重要地位。正如《灵枢·大惑论》说："卫气不得入于阴，常留于阳，留于阳则阳气满，阳气满则阳跷盛，不得入于阴则阴气虚，故目不瞑矣。"人体是一个统一的整体，失眠可涉及五脏六腑，涉及诸多经络，但不寐的基本病机与心、肝、脾三脏密切相关。因外感实邪，或内邪扰动引起，也可因思虑劳倦，或心胆虚怯，或久病暗伤气血，致气血阴阳失调，导致神魂不安而失眠。

（1）心藏神：心为神之主，心藏神，主血脉，心静神安则能入寐。若外邪侵扰，心神受扰的不寐病性多属火，火为阳邪，其性炎上，火性上炎可扰乱神明，可使神不守舍，阳不入阴，心烦失眠。心血亏虚、阴虚火炎，心神失养，可发生不寐。路志正教授认为心神不宁的原因有三，即本脏虚损，火热、痰浊、瘀血扰神及他脏相欺。

（2）肝藏魂：肝为刚脏，主疏泄，具有疏达气机、调畅情志、藏血而舍魂的生理功能。肝是全身气机疏泄之所，人体的气机与肝的疏泄功能密切相关，若情志不畅，肝气郁结，气郁化火，魂不安藏，扰动心神，则发不寐。肝为心之母，若肝不藏血，血行不利，则心失濡养亦可导致不寐。正如《普济本事方·卷一》云："平人肝不受邪，故卧则魂归于肝，神静而得寐。今肝有邪，魂不得归，是以卧则魂扬若离体也。"

（3）脾主运化：脾主运化，统血藏意，为气血生化之源。在五脏之中脾胃起着"枢纽"的作用，凡影响中焦脾胃升降失常者，均可致心神失用而致不寐。"胃不和则卧不安"是中医学对失眠病机的最早记载。历代医家大多认为，饮食不节，脾胃受损，宿食停滞，痰火上扰，胃气不和，以致不得安寐。脾气受损，气血生化不足，心、肝失于濡养，君相火旺，可致不寐；脾主思，若思虑过度，可使脾气升降失司，形成气结或气滞，形成不寐；脾藏意，意不内守，则心为所动，亦可导致不寐。

2. 辨证论治

由于不寐的病因病机与心、肝、脾密切相关，故治疗以调治心肝为主，以养肝、镇肝、养心、镇心为法，并注重顾护脾胃。临床上主要根据脉象来决定是养、是镇。若脉象沉、细、弱者，用药则以养为主，可选用炒枣仁、柏子仁、龙眼肉、夜交藤、百合、五味子等以养心养肝安神；若脉象弦滑跃急者，则以镇为主，可选用龙骨、牡蛎、龙齿、磁石、珍珠粉、珍珠母等以镇心镇肝安神。临床上不寐以心阴不足、心脾两虚、肝胃郁热、痰热扰神四型居多，具体阐述如下：

（1）心阴不足型：心烦，失眠，入睡困难，同时兼有手足心发热，口渴，咽干，舌红或舌尖红，苔少，脉细数。方选天王补心丹加减，若阴虚较为明显，可酌加沙参、知母、龟甲或百合地黄汤等以滋阴清热。

（2）心脾两虚型：患者不易入睡，多梦易醒，或醒后再难入寐，伴有心悸、神疲、乏力，不思饮食，面色萎黄，舌质淡，苔薄白，脉细弱。方选归脾汤加减，若不寐较重者，可酌加合欢花、夜交藤以养心安神。

（3）肝胃郁热型：不寐，急躁易怒，口干口苦，口渴，烧心泛酸，舌红，苔黄，脉弦滑跃或弦数。方选丹栀逍遥散和柴胡疏肝散加减，可酌加珍珠粉、珍珠母、龙骨、牡蛎、龙齿、磁石等以重镇安神。

（4）痰热扰神型：不寐，心烦，口苦，头重，胸闷，恶心，嗳气，痰多，舌质偏红，苔黄腻，脉滑数。方选温胆汤加减。若心急、心烦明显，则加黄连、淡竹叶以清心除烦；若伴有胃脘部胀满不适、嗳气反酸，则加理气和胃抑酸之药，如香附、木香、苏梗、吴茱萸、瓦楞子、海螵蛸等。

（贾晨光）

## 附：从肝论治失眠经验

时下，因社会竞争不断加剧，工作节奏加快，以及人们日常生活欠规律等因素，失眠患者不断增多，失眠带来的危害越来越严重。短暂失眠可致头昏、头痛、食欲下降、精神不振和记忆力减退，而持续性失眠则易引起血压、血糖、血脂升高，导致心脑血管的并发症，甚至造成内分泌失调而促发精神疾病等。故而对失眠一症应引起高度重视。

王师认为不寐的病因以情志变化为主，病机为脏腑阴阳失调，气血失和。而肝脏有两方面生理功能：一是肝主疏泄，调畅气机，与人的精神情志密切相关；二是肝主藏血，血虚易致心失所养而失眠。故临证应辨清病变虚实，抓主证，治疗失眠侧重调肝。灵活应用"柔肝""平肝""补肝"三法。

### 1. 柔肝

患者多因郁闷、精神受到刺激或有精神创伤史，情志不舒，肝气郁结，气血运行不畅，气机失调，内扰神志而不寐。证见失眠多梦，郁郁寡欢或急躁易怒，善太息，两胁胀满疼痛，纳差，舌淡红苔薄白，脉弦，治以柴胡疏肝散加减。方中柴胡功善疏肝解郁为君；香附理气疏肝而止痛，川芎活血行气以止痛，二药相合，助柴胡以解肝经之郁滞，并增行气活血止痛之效，共为臣；陈皮、枳壳理气行滞，芍药、甘草养血柔肝，缓急止痛，均为佐药；甘草调和诸药，为使药。

2. 平肝

患者多因气郁日久，化火伤阴，或素体阴亏，又遇郁怒受惊，致阴不制阳，肝阳上亢，肝不藏魂而不寐。证见头痛，头昏晕，耳鸣耳聋，情绪容易激动，面部烘热，口燥咽干，睡眠不足，舌质红，脉弦长有力，寸关浮跃。方用镇肝熄风汤加减。方中怀牛膝归肝肾经，入血分，性善下行，故重用以引血下行，并有补益肝肾之效，为君。代赭石之质重沉降，镇肝降逆，合牛膝以引气血下行，急则治其标；龙骨、牡蛎、龟板、白芍益阴潜阳，镇肝息风，共为臣药。玄参、天冬下走肾经，滋阴清热，合龟甲、白芍滋水以涵木，滋阴以柔肝；以茵陈、川楝子、生麦芽清泄肝热，疏肝理气，以遂其性，以上俱为佐药。甘草调和诸药为使。

3. 养肝

久病体虚，肝阴血不足，则魂不守舍；心失所养，加之阴虚生内热，虚热内扰，故心悸不安，虚烦而不寐。证见心悸不安，头目眩晕，咽干口燥，舌红，脉弦细。方用酸枣仁汤加减。方中重用酸枣仁为君，以养血补肝，宁心安神。茯苓宁心安神；知母滋阴润燥，清热除烦，共为臣药。佐以川芎之辛散，调肝血而疏肝气，辛散与酸收并用。甘草和中缓急，调和诸药为使。

此外，辨证治疗失眠用药应紧密结合舌苔脉象，进而加减用药。即舌淡红，苔薄白的患者要益气养阴安神，如太子参、沙参、麦冬、柏子仁等；舌淡白者要益气养血安神，如黄芪、当归、龙眼肉等；舌尖红，苔白腻，或黄腻者，要清热燥湿，理气化痰，如黄连温胆汤等；脉沉细，要养心安神，选用炒酸枣仁、柏子仁、龙眼肉等；脉弦，要柔肝安神，选用白芍、合欢皮等；脉跃要平肝安神，选用龙齿、龙骨、珍珠母等。

（付晓双）

## 第十三节　代谢综合征

代谢综合征是一种合并有高血压以及葡萄糖与脂质代谢异常的综合征，伴有低密度脂蛋白升高和高密度脂蛋白胆固醇降低。代谢综合征是多种代谢成分异常聚集的病理状态，是一组复杂的代谢紊乱症候群，是导致糖尿病、心脑血管疾病的危险因素，其集簇发生可能与胰岛素抵抗有关，目前已成为心内科和糖尿病医师共同关注的热点，国内外至今对它的认识争议颇多。现将王师辨治经验介绍如下。

### 一、典型医案

**医案 1**

患者贾某，男，50 岁，汉族，已婚，工人。

初诊日期：2017 年 12 月 11 日。

主诉：阵发性胸骨后疼痛 20 余天。

现病史：患者 2017 年 11 月 20 日因阵发性胸骨后疼痛，就诊于北京某三甲专科医院，诊断为冠心病。予口服硝酸异山梨酯片 10mg，每日三次，舌下含服；替米沙坦胶囊 40mg，每日一次；阿司匹林肠溶片 100mg，每日一次；酒石酸美托洛尔片 12.5mg，每日两次，效果欠佳。刻下症见：阵发性胸骨后疼痛，眠安，有时头晕，耳鸣，口干苦饮不多，纳少，大便调，小便正常，舌质略暗，苔白腻，舌下轻度瘀血，脉沉细滑数。

既往史：有高血压病 10 年余，脑梗死史 7 年余，冠心病

20余天。有吸烟饮酒史。否认其他病史。否认药物过敏史。

辅助检查：2017年11月14日，颈动脉超声：颈动脉硬化伴有右侧斑块形成。心电图：左室高电压，S-T轻度改变。血脂化验：总胆固醇7.01mmol/L，甘油三酯15.98mmol/L，血糖6.54mmol/L，尿酸425μmol/L。丙氨酸氨基转移酶46.1U/L；谷氨酰转肽酶250 U/L。尿常规：蛋白（±）。2017年11月20日：北京某三甲专科医院冠脉CTA：左前降支（LAD）近中段50%~75%狭窄；左回旋支（LCX）近段50%~75%狭窄；右冠状动脉（RCA）<50%狭窄。超声心动：双房增大，室间隔基底部增厚，主动脉增宽，二尖瓣反流，左室舒张功能减低。

西医诊断：冠心病，代谢综合征。

中医诊断：胸痹心痛病，湿热内蕴、痰瘀痹阻证。

辨证分析：患者男性，50岁，体态肥胖，年已半百，脏腑功能减弱，平素肥甘厚味，饮酒吸烟，运化乏力，湿邪内生，郁久化热，湿热内蕴，则口干苦饮不多，苔腻，导致血脂、血糖、尿酸均升高。湿热不化，蕴久成痰，痰滞脉络，血行不畅，形成痰瘀痹阻则导致胸痹心痛和中风。其舌暗，苔白腻，舌下轻度瘀血，脉沉细滑数，为湿热内蕴，痰瘀痹阻之象。

治法：清热化痰，利湿通络。

方药：半夏泻心汤加减。

| | | | |
|---|---|---|---|
| 川黄连15g | 黄芩15g | 清半夏10g | 干姜4g |
| 党参10g | 陈皮6g | 生甘草6g | 生山楂15g |
| 荷叶10g | 虎杖15g | 茵陈30g | 焦神曲15g |
| 三七4g<sup>冲</sup> | 龙胆6g | 车前草20g | 泽兰15g |
| 泽泻15g | 秦皮10g | 威灵仙15g | |

7剂，水煎，每日1剂，早晚2次温服。

注意事项：嘱其饮食清淡，忌辛辣厚味。

二诊：2017 年 12 月 18 日。

患者阵发性胸痛近日未再发作，口苦不显，舌质略暗，苔白腻，舌下轻度瘀血，脉沉细滑数。前方加红曲 10g，五谷虫10g，7 剂，水煎服。

三诊：2017 年 12 月 25 日。

患者近日胸痛未作，背部酸痛，有时耳鸣，眠安，舌质略暗，苔白腻，舌下轻度瘀血，脉沉细滑数。守 2017 年 12 月 18日方，7 剂，水煎服。

四诊：2018 年 1 月 2 日。

患者胸痛消失，耳鸣不明显，背部酸痛好转，舌质略暗，苔白腻，舌下轻度瘀血，脉沉细滑数。2017 年 12 月 25 日方改三七 3g（冲），7 剂，水煎服。

五诊至十一诊：期间处方略有加减。2018 年 3 月 18 日复查，丙氨酸氨基转移酶 69.4U/L，谷氨酰转肽酶 280U/L，甘油三酯 3.06mmol/L，血常规、血糖、肾功能、电解质、C 反应蛋白均正常。

患者近期无特殊不适，舌略暗，苔白腻，舌下轻瘀血，脉沉细滑数。

方药：

| | | | |
|---|---|---|---|
| 黄连 15g | 黄芩 15g | 清半夏 10g | 干姜 4g |
| 党参 10g | 陈皮 6g | 生甘草 6g | 生山楂 15g |
| 荷叶 10g | 虎杖 15g | 茵陈 30g | 焦神曲 15g |
| 三七 3g$^{冲}$ | 泽泻 15g | 秦皮 10g | 威灵仙 15g |
| 红曲 10g | 五谷虫 10g | 赤芍 30g | |

7 剂，水煎服。

[按语]

半夏泻心汤出自东汉张仲景《伤寒论·辨太阳病脉证并治下》，方由半夏、黄芩、干姜、人参、炙甘草、黄连、大枣七味药组成。方中半夏、干姜性温气燥，能开痞燥湿；黄芩、黄连苦寒能清热泻火燥湿；人参、甘草、大枣甘温能益气健脾。此方为王师临床治疗中气虚弱，寒热错杂，升降失常所致病证的常用方剂。

本案辨证属湿热内蕴，痰瘀痹阻，有高血压、脑梗死等病史多年，其检查结果显示总胆固醇、甘油三酯、血糖、尿酸均升高，出现了代谢综合征，故选用半夏泻心汤，辛开苦降，使脾胃功能恢复正常，湿热得清，痰热得除，血脉通畅，诸症好转。

患者二诊后阵发性胸痛未再发作，口苦不明显，在原方基础上加红曲 6g，五谷虫 10g，二者合用为王师临床中常用降脂药对，五谷虫咸寒，入脾胃经，清热消滞；红曲甘温，入脾胃经，健脾消食，活血化瘀。二药配伍，寒温并用，相辅相成，健脾消食，取其"消膏降浊"之意。

王师应用半夏泻心汤方证相应，故首诊治疗后胸痛症状消失，此后，在半夏泻心汤基础上加减治疗前后共十一诊（3个月）后总胆固醇、尿酸、血糖均恢复正常，甘油三酯由 15.98mmol/L 下降到 3.06mmol/L。

冠心病同时伴有代谢综合征，临床诊治中要坚持辨证论治，不可一味活血化瘀。血糖、血脂、尿酸均升高，乃脾之运化功能异常，用半夏泻心汤辛开苦降，升清降浊，用茵陈、虎杖、车前草清热利湿，恢复中焦的运化之职，如此痰热祛、湿热清，血脉得以畅通而收功。

（赵海燕、何昌生）

**医案 2**

患者李某，男，23 岁，汉，未婚，职员。

初诊日期：2017 年 10 月 23 日。

主诉：疲乏 2 年余。

现病史：疲乏2年余，刻下症见：疲乏失眠，口不干，纳可，进肉食则腹泻，日1~2次，尿正常。舌色淡红，舌苔薄白，有裂纹，舌下络脉郁滞，脉沉细。

既往史：转氨酶升高4年。发现高血压2周，卫生院测血压150/100mmHg，口服缬沙坦分散片80mg，每日1次。

辅助检查：测BP 150/110mmHg。2017年10月18日，腹部超声：中度脂肪肝；生化：谷丙转氨酶94.4U/L，血糖6.06mmol/L，总胆固醇6.1mmol/L，低密度脂蛋白4.78mmol/L，尿酸460.8μmol/L；肿瘤标记物正常；乙肝五项、丙肝抗体阴性。血常规：白细胞$10.5×10^9$/L。

西医诊断：代谢综合征。

中医诊断：虚劳病，湿热内蕴证。

辨证分析：患者青年男性，职员，工作中久坐，平素缺乏锻炼，饮食生冷肥甘，致脾胃虚弱，脾虚失运，水液代谢失常，日久酿湿生热，湿热阻滞气机，故而疲乏；患者经常熬夜，耗伤阴津，故舌上可见裂纹；脾胃虚弱，运化腐熟功能受损，故进肉食则腹泻；湿热阻滞，气机运行不畅，致血行瘀滞，故舌下络脉郁滞。综观舌脉症，本病属虚劳病，辨证为湿热内蕴，证属本虚标实。

治法：清热化痰，活血通络。

方药：茵陈五苓散加减。

| | | | |
|---|---|---|---|
| 茵陈30g | 猪苓15g | 茯苓15g | 泽兰15g |
| 泽泻15g | 白术10g | 生山楂15g | 秦皮10g |
| 远志12g | 威灵仙15g | 石菖蒲10g | 炒枣仁30g |
| 虎杖10g | 丹参15g | 郁金12g | 枳壳10g |

7剂，日1剂，早晚分服。

注意事项：嘱患者适当活动，低盐、低脂、糖尿病饮食，避免熬夜及情绪激动。

二诊：2017 年 10 月 30 日。

患者疲乏好转，仍失眠，舌微红，舌下郁滞，苔薄黄腻，脉沉细数。检查：BP 90/65mmHg。服药后患者疲乏好转，仍失眠，考虑工作压力大，肝郁脾虚，心神不宁。

上方炒枣仁改为 50g。7 剂，日 1 剂，早晚分服。嘱患者进行生活方式调整：科学饮食、减腹围、戒烟限酒、适当的身体锻炼、调整情绪、减轻社会心理压力。

三诊：患者疲乏进一步减轻，效不更方，但仍失眠，故炒枣仁予加至 60g 以安神。

四诊：2017 年 12 月 20 日。

患者服上方 1 月，无明显不适，眠安，大便不畅，日 1 次。舌色淡红，舌苔薄白，有裂纹，舌下郁滞，脉沉细。BP 120/90mmHg。

2017 年 12 月 14 日复查生化：谷丙转氨酶 61U/L，甘油三酯 1.88mmol/L，高密度脂蛋白 0.85mmol/L，尿酸 440.46μmol/L。胆固醇、低密度脂蛋白已经正常。

患者大便不畅，余无明显不适，结合舌脉症，主证仍为湿热内蕴。排便不畅，为胃肠湿热积滞。

上方改炒枣仁为 30g，加枳实 10g，7 剂，日 1 剂，早晚分服。

反复向患者进行健康宣教，进行生活方式的干预，帮助其建立健康的生活方式。

[按语]

代谢综合征是以腹型肥胖、高血压、血脂异常、糖代谢异常、微量白蛋白尿以及高尿酸血症等多种疾病状态在个体聚集为特征的一组临床症候群，是以多种物质代谢异常为基础的病理生理改变，存在多个致动脉粥样硬化危险因素，最终导致心脑血管疾病的发生和发展。故而早发现早干预至关重要。

本例患者青年男性，23 岁，因不健康的工作生活方式导致本病，就诊时血压明显升高，肝功能、血糖、血脂、尿酸均异常，患心脑血管疾病风险较大，故暂予缬沙坦分散片口服降压，同时配合健脾胃祛湿热方剂口服。

首诊方中以茵陈五苓散为主方清利湿热，患者有耗伤阴津之象，故去桂枝恐阴伤更甚；进肉食腹泻，故加生山楂、荷叶、枳壳健脾祛湿助消化；石菖蒲、远志、炒枣仁化湿安神；秦皮、威灵仙为降尿酸经验对药；患者舌下郁滞，为舌下粟粒样淡黄色结节，为瘀血早期表现，故加丹参、虎杖、郁金以化瘀。

二诊时，患者疲乏好转，结合当前舌脉症，其主证仍为湿热内蕴，故以健脾胃祛湿热方为基础加减；失眠，加大炒枣仁剂量。

三诊时患者疲乏进一步减轻，但仍失眠，故再次加大炒枣仁剂量安神。

四诊因患者排便不畅，选用枳实用意有二：一则理气以助气机调畅，一则消积以助排便；《名医别录》中载枳实除胸胁痰癖，逐停水，破结实，消胀满，心下急痞痛逆气，胁风痛，安胃气，止溏泄，明目。目前患者诸症好转，无明显不适，化验指标转好，仍继续进行调理。

（付晓双）

## 医案 3

患者王某，男性，57 岁，工人。

初诊日期：2018 年 8 月 1 日。

主诉：形体肥胖伴血糖升高 2 年。

现病史：患者 2 年前出现肥胖、血糖升高。刻下症见：形体肥胖，有时失眠，视物欠清，口不干，便溏，1~2 次/日，小便正常。舌胖大，舌尖红苔白腻，舌下轻度瘀血，脉沉细数。

既往史：高血压病 3 年，血压最高 160/90mmHg，口服氨氯地平 5mg，每天一次；血糖高 2 年，空腹血糖 7~8mmol/L，未服用降糖药，平素嗜烟酒肥甘厚味。

辅助检查：生化：血糖 14.55mmol/L，甘油三酯 1.72mmol/L，肝肾功能、心肌酶、电解质正常，同型半胱氨酸、血流变、血常规、C 反应蛋白正常，糖化血红蛋白 9.5%。腹部超声：中度脂肪肝。眼科会诊结果：双眼白内障。测血压 130/84mmHg，身高 170cm，体重 92kg，BMI 31.8kg/m$^2$，腹围 113cm。

西医诊断：代谢综合征，高血压，2 型糖尿病，高脂血症。

中医诊断：肥胖，脾虚胃热证。

辨证分析：患者中年男性，平素工作压力大，饮食不节，嗜烟酒肥甘厚味，过食少动，日久损伤脾胃，脾胃运化失司，导致脾胃气机壅滞，使水谷精微难以转输，堆积体内，蕴而化热而致痰浊内停，形体肥胖。脾虚不能运化水湿，大便稀溏。结合舌胖大，舌尖红，苔白腻，舌下轻瘀，脉沉细数。辨证为脾虚胃热证，虚实夹杂。

因患者血糖水平较高，建议住院治疗，患者拒绝住院，坚持中药治疗。

治法：辛开苦泄。

方药：半夏泻心汤加减。

| | | | |
|---|---|---|---|
| 川黄连 30g | 黄芩 30g | 干姜 5g | 甘草 6g |
| 党参 30g | 清半夏 10g | 远志 12g | 石菖蒲 10g |
| 丹参 15g | 荷叶 10g | 生山楂 15g | 菊花 10g |
| 桑叶 30g | 白术 15g | 茯苓 15g | |

7 剂，配方颗粒，温水冲服。

二诊：2018 年 8 月 8 日。

患者服 7 剂药后大便已成形，夜寐安，舌淡红，苔白腻，舌下轻瘀，脉沉细数，效不更方，前方继服，嘱患者改良生活方式，戒烟戒酒，规律作息，糖尿病饮食控制，适量运动。

此后患者复诊均无不适症状，随症加减去石菖蒲、远志，加生黄芪 15g 益气健脾，改丹参 20g。1 个月后监测空腹血糖 8mmol/L，餐后 2 小时血糖 9～11mmol/L。3 个月后复查肝肾功能、血脂、血常规均正常，空腹血糖 6.51mmol/L，糖化血红蛋白 6.3%，体重下降 6kg，腹围 107cm。

[按语]

代谢综合征是以中心性肥胖或超重，致动脉粥样硬化性血脂紊乱、高血压、糖尿病或糖耐量异常以及胰岛素抵抗为主要临床表现的一组症候群。与心脑血管疾病的发生紧密相关，是一系列心脑血管疾病危险因素的聚集状态。中医并无"代谢综合征"这一病名，代谢综合征临床多表现为形体肥胖、口甘口黏、困倦乏力、头晕沉、胸脘痞闷、大便溏滞不爽，舌苔腻，脉弦滑或濡；或仅表现为形体肥胖，舌苔腻。根据其临床表现，可归属于中医"肥满""湿阻""消渴""胸痹""胁痛""眩晕""头痛"等范畴。一般认为代谢综合征的中医病机是素体肥胖，或饮食不节，嗜食肥甘厚味，情志不畅，损伤脾、肺、肾之气，酿生痰湿，阻滞气机，化瘀阻络，导致以痰湿（痰热）、血瘀、火热为标，脾虚、气虚、阴虚为本的顽症。王师指出现代人随着生活水平的提高，生活方式和饮食结构发生了很大变化，加之生活工作压力大，常常多食少动，进食过多肥甘厚味，"饮食自倍，脾胃乃伤"，饮食过剩，壅滞中焦之气，日久损伤脾胃，脾胃运化失司，导致脾胃升降枢机不利，使水谷精微难以转输，堆积体内。多食肥甘，肥者令人内热，甘者令人中满，阻碍中焦气机，蕴而化热而致痰浊内停，最终为湿、为浊、为脂，表现为形体肥胖。王师临证时常常抓住肥胖这一病证表现，从调整脾胃升降，运转枢机入手，临床擅长使用辛开苦降法治疗本病，疗效显著。

辛开苦降法是张仲景宗《内经》之说，首创的一种治疗方法，又称为辛开苦泄法，是将辛温与苦寒两种不同性味的药物有机结合，巧妙配伍，治疗疾病的一种独特方法。《素问·阴阳应象大论》指出"气味辛甘发散为阳，酸苦涌泄为阴"，说明辛苦两类药物由于性味不同代表着截然不同的阴阳属性，辛善于升发宣散，属阳；苦能降逆泄下，属阴。张仲景以辛温之半夏、干姜与苦寒的黄连、黄芩为主组成半夏泻心汤及其类方。半夏泻心汤为辛开苦降的代表方，功以和胃降逆，散结消痞。主寒热中阻，胃气不和，心下痞满不痛，或干呕，或呕吐，肠鸣下利，舌苔薄黄而腻，脉弦数者。方中半夏、干姜味辛性温，行走通散，可助脾气上升，开泄湿浊，畅通气机。黄连、黄芩苦寒沉降，下气燥湿，两味苦寒药，既可遏制辛燥药化热，又可除中焦内蕴之湿热。王师临证多加大黄连、黄芩用量，现代药理研究表明，黄连有增加胰岛素敏感性，降低血糖的作用。脾气虚，运化失司，党参、甘草健脾和中，加白术、茯苓等健脾化痰利湿，脾旺湿去，则痰无以生，且白术有降糖之功，能促进胃肠分泌，促进血液循环。加石菖蒲、远志化痰开窍，健脾安神。丹参、荷叶、生山楂消积降脂化瘀。桑叶、菊花清肝明目，同时又有降压、降脂、降糖、减肥的作用。凡因寒热互结于心下，胃气不和，见证如上所述者，均可用之。

（王卫华）

## 二、临证备要

代谢综合征的核心是胰岛素抵抗。内脏脂肪堆积是代谢综合征的重要特征，也是导致胰岛素抵抗的主要原因。多种危险因素聚集者临床预后不良的危险大于仅有一种危险因素患者，而且其效应不是简单相加，而是协同加剧。代谢综合征使发生卒中、糖尿病和冠心病与其他心血管病的风险明显增加。

本病的治疗和预防不能单纯地依赖药物，要积极采取包括生活方式干预、饮食控制、运动疗法在内的综合措施，有针对性地预防和阻断代谢综合征的恶性循环链，可以节约大量医药费开支，减轻个人、家庭和社会负担，对于提高人民健康水平具有重要意义。

治疗的目标是减轻体重，降低胰岛素抵抗、减轻高胰岛素血症，改善脂代谢异常和高凝状态，以减少 2 型糖尿病和心脑血管病的发生及死亡的危险性。药物治疗主要是消除脂毒性、保护 β 细胞功能，纠正血脂异常，恢复内皮细胞功能及起到抗炎作用。

中医认为代谢综合征主要与脾、肝、肾三脏相关，本虚标实，围绕虚、湿、痰、瘀而发病，气滞是发病的重要环节之一。中医治疗主要是对机体进行整体调理，扶正祛邪，使其尽快恢复生理的动态平衡。在临证中首先要进行健康宣教和关于生活方式的干预，了解患者的日常饮食、行为、生活习惯、社会心理压力等，然后为其制定个性化的生活处方，帮助建立健康的生活方式。体重控制极其重要，只有体重的下降达到 7% 以上后，患者体内的各种成分的代谢紊乱才能得到改善。其次，进行辨证论治，具体可以从以下六方面入手，遣方用药。

1. 肝阳上亢

证候：头痛头胀，眩晕耳鸣，颜面红赤，口苦心烦，舌红苔薄黄，脉弦有力等。

治法：平肝潜阳，清火息风。

方药：天麻钩藤饮加减。

2. 肝肾阴虚

证候：头晕目眩，腰酸腿软，五心烦热，失眠耳鸣，口干不欲饮，舌质干红少苔或无苔，脉弦细等。

治法：滋肾养肝。

方药：知柏地黄丸加减。

3. 阴阳两虚

证候：四肢不温，伴乏力，腰酸，头痛耳鸣，心悸，舌淡苔白，脉弦细。

治法：育阴助阳。

方药：偏肾阳虚者，右归丸加减。偏肾阴虚者，左归丸加减。

4. 痰湿中阻

证候：头痛头沉，头晕目眩，视物不清，腹部胀满，口中黏腻，大便不爽，舌淡胖有齿痕，苔白腻，脉弦滑等。

治法：健脾除湿化痰。

方药：半夏白术天麻汤加减。

5. 湿热内蕴

证候：身重困乏，头昏思睡，心中烦急，口气浓重，腹胀，便黏，舌红苔黄腻，脉滑数等。

治法：清热利湿。

方药：三仁汤加减。

6. 瘀血内停

证候：头痛固定，胸部刺痛，眩晕耳鸣，肢体麻木，舌暗红有瘀点、瘀斑或舌下络脉瘀血，苔薄白，脉涩等。

治法：活血化瘀。

方药：血府逐瘀汤加减。

代谢综合征的六个证型是相对的，有的患者可以归纳为一个证型，有的可有兼夹，而在临床实践中，又以痰湿中阻证、湿热内蕴证为多见，且常常伴有不同程度的瘀血。其中肝肾阴虚、阴阳两虚多见于老年人。此外，证型也是有阶段性的，随着病情的发展、药物的作用等而发生变化，所以治疗不可拘泥一证一方，不可机械沿用某一治疗原则，应该灵活变通。至于中药药理学的研究成果也应以中医理论为指导，参考选用。

（何昌生）

## 第十四节 痤 疮

痤疮是一种累及毛囊皮脂腺的慢性炎症性皮肤病，好发于头面部、颈部、前胸、后背等皮脂腺丰盛处，以散在性丘疹、脓疱、结节及囊肿等皮损为临床特点。痤疮属中医"肺风粉刺"。现将王师辨治痤疮经验介绍如下。

### 一、典型医案

患者殷某，女，28 岁，已婚，售货员。

初诊日期：2013 年 10 月 10 日。

主诉：面部痤疮 5 月余。

现病史：患者 5 个月前无明显诱因出现颜面部痤疮，痒痛。刻下症见：颜面部痤疮，痒痛，有结节、脓疱，面部皮肤油滑光亮，口渴喜饮，时有心烦，大便干结，小便调，纳可，睡眠正常。舌尖红，苔薄黄腻，脉弦滑数。

西医诊断：痤疮。

中医辨证：粉刺，肺胃蕴热证。

治法：疏风清热解毒。

方药：枇杷清肺饮合五味消毒饮加减。

| | | | |
|---|---|---|---|
| 金银花 15g | 连翘 10g | 荆芥 10g | 野菊花 15g |
| 枇杷叶 10g | 防风 10g | 苏叶 10g | 桑白皮 10g |
| 紫花地丁 20g | 甘草 6g | 黄连 6g | 蒲公英 20g |
| 白花蛇舌草 15g | 牡丹皮 10g | 酒大黄 6g | |

7 剂。

同时嘱患者饮食清淡，多吃蔬菜、水果，忌食辛辣油腻，用温水洗脸。

二诊：2013 年 10 月 17 日。

患者面部痤疮、痒痛、面部油腻减轻，无新发痤疮。舌尖红，苔薄黄，脉弦滑数。因患者正值经期，经血色暗红有血块。

前方减大黄，加泽兰 10g，益母草 30g，7 剂。

三诊：2013 年 10 月 24 日。

患者面部痤疮、痒痛及面部油腻明显减轻，舌尖略红，苔白，脉弦滑。

二诊方加皂角刺 10g，夏枯草 10g，当归 10g，赤芍 15g，7 剂。

四诊：2013 年 10 月 31 日。

患者面部痤疮明显好转，无痒痛，继服前方 7 剂。后又坚持治疗一个月，患者面部痤疮消退，无复发。

**[按语]**

患者素体偏盛，加之过食辛辣厚味，湿热蕴结，复受风邪，邪热上蒸颜面而致痤疮，正所谓"郁乃痤"。故治疗以疏风清热解毒为法，方用枇杷清肺饮合五味消毒饮加减，合荆芥、防风、苏叶以疏散风热，白花蛇舌草清热解毒，丹皮凉血清热，大黄通下解毒。王师依据病情辨证施治，随症加减。在患者月经期去掉活血逐瘀之峻药大黄，加泽兰、益母草以活血通经。在治疗中后期加皂角刺、夏枯草、当归、赤芍以养血活血，消肿散结，促进溃后痤疮的愈合。

## 二、临证备要

### 1. 病因病机

痤疮好发于青年人，王师认为年轻人素体阳热偏盛，或值青春期阳气亢盛，肺经蕴热，加之工作、学习压力大，饮食不节，嗜食辛辣、肥甘厚味，贪凉饮冷，而运动锻炼过少，导致机体内功能失调，气血失和，湿热互结，上蒸颜面而致痤疮，正所谓"郁乃痤"。湿热郁久则易化毒；湿热又易阻滞气机，热灼津液，易生血瘀、痰浊。因此素体偏盛是本病发病的内因，饮食不节、起居失常、血分有热则是致病的条件，血郁痰结可加重病情。总之，本病的病机要点是湿热为本，毒瘀痰结为标。

2. 辨证要点

对于本病，王师强调首先应辨明发病部位，其次要辨清皮损特点。正如喻昌所言："治病必先识病，识病然后议药，药者所以胜病者也。"

（1）辨部位：痤疮的发生与肺、胃、脾、肝、任督二脉密切相关。肺开窍于鼻，皮损在鼻颊沟、鼻尖，多与肺有关；足阳明胃经，络脾，循鼻挟口，环唇，止于前额，口周属脾，前额属胃；足少阳胆经，络耳、出耳、下颊，颊部属肝；任脉经沿胸上行，止于面部，胸部属任脉；督脉经沿脊柱上行，止于面部，背部属督脉。由此可见皮损发生于前额与胃有关，在口周与脾有关，在面颊两侧与肝有关，发于胸背部与任督二脉有关。

（2）辨皮损：痤疮的基本皮损有粉刺、结节、脓疱、囊肿等。皮损初起一般为针头大小的毛囊性丘疹，或为白头粉刺、黑头粉刺。若感染可成红色小丘疹，顶端可出现脓疱，愈后可留暂时性色素沉着或留下凹陷性疤痕。严重者成聚合性、结节型、囊肿型，甚至破溃形成窦道和疤痕，或成橘皮样改变，常伴皮脂溢出。从病因而论，粉刺以肺经湿热郁滞为多，脓疱则因偏食辛辣、肥甘厚腻之物致使热毒炽盛、循经上壅于面、胸而成。

3. 辨治经验

面部痤疮可分为初期、脓成期、溃脓期，王师认为，初期痤疮应用疏散法，如荆芥、防风、苏叶等；成脓期痤疮应用清热解毒排脓法，如五味消毒饮、生薏苡仁、白花蛇舌草、皂角刺、夏枯草等，同时配合凉血清热之药，如丹皮、赤芍、侧柏叶等；溃脓期则以普济消毒饮，五味消毒饮等为主加减。但面部痤疮经常此起彼伏，往往是初期、脓成期、溃脓期三期并存，经久难愈，很难将三期截然划分。因此治疗上，应兼顾三期，才会取得更好的疗效。

王师治疗面部痤疮的常用方为枇杷清肺饮合五味消毒饮加减，同时配合疏散、凉血清热之药。王师认为年轻人往往存在心肝火热偏盛的情况，根据实际情况酌加清心平肝之药，如黄连、黄芩、淡竹叶、野菊花等。

（贾晨光）

## 第十五节　更年期综合征

更年期综合征系指由于更年期精神心理、神经内分泌和代谢变化，所引起的各器官系统的症状和体征综合症候群。人类寿命的高龄化是现代社会的重要发展趋势。因此更年期和绝经后妇女的健康保健和疾病防治，则是妇产科医生乃至整个社会所面临的重要任务。

更年期综合征在中医学亦有称"经断前后诸证"。多因妇女将届经断之年，先天肾气渐衰，任脉虚，太冲脉衰，天癸将竭，导致机体阴阳失调，或肾阴不足，阳失潜藏；或肾阳虚衰，经脉失于温养而出现一系列脏腑功能紊乱的症候。王师根据多年临床经验辨证施治，取得了较好治疗效果，现总结如下：

### 一、典型医案

**医案1**

患者李某，女，53岁，医生。

初诊日期：2016 年 7 月 4 日就诊。

主诉：烘热汗出 5 个月。

现病史：患者 5 个月前无明显诱因出现烘热汗出。刻下症见：烘热汗出，时感头痛，头晕，失眠来诊，近一周口干渴饮，咽部不适，着急则咽堵，平素无明显怕冷怕热，纳食可，二便调。

既往史、月经史：正常，停经 1 年。

查体：BP 110/80mmHg，咽略红，扁桃体不大。舌质偏红，有裂纹，苔薄白，脉沉细。

辅助检查：血糖、血脂、肝功、肾功均正常。

西医诊断：更年期综合征。

中医诊断：经断前后诸证，肾阴阳两虚证。

治法：益肾阴，温肾阳，泻虚火，佐以清热利咽安神。

方药：二仙汤加减。

| | | | |
|---|---|---|---|
| 仙茅 3g | 知母 12g | 淫羊藿 3g | 黄柏 12g |
| 黄连 6g | 麦冬 15g | 北沙参 40g | 天花粉 30g |
| 玄参 20g | 桔梗 6g | 生甘草 6g | 川芎 10g |
| 羌活 10g | 菊花 15g | 锦灯笼 10g | 浙贝 15g |
| 合欢皮 20g | | | |

4 剂。

二诊：口干明显减轻，咽部不适消失，烘热汗出减轻，头晕头痛次数减少，症状减轻。

上方去桔梗、浙贝母、锦灯笼。

继服 7 剂，上述症状完全消失，嘱坚持服用六味地黄丸 1 个月巩固疗效。

[按语]

中医认为更年期综合征是肾气不足，天癸衰少，以至阴阳平衡失调造成。因此在治疗时，王师以补肾气、调整阴阳为主要方法。具体用药时又要注意，清热不宜过于苦寒，祛寒不宜过于辛热，更不要随便使用攻伐的药物。

更年期综合征除可应用中药调理外，还要注意生活起居、心理的调养，如生活应有规律，注意劳逸结合，保证充足的睡眠，但不宜过多卧床休息。身体尚好时应主动从事力所能及的工作和家务，或参加一些有益的文体活动和社会活动，如练气功和太极拳等，以丰富精神生活，增强身体素质。同时保持和谐的性生活。患者首先在心理上要明确，更年期是一个正常的生理变化过程，可持续几个月甚至几年，因此出现一些症状是不可避免的，不必过分焦虑，要解除思想负担，保持豁达、乐观的情绪。另外，亲属应在精神及生活上多给些安慰和照顾，避免精神刺激和过分激动。这样常可使症状减轻，甚至不治而愈。饮食方面应适当限制高脂肪食物及糖类食物，少吃盐，不吸烟，不饮酒，多食富含蛋白质的食物及瓜果蔬菜等。

（刘丽杰）

### 医案 2

患者蔡某，女，64 岁，门诊号：03782。

初诊日期：2009 年 12 月 13 日。

主诉：潮热汗出 13 年余。

现病史：患者 13 年前无明显诱因出现潮热汗出症状，时轻时重。刻下症见：潮热汗出，晚上多发，平素怯热，双腿酸软，耳鸣，面红赤，心烦失眠，口干，以舌根干明显，不欲饮水，纳可，夜尿频，大便不畅。

查体：BP 100/70mmHg，双肺听诊未闻及干湿性啰音，心界不大，心率 68 次/分，律齐，各瓣膜听诊区未闻及病理性杂音，双下肢无水肿。舌尖红，有裂纹，苔白，脉细滑。

辅助检查：甲状腺彩超提示甲状腺结节，甲状腺功能正常。

既往史：无特殊。

西医诊断：更年期综合征。

中医诊断：妇女绝经前后诸证，阴阳两虚证。

治法：滋阴壮阳。

方药：二仙汤加减。

| 淫羊藿 4g | 仙茅 4g | 肥知母 12g | 黄柏 12g |
| 巴戟天 6g | 当归 10g | 生地黄 30g | 熟地黄 30g |
| 沙参 40g | 川楝子 9g | 麦冬 10g | 枸杞子 15g |
| 金樱子 15g | 酸枣仁 30g | 黄连 10g | 怀牛膝 10g |
| 夏枯草 15g | | | |

4 剂，每日 1 剂，水煎，分早、晚 2 次口服。

以上症状服药后明显减轻，出院后门诊继续以上方为基础方加减治疗，2 周后康复。

[按语]

该患者属于现代医学之更年期综合征，以更年期妇女为主，由于卵巢功能减退，垂体功能亢进，分泌过多的促性腺激素，引起植物神经功能紊乱，从而出现一系列程度不同的症状。多因绝经期妇女将届经断前后，先天肾气渐衰，任脉虚，太冲脉衰，天癸将竭，导致机体阴阳失衡，或肾阴不足，阳失潜藏；或肾阳虚衰，经脉失于温养而出现一系列脏腑功能紊乱的症候。

王师认为其由肾气不足，天癸衰少，致阴阳平衡失调造成。因此在治疗时，以补肾气、调整阴阳为法，习用二仙汤加减治疗。即仙茅、淫羊藿、黄柏、知母为基本方进行加味。在诊疗中注意各药物之比例关系，结合此患者存在肝火，故加地黄生熟两用，各取其优势，夏枯草清肝，酸枣仁性酸敛肝安神，枸杞子养肝阴，牛膝用怀补肝肾兼引热下行。

（何昌生）

### 医案3

患者李某，女，46 岁。

初诊日期：2010 年 5 月 23 日。

主诉：潮热汗出 5 年余。

现病史：患者 5 年前开始出现潮热汗出不适。刻下症见：潮热汗出，平素怯冷，乏力，失眠，口干，不欲饮水，纳少，尿正常，大便溏。

查体：BP 100/70mmHg，双肺听诊未闻及干湿性啰音，心界不大，心率 70 次/分，律齐，各瓣膜听诊区未闻及病理性杂音，双下肢无水肿。舌淡红，边有齿痕，苔黄腻，脉沉细缓。

辅助检查：彩超示甲状腺结节，甲状腺功能正常。

既往史：无特殊。

西医诊断：更年期综合征。

中医诊断：妇女绝经前后诸证，阴阳两虚证。

治法：滋阴壮阳。

方药：二仙汤加减。

| | | | |
|---|---|---|---|
| 仙茅 4g | 淫羊藿 4g | 知母 12g | 黄柏 12g |
| 当归 12g | 巴戟天 6g | 远志 10g | 浮小麦 30g |
| 茯苓 20g | 薏苡仁 20g | 陈皮 10g | 清半夏 10g |

7 剂，每日 1 剂，水煎，分早晚服。

以上症状服药后明显减轻，继续用上方为基础调治 3 周，诸证基本消除。

**[按语]**

此患者乏力，纳少，便溏，舌淡红边齿痕，苔黄腻，脉沉细滑，反映了患者素体脾虚，脾失健运，湿邪内生，蕴久化热，湿热内蕴，故在二仙汤基础上加二陈汤健脾燥湿，再加薏苡仁清热利湿。

妇女绝经前后诸证单纯表现潮热汗出者不多，往往兼有其他证候，临床需要统筹兼顾，方能取得满意疗效。

（何昌生）

## 二、临证备要

更年期综合征临床可见月经不调，颜面潮红，烦躁易怒或忧郁，头晕耳鸣，口干便燥等，为肾阴虚证；若见月经不调，面白神疲，畏寒肢冷，腰脊酸痛，阴部重坠，纳呆便溏，为肾阳虚证；若月经不调，兼见颧红面赤，虚烦少寐，潮热盗汗，腰膝酸软，头晕心悸等，为肾阴阳俱虚等证候。

中医认为更年期综合征为肾气不足天癸衰少，以至失调造成。因此在治疗时，以补肾气、调整阴阳为主要方法。王师在处方中常用减味二仙汤加减治之，调整阴阳。二仙汤组成为仙茅、淫羊藿、黄柏、知母、巴戟天、当归。可以温肾阳，补肾精，泻相火，调冲任。方中仙茅、淫羊藿、巴戟天温肾阳，补肾精；由于方中仙茅、淫羊藿（仙灵脾）二药为主，故名"二仙汤"。黄柏、知母泻肾火，滋肾阴；当归温润养血，调理冲任。全方配伍特点是壮阳药与滋阴泻火药同用，以适应阴阳俱虚于下，而又有虚火上炎的复杂症候。

王师在临床上，药量常用仙茅：知母为 1:3 或 1:4；淫羊藿：黄柏为 1:3 或 1:4，简名减味二仙汤，用于更年期综合征——妇女绝经前后诸证，即仙茅、淫羊藿、黄柏、知母为基本方进行加味。

加减应用：失眠心慌明显加合欢皮、百合；烦躁不安加生龙齿、珍珠母；血压高加益母草、夏枯草；腰痛加川续断、桑寄生；口苦躁怒加黄芩、栀子、龙胆草；舌青紫有瘀斑加桃仁、红花。偏肾阳虚加山萸肉、肉桂；偏肾阴虚者加生地黄、白芍等。

（何昌生）

## 第十六节 痛 风

痛风病，是一组与遗传有关的嘌呤代谢紊乱所致的疾病。痛风依病因不同可分为原发性和继发性两大类。现代医学认为原发性痛风缺乏病因治疗，不能根治，治疗痛风主要是迅速控制急性发作，预防复发，纠正高尿酸血症，预防尿酸盐沉积造成的关节破坏及肾脏损害，手术剔除痛风石，对毁损关节进行矫形手术，提高生活质量。中医辨治本病有独特的优势。

### 一、典型病案

患者张某，男，43 岁，职员。

初诊日期：2013 年 8 月 2 日。

主诉：双足第 1 跖趾关节红肿疼痛 1 月余。

现病史：患者 1 个月前饮酒后出现双足第 1 跖趾关节红肿疼痛，经中西医治疗疼痛缓解不明显。今来诊，刻下症见：双足第 1 跖趾关节红肿疼痛，痛不可触，双膝关节不灵活，行动不便，扶杖而行，步履缓慢，表情痛苦，纳差，寐可，小便黄，大便调，舌红，苔黄腻，脉弦滑。

西医诊断：痛风。

中医诊断：痹证，湿热痹阻证。

治法：清热利湿，通络止痛。

方药：自拟方。

水牛角粉20g<sup>冲</sup>　穿山甲5g　益母草20g　延胡索15g

威灵仙15g　　萆薢15g　　土茯苓20g　秦皮10g

生薏苡仁30g　蚕沙15g　　柴胡15g　　白芍15g

生甘草6g　　全蝎6g　　地龙15g　　蜈蚣5g

7 剂。

药后患者关节红肿疼痛大减，舌仍红，苔黄腻，脉弦滑，继服 14 剂后关节疼痛消失，体力大增，弃杖而行，继续加减调治 1 个月。电话随访，正在高铁建设工地上班。

[按语]

痛风病过去不多见，近年来发病明显增多，尤其是体检后发现高尿酸血症的很多。我们治疗病例不多，缺乏适当病例的观察，但有经典的指导，前辈的经验，个人的认识，中药的疗效还是肯定的。尽管西药的疗效明确，但副作用也不少，需要趋利避害。

王师治疗痛风病的用药经验如下：土茯苓、秦皮、威灵仙清热利湿，通利关节；芍药、甘草、延胡索缓急止痛；虫类药可选全蝎、地龙、蜈蚣，虫类搜风剔络，活血祛瘀。

（付晓双）

## 二、临证备要

痛风在中医学属于"痹证"等范畴，对本病的辨治经历了两千余年的发展。《素问·痹论》曰："风寒湿三气杂至合而为痹也，其风气胜者为行痹，寒气胜者为痛痹，湿气胜者为着痹也。"根据痛风的临床表现及发病特点，将其归属于"历节病""白虎病""白虎历节风""痹证""痛风"等范畴。

《内经》奠定了痹病辨治的理论基础，首先提出了风寒湿外邪与荣卫等内在因素"外内相合"致痹的病机，偏重风寒湿。《金匮要略》对痹病辨证论治有了进一步发展，张仲景尤其重视湿邪为患，明确了正虚要从肝肾而论，对痰、瘀在痹病形成中的作用，也有了最初的思想。魏晋隋唐是痹病临证实践与理论结合深化的时期，补充了毒邪致痹，将凉血解毒、清热解毒等法运用到痹病的治疗中，创立了犀角汤、独活寄生汤等方剂。宋金元是痹病全面发展与创新的时期，宋代医家把脏腑理论运用于痹病的辨证中。金元四大家更有新的突破,脾胃虚弱致痹、湿热致痹、痰浊致痹的论述对后世产生了深远的影响。明清是痹病辨治体系日臻成熟和完善的时期,温病学派的诞生,完善了湿热致痹、暑邪致痹等理论;同时,进一步发展了从经络和痰瘀辨治痹病。近现代痹病进入了中西医结合辨治的时期,此时痹病的理论体系不断丰富和明晰。

痛风病病因病机有三个方面:一为脾气素虚,先天禀赋不足,所谓百病从胎气得之;二是饮食不节,滋生湿热,湿热流注关节经络;三是感受外邪,侵袭经络,寒邪化热,灼津成痰,流窜肢节。其病位初起在关节经络,病久入肝、膀胱、脾、肾。病性属本虚标实,脾气虚弱及肾虚为本,湿热为标。湿、痰、瘀是本病的中心环节,故祛湿、化痰、消瘀为本病的基本治疗大法。后期多伤及脾肾之阳气,治疗当以扶正祛邪兼施为要。本病辨证分型有五:湿热痹阻、寒湿入络、痰瘀互结、膀胱湿热、脾肾阳虚。临床诊治过程应从关节痛、痰核、尿中砂石、舌脉等方面综合考虑,做到辨证准确、选方精当。王师辨治痛风病疗效显著,赢得了患者信赖。

(赵海燕)

## 第十七节 中 风

王师多年来潜心临床研究中风、消渴等疾病,在中西医结合诊治中积累了丰富的经验,认为只要辨证论治,抓住疾病之本,疗效往往立竿见影。

中风的病因病机主要在于肝阳化风,气血并逆,直冲犯脑。病机复杂,归纳为六因:①虚(阴虚、气虚);②火(肝火、心火);③风(肝风、外风);④痰(风痰、湿痰);⑤气(气逆);⑥血(血瘀、痰瘀)。又分外风(真中风、真风）——有外邪侵袭而引发者；内风（类中风、类风）——无外邪侵袭而发病，内风居发病多数。

王师辨治中风病以虚、火、风、痰、气、瘀等为主立法，治疗中强调辨证论治，并随症加减。伴痰热腑实，大便久结不下，适时通腑泻下，平肝通络，星蒌承气汤可用；肝胃火旺，躁扰不宁，阳明经多气多血，通过清胃火泻肝火，石膏重用，白虎汤可参；久病入络，全蝎、蜈蚣等虫类药入方，虫类搜风剔络，活血祛瘀，辅以扶正。在诊余王师还再三嘱咐患者及家属对中风危险因素的控制，以及保健小知识，包括控制血压血糖，戒烟酒，适当功能锻炼，保持情绪稳定，限盐保健康，不可盐重，适量饮茶以及按时服药等。

在著名专家教授的指导下，王师自拟处方研制的脑脉通口服液（天麻、钩藤、胆南星、水蛭等），用于治疗中风病风痰阻络证，临床疗效显著，发表了论文，培养了研究生，并获得了区科学技术进步奖，形成了密云区中医医院预防、诊治、康复中风病的独特优势。①未病先防：中风监测系列，筛查高血压、糖尿病等中风高危人群；②既病防变：早期干预，组织领导制剂室生产了脑脉通口服液、脑康口服液（大黄、石菖蒲、黄芪、川芎、水蛭、蜈蚣等）、化痰通腑液（瓜蒌、胆南星、大黄、芒硝等），三大马车并驾齐驱，为广大患者康复奠定了扎实基础；③病后助瘥：建立康复科配合功能锻炼，为中风患者扬帆再航全程保驾。

王师在实践中总结提高，逐步形成了密云区中医医院中风病中医药防治思路：①中风监测→高危人群干预；②中风患者→住院患者治疗脑脉通口服液、化痰通腑液、脑康口服液→康复等。

（何昌生）

## 典型医案

### 医案 1

患者李某，男，78 岁，病历号：34453。

会诊日期：2012 年 7 月 4 日。

主诉：左侧肢体活动不利 1 年余。

现病史：患者 1 年前无明显诱因出现左侧肢体活动不利，先后就诊多家医院，疗效欠佳。今来诊，刻下症见：左侧肢体活动不利，消瘦乏力，无寒热，口不干，纳可，大便不成形，日 3~4 次，尿不畅且频，眠安，体重 35kg。

查体：T 36.5℃，BP 110/70mmHg，双肺听诊未闻及干湿性啰音，心界不大，心率 74 次/分，律齐，各瓣膜听诊区未闻及病理性杂音，双下肢无水肿。神经系统：左侧肢体肌力 III 级，肌张力正常，右侧肢体正常。左下肢巴氏征阳性。舌偏红少苔，苔根黄腻，脉细弦滑。

辅助检查：头颅 CT 示脑梗死。

既往史：脑出血后遗症 1 年余。

西医诊断：再发脑梗死。

中医诊断：中风、中经络、阴虚风动，脾虚湿滞。

治法：滋阴息风通络。

方药：增液汤合参苓白术散加减。

| | | | |
|---|---|---|---|
| 生地黄 10g | 熟地黄 10g | 玄参 15g | 沙参 40g |
| 麦冬 10g | 太子参 20g | 白扁豆 10g | 茯苓 10g |
| 白术 10g | 莲子肉 10g | 薏苡仁 15g | 山药 15g |
| 全蝎 5g | 三七粉 3g | 王不留行 15g | 通草 6g |

7 剂，每日 1 剂，水煎，分早、晚 2 次口服。

二诊：2012 年 7 月 14 日。

患者服药后以上症状明显减轻，出院后配方颗粒门诊调理，渐渐体重增加至40kg，精神、体能转佳。

[按语]

本案以左侧肢体活动不利来诊，但患者明显消瘦，初步考虑肿瘤或者伴有其他疾病，但通过肿瘤标志物，胸片等排查未发现明显异常。最后家属请求王师会诊，要求服中药调补。

查病人后王师谓"壮火食气，少火生气也"。患者虽能食但日渐消瘦。一味进补则有害无益，必须补化兼施。

本案总的病因病机以阴虚风动为本，而出现肢体不利，舌偏红少苔；脾虚湿滞，表现为大便不成形，一日三四次，消瘦乏力；兼有下焦瘀滞，则尿不畅且频。故在诊疗中需要兼顾，即滋阴息风，健脾利湿，化瘀通络同步，不可偏废。加上常用之药对通草、王不留行清热利尿通窍，针对排尿不畅，效果满意。

（何昌生）

## 医案2

患者曹某，男，75岁。

会诊日期：2009年10月23日。

主诉：头晕、右侧肢体麻木伴活动不利10天，加重1天。

刻下症见头晕，右侧肢体麻木，活动不利，言语尚流利，咳嗽，咳少量白痰，无饮食呛咳，无恶心呕吐，偶有胸闷憋气，纳食减少，胃脘部不适，小便正常，大便可，夜寐欠安。

查体：BP 120/80mmHg，P 64次/分，精神差，双肺呼吸音粗，未闻及明显干湿啰音。心界不大，心律齐，各瓣膜听诊区未闻及病理性杂音。腹软，肝脾肋下未及。双下肢不肿。神经系统：右侧肢体肌力III级，肌张力正常，右上肢精细动作差，左侧正常。右下肢巴宾斯基征阳性。舌暗红，苔白厚，脉弦滑。

辅助检查：头颅 CT 示左侧基底节梗死。

既往史：咳嗽咳痰 5 年余。

西医诊断：脑梗死，慢性气管炎。

中医诊断：中风病，中经络，风痰阻络证。咳嗽病，痰湿阻肺证。

治法：息风化痰通络。

方药：半夏白术天麻汤加减。

| | | | |
|---|---|---|---|
| 半夏 10g | 白术 15g | 明天麻 10g | 川芎 10g |
| 远志 10g | 钩藤 6g | 石菖蒲 10g | 茯苓 30g |
| 地龙 20g | 甘草 10g | 焦三仙 30g | 橘红 10g |

嘱清淡饮食。

经治疗患者病情明显好转，1 周后出院，门诊续服中药调理。

**[按语]**

此患者头晕，右侧肢体麻木，活动不利，言语尚流利，咳嗽，咳少量白痰，偶有胸闷憋气，纳食减少，偶有胃脘部不适，夜寐欠安。舌暗红，苔白厚，脉弦滑。提示因风痰阻络导致中风头晕，治以息风化痰通络为法，予半夏白术天麻汤加味。重温此方，并在实践中观察临床疗效，多有感触。

半夏白术天麻汤，方证缘于脾湿生痰，湿痰壅遏，引动肝风，风痰上扰清空所致。风痰上扰，蒙蔽清阳，故眩晕；痰阻气滞，升降失司，故胸膈痞闷；痰湿阻肺故咳嗽咳痰；内有痰浊，则舌苔白腻；脉来弦滑，主风主痰。治当息风化痰通络。方中半夏燥湿化痰，降逆止呕；天麻平肝息风，而止头眩，两者合用，为治风痰眩晕头痛之要药。李东垣在《脾胃论》中说："足太阴痰厥头痛，非半夏不能疗；眼黑头眩，风虚内作，非天麻不能除。"故以两味为君药。以白术、茯苓为臣，健脾祛湿，能治生痰之源。佐以橘红理气化痰，俾气顺则痰消。使以甘草和中调药。综观全方，风痰并治，重在化痰，标本兼顾，但以化痰息风治标为主，健脾祛湿治本为辅。

（何昌生）

## 第十八节　口　疮

口疮，现代医学称为口腔溃疡，是指发生于口腔黏膜上单个或多个粟米至黄豆样大小不等的表浅性溃疡，呈圆形或卵圆形，溃疡面为凹面、周围充血的一种常见的口腔黏膜病变，具有周期性、复发性等特点，好发于唇、颊、舌缘等。口腔溃疡患者口腔黏膜受损，疼痛不适，影响患者心情，严重者影响进食。

### 一、典型医案

**医案 1**

患者王某，男，32 岁，职员。

初诊时间：2010 年 10 月 8 日。

主诉：口腔溃疡 2 周。

现病史：患者 2 周前出现口腔溃疡，口服牛黄清胃丸、外用意可贴未见明显好转，且溃疡逐渐增多。平素嗜食辛辣，饮食不规律。刻下症见：溃疡面有白色分泌物，边缘轻度红肿，疼痛明显，影响进食及情绪，口不干，纳可，矢气，大便不成形，一二日一行，尿正常，右侧太阳穴疼痛，眠不实，易醒，舌淡红，舌下络脉郁滞，苔白腻，脉沉细滑。

中医诊断：口疮，湿热内蕴证。

治法：清热利湿，行气导滞。

方药：自拟方。

淡竹叶 15g　　黄连 10g　　黄芩 10g　　黄柏 10g

生薏苡仁 15g　　茵陈 20g　　柴胡 10g　　牡丹皮 10g

蔓荆子 12g　　木香 10g　　砂仁 5g$^{后下}$　　焦槟榔 6g

生甘草 5g　　远志 12g

7 剂。

用药 1 剂后患者疼痛明显好转，已不影响进食，3 剂后溃疡逐渐减少，7 剂后溃疡消失，且睡眠好转，大便成形，每日 1 次。

[按语]

口腔溃疡病人很常见，有的反复发作，有的经久不愈，病人十分痛苦，病程短者比较容易辨证；病程长者，尤其是几十年者，已多次应用过多种药物，无显效，此时除仔细进行全身整体情况辨证外，还要认真观察溃疡部位和局部情况。

辨治本病，首辨虚实。实证或清热利湿，或化浊解毒；虚证或益气或滋阴，临证注意观察溃疡面分泌物，溃疡边缘红肿程度，溃疡疼痛程度，以辨虚实。本例患者由于长期饮食不节，嗜食辛辣油腻，酿生湿热，湿热之邪停滞胃肠，胃肠气机失调，故矢气、大便不畅，湿热上熏而致口疮发作。患者溃疡疼痛明显，边缘红肿，溃疡面有分泌物，故属实证，结合矢气、大便不畅，苔白腻，辨证为湿热内蕴；湿热之邪阻滞肝胆气机，故情绪差，眠不实，易醒。

方中黄连、淡竹叶清心除烦，薏苡仁、茵陈、黄芩、黄柏清热利湿；柴胡疏泄肝胆气机；焦槟榔、木香行气导滞；牡丹皮凉血清热，患者舌下郁滞，兼能活血化瘀；蔓荆子清利头目。诸药共奏清热利湿，行气导滞之效。

（赵海燕）

医案 2

患者王某，女，75 岁，汉族，已婚，农民。

初诊日期：2017 年 6 月 27 日。

主诉：口腔溃疡反复发作三十余年，加重1年。

现病史：患者近1年来口腔溃疡反复发作，舌下根部溃疡不愈，上唇内有条状肿物。刻下症见：舌根部溃疡，如黄豆大，表面略黄，上唇内有1～2cm条索状肿物，无明显红肿疼痛，口干不欲饮，口淡无味，平素怯冷，眠安，二便调，舌尖微红，苔薄白腻，脉细弦滑。

既往史：否认高血压病等病史。

西医诊断：口腔溃疡。

中医诊断：口疮病，湿热久羁、热毒蕴结证。

治法：清热利湿解毒。

方药：自拟方。

| 黄连10g | 淡竹叶15g | 茵陈20g | 砂仁5g |
| 肉桂4g | 生薏苡仁15g | 黄柏10g | 知母10g |
| 连翘10g | 赤小豆20g | 白花蛇舌草15g | 赤芍10g |
| 生甘草6g | | | |

7剂，水煎内服。

注意事项：生活起居规律。清淡饮食，慎食肥甘厚味及辛辣刺激食物。畅情志。

二诊：2017年7月5日。

患者舌下根部溃疡已愈90%，上唇内肿物已如线状，色白，有时自觉黏膜增厚感，舌尖红，苔白腻，脉细弦滑。

上方加黄芩10g，败酱草20g，紫花地丁20g，再进7剂，水煎内服。

患者药后未再来诊，经与其亲戚打听，口疮已愈。

[按语]

本案患者年事已高，病程较久，其脏腑功能减退，观其病位，舌根属肾，上唇属脾，脾肾运化乏力，湿热内生，热毒蕴结。方中黄连、淡竹叶常相须为用，黄连清热燥湿，泻火解毒，淡竹叶清心泻火除烦；茵陈除中焦之蕴热；砂仁反佐，防苦寒伤胃；生薏苡仁淡渗利湿，导邪从小便出；黄柏、知母除下焦之湿热；肉桂引火归原；用连翘、赤小豆、白花蛇舌草、生甘草以清热解毒。效果显著，二诊效不更方，在原方的基础上加黄芩、败酱草、紫花地丁增强了清热解毒之力。

此病人溃疡在舌根，病位在肾；唇内肿物，病位在脾，辨证脾肾湿热，热毒蕴结，对证施药，效果显著，关键还要看辨证施治的基本功。口腔溃疡临证病人不少，有的病程长，几十年，治疗棘手，需认真思考，仔细琢磨，认真总结提高。

（赵海燕）

## 医案 3

患者陈某，女，汉，72 岁，已婚，退休。

初诊日期：2017 年 2 月 24 日。

主诉：口腔溃疡、口干渴饮 8 年。

现病史：患者 8 年前无明显诱因出现口干渴饮，伴口腔溃疡，口黏，咳白黏痰，量中，能咳出，怕冷怕热，乏力，易汗出，心烦，头项部胀，手足心发热，纳少，胃胀堵，嗳气不出，进甜食即泛酸，便秘，日 1 次，量少，需用开塞露，尿频，运动后尿热，眠可。舌尖红，舌苔白腻，舌下络脉瘀血，脉细滑数。

既往史：否认其他病史。平素脾气急躁易怒。

专科、辅助检查：自诉当地体检未见明显异常。测血糖正常。

西医诊断：口腔溃疡。

中医诊断：口疮病，湿热内蕴证。

辨证分析：患者平素脾气急躁易怒，致肝失调达，肝气横逆犯脾，脾气虚弱，运化水湿功能异常，湿性重浊黏滞，缠绵难愈，久郁化热，湿热互结，阻滞气机，不能敷布津液上承，故口干；湿热内蕴，脾不升清，胃不降浊，故胃堵胀嗳气；浊毒淤积，故反复口腔溃疡；湿热熏蒸，阳气受伤，故乏力，易汗出；结合舌尖红，舌下络脉瘀血，苔白腻，脉细滑数，为湿热内蕴之证。

治法：清热利湿。

方药：自拟方。

石膏 20g<sup>先下</sup>　　知母 10g　　　黄柏 10g　　　　砂仁 4g<sup>后下</sup>

天花粉 30g　　　茵陈 20g　　　生薏苡仁 15g　茯苓 15g

陈皮 10g　　　　黄连 6g　　　　淡竹叶 15g　　大腹皮 15g

焦槟榔 15g　　　苏木 15g　　　枳壳 10g　　　　枳实 10g

旋覆花 10g　　　白花蛇舌草 20g

7 剂。

注意事项：注意休息，避免劳累，调畅情志，饮食有节。

二诊：2017 年 3 月 2 日。

患者口干渴饮减，胃胀堵已好，有时自觉周身发热，大便仍干，日 1 次，心烦，头胀未作，入睡困难。舌尖红，舌下络脉瘀血，舌苔白腻，脉细滑数。患者目前诸症好转，有时周身发热，乃湿邪渐去，目前辨证热重湿轻。

上方加酒大黄 10g，7 剂。

三诊：2017 年 3 月 9 日。

患者诸证已愈，舌脉同前，效不更方，再进 7 剂，巩固疗效。

[**按语**]

首诊本例患者口腔溃疡、口干渴饮，辨证为湿热内蕴证。治宜清热利湿。患者口干渴饮，符合石膏证，用石膏与知母合用，引肾水而化阳明之燥，两药合用，清热止渴，热去而烦渴解；黄连、淡竹叶相合，上清心火，下通小便，使火从小便而去；黄柏清热燥湿，与砂仁合用为王师治疗口腔溃疡经验对药，意在水火既济、引火归原。以上三组对药共用，湿祛热清。茵陈、薏苡仁、茯苓加强清热利湿之效。患者口黏，有痰，加陈皮理气化痰；胃胀，加旋覆花降逆，枳壳、枳实理气除胀。

二诊患者口干渴饮经年不愈，辨证为湿热内蕴，热重湿轻。目前口干减轻，时有周身发热，便干，故加酒大黄上以清火，下以通便。湿热互结，缠绵难愈，治疗时同时与患者沟通，解除患者思想负担，积极配合治疗。

口干渴饮不单是肺胃热盛或阴虚火旺，湿热内蕴，阻碍气化，津不上承，也可引起口干渴饮，尤其是湿热内蕴，热邪偏盛者，所以要认准症状，仔细辨证，选方用药。切不可一见口干渴饮即以阴虚火旺论治，贻误病情。

（付晓双）

### 医案 4

患者朱某，女，42 岁。

初诊日期：2016 年 4 月 24 日。

主诉：舌尖溃疡反复发作 3 年余。

现病史：舌尖溃疡反复发作时好时坏，复发时舌尖溃烂，凹陷成点片状疼痛，每次复发与情绪着急有关，曾多次就诊口服中西药效果不佳。刻下症见：舌尖点状溃烂疼痛，口不干，怕冷，梦多，纳可，经期头痛，经事正常，小便正常，大便成形，日 2～3 次，舌暗红，苔薄白腻，尖瘀点，舌下轻瘀，脉细弦滑。

西医诊断：复发性口腔溃疡。

中医诊断：口疮病，心脾蕴热、火热上炎证。

治法：清心泻火。

方药：自拟方。

| | | | |
|---|---|---|---|
| 黄连 6g | 淡竹叶 15g | 茵陈 20g | 白芍 12g |

生薏苡仁 15g  白花蛇舌草 15g  当归 12g    木香 10g

丹参 15g    佛手 12g    焦槟榔 10g

7 剂，配方颗粒。

二诊：2016 年 5 月 9 日。

患者经初诊治疗舌尖溃疡已愈，诸症消失，现略有胃胀不适，舌暗红，尖瘀点，舌下轻瘀，苔薄白腻，脉细弦滑。

上方加香橼 10g，苏子 10g，苏梗 10g，7 剂，配方颗粒，以善其后。

（赵海燕）

## 医案 5

患者刘某，男，69 岁。

初诊日期：2016 年 5 月 5 日。

主诉：舌尖舌下溃疡反复发作 1 年余，加重 1 个月。

现病史：舌尖溃疡反复发作时好时坏，复发时舌尖溃烂，凹陷成点片状疼痛，此次复发舌部溃疡 1 个月未愈合，曾多次就诊口服中西药效果不佳。刻下症见：舌尖舌下溃疡呈点状溃烂疼痛，口干夜甚，需要饮水，无寒热，手足汗出且凉，眠安，纳可，便调，舌暗红，苔薄白腻略黄，裂纹，舌下瘀血，脉沉细弦滑。

西医诊断：复发性口腔溃疡。

中医诊断：口疮病，心脾蕴热、火热上炎证。

治法：清心泻火。

方药：自拟方。

黄连 10g    淡竹叶 15g   茵陈 20g    生薏苡仁 20g

白花蛇舌草 20g 苏木 15g   杏仁 10g    天花粉 20g

冬瓜皮 30g   龟甲 15g    茯苓 15g    白茅根 30g

丹参 15g    滑石 15g    甘草 6g

7 剂，配方颗粒。

二诊: 2016 年 5 月 12 日。

患者经初诊治疗舌尖舌下溃疡愈合, 诸症消失, 自述下肢静脉曲张, 腿肿, 舌暗红, 尖瘀点, 舌下轻瘀, 苔薄白腻, 脉细弦滑。

上方加土鳖虫 10g, 赤小豆 30g, 7 剂, 配方颗粒。以巩固疗效。

[按语]

舌尖溃疡中医属口疮病, 古代文献中又称"口破""口疳""口疡", 发生在舌的称"舌疮", 西医称之为口腔溃疡。然而, 反复发作的口疮, 又称"阿弗它口腔溃疡", 是好发于唇颊、舌黏膜, 有发疮期、溃疡期、愈合期, 7～14 天可自愈, 具有周期发作性特点的口腔黏膜局限性溃疡性损害, 轻者数日一次, 严重的几天一次, 乃至连续发作而无间歇期, 其属于自身免疫性疾病, 与内分泌紊乱、病毒感染、过敏反应、胃肠道功能紊乱、精神情绪等因素可能有关。严重者可能妨碍饮食及讲话。著名的耳鼻喉学家干祖望先生认为该病基本病机主要是心脾两经积热, 火热上炎所致。反复的溃疡虽是积热上炎, 但亦有虚实之分, 一般急性期以实为主, 缓解期、间歇期以虚为要。口疮发作时突出地表现为热积火炎, 间歇期虽然火热征象不显, 但往往存在"伏热"这一潜在病理因素, 每因情绪波动, 饮食不节, 外感燥热等邪气诱因, 引动伏热上攻而致口疮。它的最终成因是"火", 其发生与心、肝、胆、脾、肾等脏腑皆有联系, 内在脏腑气机功能紊乱, 寒热虚实变化, 所以本病临床证候繁杂。

医案 4、医案 5 为复发性口疮, 均为溃疡期的舌疮, 属于发作溃疡期, 溃疡久不愈合者, 辨证属心脾蕴热, 火热上炎, 治当清心脾、利湿热, 药用黄连、淡竹叶、生薏仁、茵陈、白花蛇舌草、丹参等。①黄连、淡竹叶、白花蛇舌草: 黄连、淡竹叶清心之火热，燥湿利小便，使湿热有出路。白花蛇舌草清肺之火热，祛湿解毒。三药组合清上焦火热。选用白花蛇舌草清肺火，是因为舌为心之苗，心开窍于舌，舌尖属于心肺，又《诸病源候论·口舌疮》记载：肺腑热盛，热乘心脾，气冲于口舌，故令口舌生疮。故选用之。②生薏苡仁、茵陈：生薏苡仁健脾清热，渗湿利水，又能去经脉之湿热，《太平圣惠方》认为"夫口者，脾脉之所通，舌者，心气之所主，若经络否涩，气血壅滞，则生于热，热毒之气在于脏腑，搏于心脾，蕴热积蓄，日久不能消散，上攻于口舌，故生疮久不瘥也"。所以用之。茵陈清肝胆之湿热，尤擅长治疗湿热熏蒸，对于本病中焦内蕴之湿热，用之恰到好处。生薏苡仁、茵陈二者相合，清利湿热，健运中焦。③丹参：引药入心经，又能活血化瘀，祛心经瘀血，而疏通心经，有利于祛除心经之热。

王师治口腔溃疡较多，病多则几年、十几年，少则几天，常反复发作，经医无效。临床湿热内蕴者为多，阴虚火旺者少，细思之与现代生活方式有关，很多患者过食辛辣厚味，醇酒膏粱，湿热内生，上蒸于口舌，故治疗多以清热利湿，但要选好方药。

（赵海燕）

## 二、临证备要

引起口腔黏膜溃疡的原因较多，中医根据其临床表现，认为病因病机可分为虚实两个方面。实证者因喜食肥甘之品或嗜好烟酒致胃肠湿热；严重者湿热蕴结不解，久致浊毒内生。虚证者因素体阴虚或久病阴亏，致阴虚火旺；或久病耗气伤阴，致气阴两虚。实证表现为口腔溃疡起病急、多发、局部红肿、表面覆有黄色或黄白色分泌物、灼热疼痛，伴有口臭、咽痛、牙龈肿痛，舌质红苔黄或腻，脉滑数等。虚证表现为反复发作、日久不愈，溃疡表浅、红肿不明显、表面多覆白色分泌物或无分泌物、疼痛较轻，伴有口干津少、手足心热、气短乏力等症状。

1. 湿热内蕴

证候：口腔黏膜口疮疼痛明显，溃疡边缘红肿，溃疡表面有黄白色分泌物，常伴胸脘痞闷，肢体酸重，口黏口涩，纳呆，小便短赤，大便黏腻不爽，舌质红，苔黄厚腻，脉滑数。

治法：清热化湿，理气和中。

方药：三仁汤或清胃散加减。

2. 浊毒内蕴

证候：口腔黏膜反复发作，或此愈彼起，灼痛较剧，溃疡糜烂程度严重，边缘红肿，表面秽浊分泌物，伴见胃脘部嘈杂不适，胀满，烧心，泛酸，嗳气，口干，口中异味，纳食欠佳，夜寐可，矢气不畅，大便偏干，小便色黄，舌质红，苔中部黄燥少津或花剥，脉滑数。

治法：化浊解毒。

方药：五味消毒饮，常加黄连、黄柏、黄芩、白花蛇舌草等。

3. 阴虚火旺

证候：溃疡多发于口腔后部或舌根部，或实热之口疮经久不愈而来，同时伴有头昏耳鸣、心烦不寐、五心烦热，口干津少，舌红苔少，脉细数。

治法：滋阴降火。

方药：交泰丸加减，常加龟甲滋阴潜阳等。

4. 气阴两虚

证候：溃疡边缘整齐，色淡，溃疡面无分泌物，痛势较轻，伴神疲乏力，头晕肢乏，手足心热，小便淡黄，大便干燥，舌红、苔少，边有齿印，脉细数。

治法：益气养阴生津。

方药：自拟生脉散加减。

（付晓双）

### 第十九节　糖尿病合并脑梗死

糖尿病合并脑梗死属于中医学"消渴病""中风"范畴，目前对糖尿病合并脑梗死的病机仍没有统一的认识，但多数医家均认为消渴病久，气阴两虚，痰浊瘀血痹阻是本病的主要病机。王明福主任总结其多年临床经验，认为气虚血瘀是糖尿病合并脑梗死的重要病机。因此，临床应在辨证的前提下，注重益气活血法的应用，并取得较好疗效。

消渴病中风，是糖尿病发展到后期而出现的脑系病变，其发展有逐年上升的趋势。历代医家归纳消渴的病机，总结为阴虚为本，燥热为标，日久则变证乃出；将中风的病机归纳为虚、火、痰、气、血，但以肝肾阴虚为其根本。两者同具脏腑阴虚的发病因素，因此消渴并发中风是阴虚燥热内炽，炼液成痰，痰阻经络，蒙蔽心窍而成，总以消渴的病机为病理基础，中风的发生为转归。

早在秦汉时期，人们就对消渴、中风有所了解。在《黄帝内经》中即有所体现，如《素问·通评虚实论》云："凡治消瘅、仆击、偏枯、痿厥、气满发逆，肥贵人，则高粱之疾也。"人们已经认识到，消渴、中风均可由饮食不节，体质虚弱造成。戴元礼《秘传证治要诀》言之："三消久之，精血既亏，或目无所见，或手足偏废。"现代医家李希言认为本病的病因病机为消渴病日久，燥热炽盛，阴伤气耗，痰瘀内生，复遇情志过激，饮食不节，劳累过度而引发阳盛风动，夹痰夹瘀，扰蔽清窍，流阻经络所致。高彦彬认为情志郁怒、劳累过度是糖尿病合并脑梗死的主要诱因之一。

目前对糖尿病合并脑梗死的病机仍没有统一的认识，但多数医家均认为消渴病久，气阴两虚，痰浊瘀血痹阻是本病的主要病机。王永炎在《今日中医内科》中认为："消渴日久，气阴耗伤，致气血运行不畅，脉络瘀阻，故见中风偏瘫失语等症；阴血不足，不能濡养肌肤，则见偏身麻木。"并提出了气阴两虚、脉络瘀阻，阴虚阳亢、脉络瘀阻，痰湿内蕴、瘀血阻络三证候。

王师总结其多年临床经验，认为气虚血瘀是糖尿病合并脑梗死的重要病机。从脏腑来讲，消渴病以肾为主，与五脏相关。中风病本于肝肾亏损，气血不足，主要责之于肝。乙癸同源，精血相生，肾病日久，必损及肝和其他脏腑，最终阴损及阳，渐致阴阳俱虚，五脏皆伤，功能失调，风火痰瘀随之而生，痹阻脉络，导致中风。王师发现，消渴并发中风的患者绝大多数存在面色苍白或萎黄，身倦乏力，精神倦怠，心慌气短，胸闷，自汗的气虚症状，此外还有舌质暗淡、暗红，舌体有瘀斑、瘀点，舌底脉络迂曲怒张或细小脉络瘀血的血瘀现象。因此，临床应在辨证的前提下，注重益气活血法的应用。

## 一、典型医案

### 医案 1

牛某，女，59 岁，退休工人。

主诉：患者头晕、右半身不遂 2 个月。

现病史：有高血压病史二十余年。发病前 4 个月有口干渴饮、饮不解渴的症状，未引起重视。2 个月前出现头晕，右半身不遂，于某医院就诊，诊为多发性脑梗死、原发性高血压病3 级（极高危）、2 型糖尿病，经住院治疗，好转出院。出院后 23 天，来我院门诊治疗。刻下症见：右侧半身不遂，右上肢时有颤动，搀扶而行，面色红赤，口角㖞斜，耳聋舌麻，言语欠流利，头晕，心烦失眠，口干渴饮，纳可，大便干，小便尚可。舌红、苔白少津，脉弦。尿糖（＋），酮体弱阳性。

中医诊断：中风，肺胃燥热、风火上扰证。

辨证分析：患者素来脾气暴躁，郁怒伤肝，郁久化火，燥热内生，上灼胃津，下耗肾液，发为消渴。肾阴耗损，水不涵木，肝阳暴涨，发为中风。

治法：清热凉血生津，平肝息风。

方药：

生石膏 20g<sup>先煎</sup>　知母 10g　珍珠母 30g<sup>先煎</sup>　钩藤 30g

怀牛膝 15g　　菊花 10g　夏枯草 15g　　牡丹皮 10g

赤芍 12g　　　僵蚕 10g　葛根 15g　　　党参 10g

生甘草 6g

4 剂，水煎服，每日一剂，早晚分服。

二诊：患者头晕锐减，睡眠转安，饮水渐少，舌红稍退，脉如前。继守原法加减服用二十余剂，右上肢颤动已很少发作，舌麻已愈，耳聋稍减，言语较前流利，半身不遂好转，可以扶杖而行。复查血糖控制尚可，尿糖及尿酮体阴性。后停药观察 3 个月，病情稳定。

[按语]

本案证属肺胃燥热，风火上扰，此型虽以阴虚为本，肝经风火和肺胃燥热为标，但风火燥热属主要矛盾，治疗应以祛邪为主，邪祛则正安，法当清热生津，平肝息风通络。王师习用白虎加人参汤合平肝泻火通络方加减。方中人参以党参代之。白虎加人参汤及葛根，清热生津止渴；平肝泻火通络方能平肝泻火通络，加僵蚕祛风解痉化痰。消渴病久必气阴两伤，故用党参、甘草、葛根，意在顾护气津。

**医案2**

患者李某，女，60岁，居民。

主诉：患者左半身不遂9天。

现病史：素有消渴病8年，长期间断服用降糖药物治疗。9天前早上起床后发病，以糖尿病、脑梗死收住入院。刻下症见：左半身不遂，双腿酸软，行走不能，口角㖞斜，言语不利，面色㿠无华，头晕，神疲乏力，纳可，大便干，小便尚可，心情忧郁，胸闷气短，善太息。舌体瘦质红，苔薄黄少津，脉沉细数。空腹血糖8.9mmol/L，尿糖（＋），尿酮体（±）。家属要求服中药治疗。

中医诊断：中风，气阴两虚、瘀血阻络证。

辨证分析：病消渴8年，阴精亏损日久，肺脾之气亦伤，致气阴两虚。气虚则血瘀，以致痰瘀痹阻脉络，发为中风。

治法：益气养阴，通气活血祛风。

方药：

生黄芪30g　党参15g　　生地黄20g　山药16g

山萸肉16g　牡丹皮10g　泽泻10g　　僵蚕10g

丹参15g　　肉苁蓉10g　荷梗15g

3剂，水煎服，早晚分服。

二诊：患者自觉头晕、胸闷憋气减轻，气力渐增，心境较前舒畅，纳可眠安，大便日行一次，不干燥。复守原法，经治疗半个月，半身不遂好转，能扶杖而行，口角㖞斜已不显，言语不利，睡眠、饮食、二便正常。复查空腹血糖7.3mmol/L，尿酮体（－），不日带药出院。

[按语]

此案证属气阴两虚，瘀血阻络，临床较为多见。若偏重气虚者，舌暗淡体胖少苔或白腻苔有剥脱；若重阴虚者，舌暗红体瘦少苔或薄白少津。两者舌体均可见瘀斑、瘀点，舌底脉络迁曲、瘀血。此型三消症状往往不显著，从正邪来看，正虚与邪实各半，应扶正祛邪并重，以益气养阴，活血通络为法，方用六味地黄丸合补阳还五汤加减，以滋阴补肾，益气活血。若偏重阴虚火旺者，可加玄参、黄精、知母、地骨皮，以滋阴降火。若气虚明显，可加重黄芪用量。若有痰湿者加苍术。

**医案 3**

患者张某，男，80 岁，农民。

主诉及现病史：患者右半身不遂 5 天。西医诊断为脑梗死、糖尿病酮症、冠心病。入院查血糖 15.8mmol/L，尿糖 4+，尿酮体（+），尿蛋白（++），予以胰岛素泵入。

刻下症：右半身不遂，口角㖞斜，口角流涎，面色苍白，皮干肉瘦，神情淡漠，言语不利，胸闷咳嗽，咳黄稠痰，心慌时作，畏寒怯冷，口干渴饮，纳少易饥，大便三日未行，小便黄而量多，舌红少苔，脉沉细弦。

辨证分析：患者虽无明确的消渴病史，但观其脉症结合检验结果，患者病消渴已非一日。消渴病久必伤阴耗气，终致阴阳两虚，阴虚则阳亢，阳化风动；阳虚则脏腑功能失调，痰浊瘀血内生，合为风火痰瘀，痹阻脉络，发为中风。

治法：调补阴阳，清热化痰，息风通络。

方药：

| 生地黄 15g | 熟地黄 15g | 山茱萸 16g | 山药 16g |
| 牡丹皮 10g | 肉苁蓉 15g | 钩藤 30g | 全蝎 5g |
| 瓜蒌 15g | 茯苓 10g | 泽泻 10g | 桔梗 10g |
| 知母 10g | 黄芩 10g | 丹参 15g | |

3 剂，水煎服，早晚分服。

二诊：患者咳嗽减轻，痰量减少，大便通畅。仍觉心慌，舌红稍减，脉如前，上方去桔梗、黄芩，加黄芪 20g 以益心气，加当归、地龙各 10g 以活血通络，又进 5 剂后，口已不干，饮水及尿量减少，易饥感消失。

继服前方 7 剂后，畏寒怕冷减轻，半身不遂明显好转，已能由一人搀扶下床活动。监测血糖降至 10mmol/L 左右，尿糖及酮体阴性，继服药治疗 1 个月，能扶杖于室内活动。

**[按语]**

本证主要见于老年患者，其特点是具有阴阳两虚的表现，除本例所见症状外，偏阳虚者还可见肢肿欠温，夜尿频多，甚则二便失控，舌暗淡体胖苔白或白腻有剥脱；偏阴虚者还可见头晕目眩，耳鸣耳聋，手足心热，烦躁失眠，舌瘦暗红少苔等症状。其治疗大法是滋阴壮阳，息风化痰通络。可选用金匮肾气丸合补阳还五汤加减，酌加钩藤、全蝎、僵蚕等平肝息风之品。若阴虚偏重，有虑桂附辛燥，可改用肉苁蓉、葫芦巴等，壮阳而不伤阴。

## 二、临证备要

王师认为随着现代人们生活水平的提高，糖尿病患者日益增多，糖尿病合并脑梗死患者亦是逐年增加，糖尿病合并脑梗死患者有其独特的发病基础及病机特点，虽然中医目前对其病机认识并不是完全统一，但多数医家均认为消渴病久，气阴两虚，痰浊瘀血痹阻是本病的主要病机。王师依据多年临床观察，认为气虚血瘀是糖尿病合并脑梗死的重要病机。因此，临床应在辨证的前提下，注重益气活血法的应用，以期达到更好的临床疗效。

（刘丽杰）

## 第二十节 慢性便秘

便秘是指粪便在肠内滞留过久，秘结不通，排便周期延长，或周期不长，但粪便干结，排除艰难，或粪质不硬，虽有便意，但排便不畅的病证。慢性便秘的病程至少为 6 个月，表现为排便次数减少、排便量减少、粪便干硬和（或）排便困难。随着饮食结构改变、生活节奏加快和社会心理因素影响，慢性便秘的患病率呈上升趋势，王师治疗便秘，总能药到病除，现将经验总结如下：

## 一、典型医案

### 医案 1

患者李某，女，76 岁，农民。

初诊日期：2018 年 2 月 12 日。

主诉：便秘十余年。

现病史：患者主诉便秘十余年，口服"便通胶囊"每次三粒，每日两次，维持 5~6 日一行，并用开塞露，大便干燥如球状，尿正常，眠可，口不干，纳可，舌暗红，裂纹，舌下轻瘀血，苔白腻，脉沉细滑。

西医诊断：便秘。

中医诊断：便秘病，气阴两虚、肠燥津亏证。

辨证分析：患者为年过古稀的老年人，肾气不足，诸脏腑功能减弱，气血两虚，津液亏少，致使脾失健运，大肠干涩，传导无力而形成脏虚腑实的病理状态。诸脏腑功能减弱，气血两虚，津液亏少，故体态偏瘦、舌暗红、裂纹、大便干燥如球状，脾失健运，大肠干涩，传导无力故便秘十余年，5~6 日一行，脾失健运，运化失司，苔白腻，久病致瘀故舌下瘀血。

治法：补脾益气，滋阴润肠。

方药：《金匮翼》黄芪汤合麻仁润肠丸加减。

生黄芪 20g　当归 15g　　白芍 15g　　瓜蒌 30g

火麻仁 30g　杏仁 10g　　知母 10g　　枳壳 15g

枳实 15g　　莱菔子 20g　生白术 30g　陈皮 10g

7 剂，水煎内服，每日 1 剂，早晚 2 次温服。

注意事项：饮食清淡，忌食辛辣厚味。起居规律。

二诊：2018 年 2 月 27 日。

患者便秘症状减轻，大便初始仍干燥不畅，舌暗红，有裂纹，舌下轻瘀血，苔白腻，脉沉细滑。上方生黄芪改为 30g，加玄参 30g，厚朴 10g，7 剂，水煎内服。

三诊：2018 年 3 月 20 日。

患者大便已经不干燥，仍不畅，2 日一行，舌暗红，裂纹，舌下轻瘀血，苔白腻，脉沉细滑。2018 年 2 月 27 日方加元明粉冲 6g，继服 7 剂。

四诊：2018 年 4 月 9 日。

经前治疗患者大便已经不干燥，略不畅，2 日一行，舌暗红，裂纹，舌下轻瘀血，苔白腻，脉沉细滑。效不更方，上方继服 7 剂，以巩固疗效。

[按语]

患者为年过古稀的老年人，肾气不足，诸脏腑功能减弱，气血两虚，津液亏少，致使脾失健运，大肠干涩，传导无力而形成脏虚腑实的病理状态。故治法以补脾益气、滋阴润肠为主，选方《金匮翼》黄芪汤合麻仁润肠丸加减。二诊患者便秘症状减轻，大便初始仍干燥不畅，王师在前方基础上生黄芪改为 30g，增加补益脾气之功，加玄参 30g 软坚散结，用厚朴 10g 下气除满，而玄参又具有养阴生津之功效，防厚朴辛燥伤阴之弊。三诊患者大便已经不干燥，仍不畅，2 日一行，王师在二诊处方基础上加元明粉冲 6g，元明粉润燥软坚，泻热通便，由于其苦寒之性，易伤脾胃之气，故用量不宜过大。经过三诊的治疗，患者多年的便秘基本缓解，王师守 2018 年 3 月 20 日方酌情增加元明粉冲 8g，以达到通便之功效。

纵观王师治疗此例老年顽固性便秘，注重补脏通腑，标本兼顾。虽有大肠之实而未用峻猛泻下之药，俾补通相合，缓通而愈。

**医案 2**

患者李某，女，34，工人。

初诊日期：2018 年 8 月 8 日。

主诉：便秘 12 年。

现病史：患者主因便秘 12 年就诊，刻下症见：便秘 5～6 日一行，便色黑如球，小便正常，乏力，怯冷，下肢夜间凉醒，头顶发懵，多梦，口干饮不多，纳少，胃撑堵，月经提前 5～6 天，经量正常，痛经，舌淡红，舌体胖，苔薄白，脉沉细滑。

西医诊断：便秘。

中医诊断：便秘病，脾肾气虚、阴血不足证。

辨证分析：脾为后天之本，主运化；肾为先天之本，元阴元阳之根，主五液，开窍于二阴，司二便。阳气不足，气血两亏，五脏失养，阴血亏损则肠道干涩；肾阳亏虚，命门火衰，温煦无权，致阴寒凝结，大肠传导失常而致便秘。症见排便困难，乏力，怯冷，下肢夜间凉醒，舌淡红，舌体胖，苔薄白，脉沉细滑。证以虚寒为本，积滞为标。

治法：益气温阳，润肠通便。

方药：当归补血汤合济川煎加减。

生黄芪 30g　当归 15g　　白芍 15g　　细辛 3g

川牛膝 15g　怀牛膝 15g　鸡血藤 20g　紫菀 15g

火麻仁 30g　大腹皮 15g　焦槟榔 15g　生白术 30g

枳壳 15g　　枳实 15g　　瓜蒌 30g

7 剂，水煎内服，每日 1 剂，早晚 2 次温服。

注意事项：饮食清淡，忌食辛辣厚味。起居饮食规律，避免熬夜。

二诊：2018 年 8 月 14 日。

患者大便色黑如球较前好转，已不用开塞露，可 3～4 日一行，乏力好转，腿凉减轻，胃撑堵已愈，仍胀，舌淡红，舌体胖，苔薄白，脉沉细滑。

8 月 8 日方去瓜蒌，加肉苁蓉 30g，附子 6g（先煎）。7 剂，水煎内服。

后患者来门诊称，间断服用二诊方，便秘已愈。

[按语]

患者虽为壮年，但所患便秘已十二年之久，阳气不足，气血两亏，五脏失养。肾阳亏虚，命门火衰，温煦无能，阴血亏损则肠道干涩，最终导致阴寒凝结，大肠传导失常而致便秘。故治法以益气温阳，润肠通便为主，选方当归补血汤合济川煎加减。二诊患者症状减轻，王师加肉苁蓉、附子加强温肾助阳之功，嘱其间断服用，以期巩固疗效。

**医案 3**

患者肖某，女，汉族，25 岁，未婚，工人。

初诊日期：2016 年 11 月 7 日。

主诉：便秘 5 年余。

现病史：患者 5 年前出现便秘，刻下症见：便秘 1～3 天一行，质不干，临厕努力，小便正常，心急，时有心慌饥饿感，乏力，口干饮不多，眠安，月经量少，色深，舌尖红，苔薄白，脉细弦缓。

西医诊断：便秘。

中医诊断：便秘病，气阴两虚、大肠传导失司证。

辨证分析：患者年轻女性，因其节制饮食，起居失常，日久脏腑功能受损，肺气虚损，肺与大肠相表里，则大肠传导无力，便秘 1～3 天一行，气虚则推动无力故临厕努力；脾虚则健运无权，化源不足，气血亏少不能濡养全身而出现乏力；内不能濡养脏腑而出现心慌饥饿感；气血同源，气不足则生血无力，故月经量少；阴虚火旺则心急。

治法：益气养阴，润肠通便。

方药：

党参15g　　麦冬10g　　五味子6g　　黄精15g

黄连5g　　　淡竹叶10g　瓜蒌30g　　枳壳15g

枳实15g　　　莱菔子15g　火麻仁30g　当归10g

白芍10g　　　知母10g

7剂，水煎服。

注意事项：饮食规律，多食青菜，少辛辣厚味。起居有常，适当运动。

二诊：2016年11月14日。

患者便秘已愈，日行一次，仍有乏力，舌尖红，苔薄白，脉细弦缓。上方加肉苁蓉20g，7剂，水煎服。

**[按语]**

本案辨证为气阴不足，治法益气养阴，润肠通便。首诊方中药用党参、黄精、麦冬、五味子、当归、白芍补气养阴润肠通便为君药；火麻仁润肠通便，瓜蒌利气开郁润肠而通便，枳壳、枳实、莱菔子降气导滞而通便，五者共为臣药；黄连、淡竹叶、知母降火滋阴而通便是为佐药。患者二诊排便恢复正常，然仍有乏力，考虑病久损伤元气故加肉苁蓉，补肾阳，益精血，润肠通便。

此方在气的调理方面，理气、补气、降气、行气均有涉及，初看感觉此方照顾周到，然再仔细体会莱菔子的作用，《医学衷中参西录》中记载："莱菔子，无论或生或炒，皆能顺气开郁，消除胀满，此乃化气之品，非破气之品。"此刻方才感觉到王师对疾病遣方用药的精湛，在气的调理方面，莱菔子为化气之品，化气得力，恢复身体气机升降的动态系统，乃为解决疾病的治本之法。

（赵海燕、何昌生）

### 医案 4

患者张某，男，72 岁，汉，已婚，退休。

初诊日期：2016 年 5 月 10 日。

主诉：便秘 1 个月。

现病史：患者 1 个月前无明显诱因出现大便干燥，未予诊治。刻下症见：大便干燥，排出不畅，三四日一行，尿正常，胸闷，乏力，头晕，口干，饮不多，纳可，寐安。

既往史：否认。

查体：心律齐，双肺呼吸音粗，腹软，无压痛，无反跳痛及肌紧张，双下肢不肿。舌色淡红，舌苔白腻，脉弦滑。

西医诊断：便秘。

中医诊断：便秘病，肝胃气滞证。

辨证分析：本例患者平素忧思恼怒，肝旺克脾，脾胃虚弱，运化功能失职，致使气机紊乱，升降失常，故出现大便干燥，排出困难，三四日一行。脾胃虚弱，酿生痰湿，痰湿中阻，致清阳不升，故见胸闷，头晕，乏力等症状。因此治疗应以疏肝理脾、润肠通便为主。

治法：疏肝理气，润肠通便。

方药：枳术丸加味。

生白术 30g　枳壳 15g　　枳实 15g　　　当归 15g

天花粉 20g　太子参 20g　瓜蒌 30g　　　白芍 15g

莱菔子 15g　黄芩 12g　　生石决明 20g　茵陈 20g

7 剂，日 1 剂，早晚分服。

注意事项：注意休息，避免劳累，调畅情志，饮食清淡。

二诊：2016 年 5 月 17 日。

患者大便日 1 次，不干燥，成形软便，乏力、口干，头晕好转，纳可，尿正常，寐安。舌淡红，苔白腻，脉弦滑。患者用药后诸症大减；结合乏力，头晕，口干，苔白腻，脉弦滑，仍为肝胃气滞之象。继予前方 7 剂疏肝理气，润肠通便，以兹巩固。

**[按语]**

本案便秘首诊辨证为肝胃气滞。治宜疏肝理气，润肠通便，用药选枳壳、枳实调理胃肠气滞，以行气开胸，宽中除胀；当归、白芍养血柔肝；太子参、生白术、天花粉益气健脾，生津止渴；配合瓜蒌、莱菔子润肠通便；头晕、脉弦滑乃肝旺之象，用黄芩、石决明以平肝；苔白腻乃痰湿为患，用茵陈利湿而不伤阴。

便秘的辨证，首辨虚实，实证有实热秘，气秘；虚证有气虚秘、血虚秘、阳虚秘、阴虚秘。本例患者属实证气秘，治疗以疏肝理气、润肠通便为法，疗效显著。

现在便秘的病人很多，除了个体因素外，可能与目前的饮食结构也有关系。临床见到便秘病人，不能仅知润肠通便，如上所说，当首辨虚实，审视便秘之因，立法选方遣药。运用润肠通便法如何据情选药也是需要掌握的。

（付晓双）

**医案 5**

患者马某，男，78 岁，病历号：28686。

初诊日期：2010 年 7 月 10 日。

主诉：大便秘结 12 日。

现病史，患者 12 日前饮食不慎后出现大便秘结，在我院住院治疗。刻下症见：大便秘结，有矢气，尿正常，腹部无不适，口干不明显，纳可（医疗禁食），乏力，无怯冷怯热，失眠。

查体：T 36.1℃，BP 110/70mmHg，双肺听诊未闻及干湿性啰音，心界不大，心率 70 次/分，律齐，各瓣膜听诊区未闻及病理性杂音，双下肢无水肿。舌暗红，有裂纹，苔黄厚腻，脉弦滑数。

既往史：肠梗阻。

西医诊断：肠梗阻。

中医诊断：便秘病，湿热内蕴、腑气不通证。

治法：清热化湿，理气通腑。

方药：大承气汤加减。

| | | | |
|---|---|---|---|
| 熟大黄 15g | 芒硝 15g | 厚朴 10g | 枳实 10g |
| 枳壳 10g | 莱菔子 15g | 藿香 10g | 佩兰 10g |
| 玄参 30g | 生地黄 30g | 麦冬 10g | 青皮 10g |
| 陈皮 10g | | | |

3 剂，每日 1 剂，水煎，分早、晚 2 次口服。

服药 1 剂后排出大便，随即出院。门诊调治半月而愈。

[按语]

此患者大便秘结多日，但有矢气，与肠梗阻之痛、吐、胀、闭不完全吻合，但结合舌苔脉象，四诊合参，辨证为大承气汤证，用大黄、芒硝、厚朴、枳实四味攻下；外合枳壳、陈皮、青皮、莱菔子行气降气，助通下；藿香、佩兰和中化湿；因有伤阴之表现，舌暗红有裂纹，王师加生地黄、玄参、麦冬增液行舟。

此患者符合承气汤证，是方不仅为伤寒而设，杂病也可见到，下不厌迟，临证须灵活掌握，即有是证用是方，而后再议平调阴阳。

(何昌生)

## 二、临证备要

### 1. 病因病机

慢性便秘患病率城市高于农村，与工作压力、精神心理因素有关。女性、体重指数低、文化程度低、生活在人口密集区者更易发生。低纤维素食物、液体摄入减少可增加发生的可能性，滥用泻药可加重便秘。

便秘属中医"大便难""脾约""便秘"等范畴，《诸病源候论·大便难候》认为"大便难者，由五脏不调、阴阳偏有虚实，谓三焦不和则冷热并结故也"。其病因主要有外感寒热之邪，内伤饮食情志，病后体虚，阴阳气血不足等。病位主要在大肠，病机为大肠传导功能失常，与肺、脾、肾三脏及气、血、津液关系密切。临床多见脾虚气滞、气血（阴）两虚、脾肾气（阳）虚、阴虚火旺四证。

（1）脾虚气滞：忧愁思虑，暴饮暴食，肥甘厚味损伤脾胃，脾伤气结，腑气不畅，通降失常，传导失职，糟粕内停，不得下行，或欲便不出，或出而不畅，或大便干结。

（2）气血（阴）两虚：饮食劳倦，脾胃受损；或素体虚弱，或年老体弱，气血不足；或久病产后，正气未复；或病后产后，阴血虚少；或失血夺汗，伤津亡血；或年高体弱，阴血亏虚；或过食辛香燥热，损耗阴血，均可导致阴亏血少，血虚则大肠不荣，阴亏则大肠干涩，肠道失润，大便干结，便下困难，而成便秘。

（3）脾肾气（阳）虚：饮食劳倦，脾胃受损，或素体虚弱，阳气不足；或年老体弱，气虚阳衰；或过食生冷，损伤中阳；或苦寒攻伐，伤阳耗气，均可导致气虚阳衰，气虚则大肠传导无力，阳虚则肠道失于温煦，阴寒内结，便下无力，使排便时间延长，乃成便秘。

（4）阴虚火旺："年过四十，阴气自半。"随着年纪增长，或热病之后，或昼夜颠倒，或房事不节等，均易耗损真阴，精亏血少，阴液大伤，致大肠干涩，肠道失润，大便干结。

2. 辨治心法

便秘的病因病机不同，有脾虚气滞，气血两虚，脾肾气虚，阴虚火旺等证型，有的还兼夹瘀血，所以治法各异，临证时须认真收集四诊资料，仔细进行辨证，用好各种润肠通便药。

首先，王师治疗便秘先辨虚实而治，虚证以养正为先，实证以祛邪为主；虚证中根据阴阳气血亏虚的不同，选择滋阴、养血、益气、温阳之法；实证根据辨证施以泻热、温散、理气之法。慢性便秘患者多数虚实夹杂，互相转化，故在治疗上应用下法时宜润下、缓下；大便干结日久不下者，可用攻下之药，但注意应在辨证论治基础上，中病即止，不可久用。

其次，王师在临床思维中对气机的生发、升降、运行进行适当调整，注重人体气机在体内的正常运行，对治疗慢性便秘、顽固性便秘获效良多。

第三，王师治疗慢性便秘获效，还在于诊断时注重全面询问病史，了解病人饮食结构，对疾病的认知程度和精神心理等情况以及合并的慢性基础疾病和用药对便秘的影响。在检查中对便血、粪潜血试验阳性、贫血、消瘦、明显腹痛、腹部包块、有结直肠息肉史和结直肠癌家族史的病人都要进行必要检查以排除器质性疾患。在治疗中注意特殊人群的不同情况：老年人一般由于缺乏运动或慢性疾病服用多种药物而导致慢性便秘，应注意调整其生活方式，调整药物；孕妇需调整生活方式，如增加膳食纤维、多饮水和适当运动；儿童处于学习阶段，家长要予孩子合理饮食、饮水，加强其排便习惯训练。

3. 用药经验

王师在治疗慢性便秘用药中，善用通便之药，如黄芪、党参、生白术、当归、桃仁、杏仁、麻仁、瓜蒌、枳壳、枳实、莱菔子、焦槟榔、大腹皮、紫菀、肉苁蓉等。黄芪、党参补中气，升清阳，恢复脾胃运化推动功能；枳壳、枳实、莱菔子、焦槟榔、大腹皮行气降气，使气机升降有序，助大肠传导之功以通便；生白术多与益气健脾之品同用，用量在30g以上，以发挥运脾通便之能；麻仁体润去燥而润肠通便；用桃仁活血化瘀，润肠通便；用当归补血活血，润肠通便；用杏仁、紫菀润其肺气，滋其大肠而通便；用瓜蒌润肺化痰，散结滑肠通便；用肉苁蓉补肾助阳，益精血以润燥通便。

（赵海燕、何昌生）

## 第二十一节　黄褐斑

　　黄褐斑是一种由于皮肤黑色素的增加而形成的颜面部色素沉着性皮肤病，俗称"肝斑"，多见于女性，本病发展缓慢，可持续多年。其发病机制尚未完全阐明，常见诱发因素主要有紫外线照射、内分泌失调、遗传、氧自由基、药物与化妆品、口服避孕药、局部微生态、机体系统性病变、情绪波动等。本病影响面部美观，难以治愈，又易复发，为广大患者带来心理负担，故此越来越受到重视。近几年以黄褐斑就诊的患者不断增多，王师治疗本病积累了一定的经验，认为"有诸内而形诸外"，辨治本病应寻找其内在的发病原因，以治病求本。

### 一、典型医案

**医案1**

患者欧某，女，35岁，汉族，已婚，工人。

初诊日期：2016年8月8日。

主诉：面颊色斑1年。

现病史：左面颊钱币大小、淡褐色斑，分界明显，无面部不适，怯冷，脱发，眠安，月经提前3~4天，口不干，纳可，便溏。舌尖微红，苔白腻裂纹，脉沉细滑数。

既往史：无慢性病史。

西医诊断：黄褐斑。

中医诊断：黄褐斑，气血两虚、瘀滞颜面证。

辨证分析：由于过度思虑劳神，思虑伤脾，则脾运化不及；心主神志，过则心脾气血两伤，气血不能上行则出现瘀阻现象，致使颜面肌肤失养，导致黄褐斑的形成。发为血之余，气血不足血不能上行充发，故脱发；气不足故怯冷；脾气虚弱，运化失职，致使水湿内停而下行肠道则便溏。

治法：益气养血，化瘀祛斑。

方药：八珍汤加减。

| | | | |
|---|---|---|---|
| 党参15g | 白术10g | 茯苓15g | 甘草6g |
| 丹参15g | 泽兰10g | 川芎10g | 当归10g |
| 女贞子15g | 白芷12g | 鸡血藤30g | 制何首乌6g |
| 生地黄12g | 赤芍10g | 砂仁4g<sup>后下</sup> | |

7剂。

注意事项：养成良好的生活习惯，避免熬夜。畅情志。多食青菜水果，保证充足睡眠，注意劳逸结合。不用含有激素、铅、汞等有害物质的祛斑产品。加强防晒，远离各种电离辐射。

二诊：2016年8月15日。

经初诊治疗，患者面颊部褐斑明显减轻，仍脱发，便溏，日1次，舌尖微红，小裂纹，苔薄白腻，脉沉细滑。

上方加墨旱莲10g，白扁豆15g，7剂。

患者继以此方为基础调理3周，左面颊黄褐斑已经不明显。

[按语]

黄褐斑，中医称之为"肝斑""黧黑斑""蝴蝶斑"等，早在《内经》中就有记载，如《灵枢·经脉》所言："血不流则毛色不泽，故其面黑如漆柴者。"《灵枢·邪气脏腑形》篇又说："十二经脉，三百六十五络，其血气皆上于面。"面部气色的好坏、皮肤的光泽或枯槁、色素斑的形成均与脏腑精气的盛衰及其功能协调密切相关。黄褐斑现在女同志多见，妇人以血为本，皮肤颜色变深，多为血行不畅，瘀血内停的表现，所以常用活血化瘀法治疗。其次，要辨证因何导致的瘀血，常见的有气滞、湿浊、湿热、气虚、气阴两虚、血虚等，针对这些病因，以治其本，再加适当的活血化瘀药，方可奏效。

五脏六腑、十二经脉皆上荣于面，此病例患者由于过度思虑劳神，心脾气血两伤，使脾脏生化不及，气血不能上行则出现瘀阻现象，致使颜面肌肤失养，导致黄褐斑的形成。治疗用党参、白术、茯苓、甘草、砂仁益气补脾，健运脾之运化，恢复其升降之枢机，用丹参、泽兰、川芎、当归、白芷、鸡血藤、赤芍等7药活血，丹参、泽兰、赤芍分别入心、脾、肝经活血化瘀；鸡血藤入肝、肾经，而又通经络；白芷走阳明经而与川芎行头面部气血，而使诸药之作用达到病所；当归补血活血与生地黄、女贞子、制何首乌三味补肝肾之阴，阴血充足，则可养颜，故取效甚捷。

（赵海燕、何昌生）

### 医案 2

患者郑某，女，42 岁。

初诊日期：2011 年 1 月 23 日。

主诉：面部黄褐斑 1 年。

现病史：患者 1 年前无明显诱因出现面部黄褐斑。刻下症见：面部黄褐斑，自觉背部酸沉，平素乏力，睡眠差，怯冷，月经量少，口干不明显，纳差，嗳气，二便正常。

查体：T 36℃，BP 130/70mmHg，双肺听诊未闻及干湿性啰音，心界不大，心率 63 次/分，律齐，各瓣膜听诊区未闻及病理性杂音，双下肢无水肿。舌暗红，尖有瘀点，苔白，脉沉细滑。

中医诊断：黄褐斑，气血两虚、瘀滞面部证。

治法：益气养血，化瘀祛斑。

方药：八珍汤加减。

| | | | |
|---|---|---|---|
| 党参 12g | 茯苓 15g | 白术 10g | 甘草 6g |
| 川芎 12g | 赤芍 10g | 当归 15g | 白芍 10g |
| 香附 10g | 远志 10g | 土鳖虫 6g | 合欢花 10g |
| 制何首乌 10g | 桑寄生 15g | 菟丝子 10g | |

7 剂，每日 1 剂，水煎，分早、晚 2 次口服。

患者服药后以上症状减轻，再经三诊，继续以此方为基础，稍做加减，面部黄褐斑已不显。

[按语]

本案诊为黄褐斑，气血两虚证，瘀滞面部，治以益气养血，化瘀祛斑。方选八珍汤加减。其中制何首乌、桑寄生、菟丝子为一药组补肾益精；久病血瘀加土鳖虫活血祛瘀。

黄褐斑，临床以气血两虚多见，治疗以益气养血，化瘀祛斑。方选八珍汤加减，以四君子汤健运中州，运化脾气，四物汤养血活血，先实脾再养血是禀其意也，加远志安神化痰，泽兰活血化瘀。中医认为黑者属肾，王师故加制何首乌补肾益精。制何首乌，功补肝肾，益精血，乌须发，强筋骨专主补肾祛斑。《何首乌传》云其"益精髓，壮气，驻颜，黑发，延年，妇人恶血萎黄"。《滇南本草》曰其"涩精，坚肾气，治赤白癜风，疮疥顽癣，皮肤瘙痒"。香附，李时珍称之为"气病之总司，女科之主帅"，王好古称之为"妇人之仙药"，疏肝解郁，此必不可少。

（何昌生）

## 医案 3

患者郑某，女，41 岁。

初诊日期：2010 年 8 月 23 日。

主诉：面部黄褐斑 3 年。

现病史：患者 3 年前出现面部黄褐斑。刻下症见：面部黄褐斑，平素乏力怯冷，睡眠差，多梦，月经一般提前一周，量少色淡，口干不明显，纳差，嗳气，二便正常。

查体：T 36℃，BP 120/70mmHg，双肺听诊未闻及干湿性啰音，心界不大，心率 71 次/分，律齐，各瓣膜听诊区未闻及病理性杂音，双下肢无水肿。舌暗红，苔白厚腻，脉沉细滑。

既往史：月经提前，小腹部隐痛。

中医诊断：黄褐斑，月经先期，气血两虚、瘀滞颜面证。

治法：益气养血，化瘀祛斑。

方药：八珍汤加减。

| 党参 12g | 茯苓 15g | 白术 10g | 甘草 6g |
| 川芎 12g | 赤芍 10g | 当归 10g | 白芍 10g |
| 白芷 10g | 远志 10g | 泽兰 15g | 香附 10g |

制何首乌 10g

7 剂，每日 1 剂，水煎服。

以上症状服药后减轻，以此方为基础继续调理 1 个月，月经已正常，黄褐斑已经不明显。

**[按语]**

此患者诊为黄褐斑，月经先期，气血两虚、瘀血内停证，治疗以益气养血、化瘀祛斑为法。方选八珍汤加减。加远志化痰安神，泽兰活血化瘀，制何首乌补肾祛斑，香附疏肝解郁，全方益气养血，化瘀祛斑，经期复常，黄褐斑渐消。

## 二、临证备要

黄褐斑，中医认为其形成与肝、脾、肾密切相关。患者平素多心情抑郁、肝气不疏，肝气郁滞、气机不畅，致血行滞涩，阻滞颜面肌肤，乃至气滞血瘀，责之于肝；或脾胃虚弱，生化不及，气血两虚，气血运行不畅，而颜面肌肤失养，此为气虚血瘀，责之于脾；或后天失养，久病伤肾，阴精亏损，无以充血则血脉不利，阻于面部，易发生黄褐斑，此为肾虚血瘀，责之于肾。故瘀血阻滞面部是本病发病的重要环节。治疗方面活血化瘀贯穿始终，结合患者四诊信息，或疏肝理气活血，或益气活血，或补肾活血。如此，辨证论治，治病求本，方可取得良好疗效。

（何昌生、付晓双）

## 第二十二节 乏 力

乏力，是临床上比较常见的症状之一，以乏力为主诉前来就诊的患者很多，因此单列一节，为其诊治提供思路。其中有的病人屡经检查是因为患有各系统疾病所引起，如高血压、糖尿病、冠心病、代谢综合征、疲劳综合征、贫血等，此时应积极治疗原发病；亦有部分患者经理化检查未见明显异常，但乏力症状持续不缓解，多伴有焦虑、抑郁、失眠、记忆力下降、注意力不集中等，现代医学称之为慢性疲劳综合征，亦有学者认为是亚健康状态。本病的发生与不健康的生活方式、精神心理因素、神经内分泌系统紊乱等因素有关，现代医学治疗本病为对症及支持治疗，例如补充维生素、提高免疫力、抗抑郁等治疗，临床疗效欠理想。王师辨治本病主要有三个证型：气阴两虚证、肝郁气滞证、痰热内盛证。

## 一、典型医案

**医案 1**

患者孟某，女，72 岁，病历号：13013。

初诊日期：2009 年 10 月 10 日。

主诉：乏力 10 年余。

现病史：患者 10 年前出现乏力，刻下症见：乏力，无怯冷怯热，自汗，心烦失眠，梦多，有时手麻，口干，不欲饮水，纳可，二便正常。

查体：T 36.5℃，BP 110/70mmHg，双肺听诊未闻及湿性啰音，心界不大，心率 79 次/分，律齐，各瓣膜听诊区未闻及病理性杂音，双下肢无水肿。舌淡暗，有裂纹，舌下络脉瘀血，苔薄白，脉左细弦，脉右弦滑跃。

既往史：高血压 10 年，糖尿病 10 余年，自服降压降糖药，血压血糖控制尚可。

西医诊断：2 型糖尿病，高血压。

中医诊断：乏力，气阴两虚证。

治法：益气养阴活血。

方药：加味生脉饮。

| | | | |
|---|---|---|---|
| 党参 15g | 沙参 40g | 麦冬 10g | 茯苓 10g |
| 丹参 15g | 川芎 10g | 葛根 15g | 远志 10g |
| 夏枯草 15g | 鹿衔草 20g | 鬼箭羽 15g | 地龙 15g |
| 枳实 6g | 枳壳 6g | | |

7 剂，每日 1 剂，水煎，分早、晚 2 次口服。

以上症状服药后明显减轻，后生脉胶囊调理至症状消失。

[按语]

乏力在临床十分常见，多见于老年人，以及冠心病、糖尿病等疾病中。人过中年阴气自半，或湿热蕴久，耗气伤阴，对于此类患者，王师习用生脉饮加减调治，另加鹿衔草、鬼箭羽二药，活血通络祛瘀，现代药理研究提示其有降糖作用。

这里重点介绍北沙参一味。北沙参味甘微苦，微苦补阴，甘则补阳。北沙参性寒，补五脏之阴，且益气养阴，止惊烦。临床亦证实其有益气之功，即益肺气者，去其邪热，原因有二：其一，诸参皆有补性；其二，《神农本草经》云其"除寒热，补中，益肺气。疗结热邪气头痛，皮间邪热，安五脏。久服利人"，《名医别录》云其"主头眩痛，益气，长肌肉。去皮肌浮风。补虚，止惊烦，益心肺"，认为其虽云补五脏，亦须各用本脏药相佐，使随所引而相辅之疗效更佳也。此外据其有止惊烦之功，在治疗心神疾病时，"药贵中病"，可用至40~60g。且专长于入"胃"，重剂偏于益气养阴，生津止渴。故临床中重用北沙参，重剂效专力宏，是其真意也。

（何昌生）

### 医案 2

患者王某，男，63 岁，病历号：25844。

初诊日期：2009 年 11 月 20 日。

主诉：乏力 1 年余。

现病史：患者 1 年前出现乏力不适，刻下症见：乏力，咽部不适，有异物感，咳出少量白黏痰，不易咳出，口干饮水不多，声音嘶哑，大便干燥，每日一次。

查体：T 36.2℃，BP 110/70mmHg，双肺听诊未闻及干湿性啰音，心界不大，心率 87 次/分，律齐，各瓣膜听诊区未闻及病理性杂音，双下肢无水肿。舌淡红，舌下络脉瘀血，苔白根腻，脉滑数。

既往史：食道癌放化疗术后。

中医诊断：乏力，气阴两虚证。

治法：益气养阴。

253

太子参 15g　　　沙参 40g　　寸麦冬 10g　　瓜蒌 15g

桑白皮 10g　　　桔梗 6g　　　旋覆花 15g　　射干 10g

锦灯笼 10g　　　茯苓 10g　　炙甘草 6g　　丹参 15g

白花蛇舌草 20g　枳壳 10g　　玄参 15g　　蝉蜕 6g

4 剂，每日 1 剂，水煎，分早、晚 2 次口服。

以上症状服药后减轻，继续化疗。

**[按语]**

该证气阴两虚明显，乃热毒内盛日久，加上放疗，伤阴耗气，正气日虚，体力难支，而出现乏力，气虚则血瘀，可见舌下络脉瘀血。王师每查病人，必查舌下络脉，以资辨证之需。故治法予益气养阴，扶正祛邪固其本，佐以清热解毒治其标，希冀两手抓以扼住病势。

方中沙参一味，其味甘微苦，补五脏之阴，可以改善肿瘤病人伴随的相关症状，对辨证为血枯阴亏、阴虚燥咳等肿瘤病人，以及肿瘤术后气阴两虚或因放疗而伤阴引起的津枯液燥者，北沙参具有滋阴生津、益气之功，配合放化疗疗效显著，配合太子参加强益气养阴之功；丹参，功同四物而兼寒，寒能平热；玄参更是清热解毒之常选。此外，白花蛇舌草，现代药理研究提示有抗肿瘤作用。

（何昌生）

**医案 3**

患者王某，女，72 岁，病历号：37502。

初诊日期：2010 年 10 月 11 日。

主诉：乏力半月。

现病史：患者半月前出现乏力，刻下症见：乏力，无寒热，头晕，眠差，胸闷，眼睑肿胀，双腿不肿，足跟痛，口干不欲饮水，嗳气，纳可，便秘，尿正常。

查体：T 36.3℃，BP 125/80mmHg，双肺听诊未闻及湿性

啰音，心界不大，心率 71 次/分，律齐，各瓣膜听诊区未闻及病理性杂音，双下肢无水肿。舌淡红，苔少有裂纹，脉沉细弦滑。

既往史：糖尿病，高血压。

中医诊断：乏力，气阴两虚证。

治法：以益气养阴为先。

方药：加味生脉饮。

| | | | |
|---|---|---|---|
| 太子参 20g | 麦冬 15g | 沙参 40g | 枳壳 10g |
| 益母草 15g | 泽兰 15g | 五味子 6g | 茯苓 10g |
| 旋覆花 10g | 丹参 15g | 香橼 12g | 瓜蒌 15g |
| 鬼箭羽 15g | 鹿衔草 20g | 生地黄 15g | 熟地黄 15g |

7 剂，每日 1 剂，水煎，分早、晚 2 次口服。

以上症状服药后明显减轻，出院门诊随诊。

[按语]

冠心病、糖尿病之气阴两虚证在临床上十分常见，王师习用加味生脉饮，是方在生脉散基础上加丹参、沙参、龙齿、枳壳、茯苓八味组成。生脉散之方名，首载于《医学启源》，定型于《内外伤辨惑论》，完善于《医方考》，谓其"补肺中元气不足"。因有益气生津复脉的功效而得名。盖心主血脉，而百脉皆朝于肺，补肺清心，则气充而脉复，故曰生脉。

考虑消化道症状、糖尿病，加旋覆花降逆气，鬼箭羽、鹿衔草活血降糖，二地滋阴，瓜蒌通便。

（何昌生）

### 医案 4

患者魏某，女，61 岁，病历号：06344。

初诊日期：2010 年 12 月 23 日。

主诉：乏力 6 个月。

现病史：患者 6 个月前出现乏力，刻下症见：乏力，精神倦怠，神疲，怯热，心烦失眠，不能平卧，耳堵，头晕，胸闷气短，腹部胀痛，口干不甚，大便秘结依靠灌肠，尿偏少。

查体：T 36.5℃，BP 110/70mmHg，双肺听诊未闻及干湿性啰音，心界不大，心率74次/分，律齐，各瓣膜听诊区未闻及病理性杂音，双下肢无水肿。舌红，无苔，脉沉细滑数无力。

西医诊断：冠心病，2型糖尿病。

中医诊断：乏力，气阴两虚证，邪气渐盛。

治法：暂顾正气为先，法以益气养阴。

方药：

| 太子参20g | 沙参40g | 麦冬15g | 瓜蒌30g |
| 大腹皮12g | 香橼12g | 枳壳12g | 川楝子6g |
| 炒枣仁20g | 延胡索12g | 柏子仁20g | 竹茹10g |
| 淡竹叶10g | 菊花15g | 石斛15g | |

3剂，每日1剂，水煎，分早、晚2次口服。

以上症状服药后明显减轻，大便已行。

[按语]

在与王师的临证中，经常会遇到以乏力为主诉前来就诊的患者，推究起来，很值得研究。我自认为乏力的患者可能气虚、中气不足多一些，但跟师后发现并非如此。这提醒我今后在临床上务必四诊合参，不能单凭感觉。

根据患者四诊资料，辨证气阴两虚，处方选生脉饮加减，此为固其本，再兼治其标——邪实，佐以安神助眠，全方共奏益气养阴之功。

总结来诊的乏力患者，主要有两方面原因：其一，痰湿或痰热型；其二，气阴两虚型，以乏力、舌苔薄白少、脉沉为特征。因劳倦内伤，精神压力大而引起，劳则耗气，日久损伤阴液。气阴两虚方用生脉散；舌苔有裂纹乃阴亏，用生地黄、熟地黄，滋腻补阴；无裂纹者用沙参，清淡不滋腻。

（何昌生）

## 医案 5

患者王某，女，60 岁，病历号：23043。

初诊日期：2011 年 4 月 22 日。

主诉：乏力 1 年余。

现病史：患者 1 年前无明显诱因出现乏力，今来诊。刻下症见：乏力，自汗，心烦失眠，梦多，腰痛不适，口干，不欲饮水，纳可，二便正常。

查体：T 36.5℃，BP 110/70mmHg，双肺听诊未闻及湿性啰音，心界不大，心率 79 次/分，律齐，各瓣膜听诊区未闻及病理性杂音，双下肢无水肿。舌暗红，苔薄白，有裂纹，脉沉细。

既往史：糖尿病 3 年余。

辅助检查：尿常规：尿蛋白（＋），潜血（＋）。

西医诊断：2 型糖尿病。

中医诊断：消渴病，气阴两虚、夹有血瘀证。

治法：益气养阴，化瘀降糖。

方药：自拟方。

潞党参 15g　沙参 40g　　麦冬 10g　　白茯苓 10g
丹参 15g　　生地黄 15g　白茅根 30g　三七粉 3g<sup>冲</sup>
旱莲草 15g　女贞子 10g　鹿衔草 15g　鬼箭羽 15g

7 剂，每日 1 剂，水煎，分早、晚 2 次口服。

二诊：2011 年 4 月 29 日。

服药后乏力明显减轻，腰痛仍在。上方加独活 10g，桑寄生 15g，7 剂而愈。

## ［按语］

鹿衔草、鬼箭羽二药，王师常用，在辨证论治的基础上使用，能活血通络祛瘀，现代药理研究提示其有降糖作用。白茅根、三七粉活血化瘀，止尿血。旱莲草、女贞子合为二至丸，滋阴补肾。

马鞭草，性味苦凉，归肝、脾经，《本草衍义补遗》谓其可"行血，活血"。鬼箭羽，性味苦寒，功可行血通经，散瘀止痛，多用于月经不调，产后瘀血腹痛，跌打损伤肿痛等。在临证中常合用之于 2 型糖尿病、糖尿病肾病，用之活血化瘀，改善肾脏微循环，利尿，保护肾功能，疗效较为显著。

（何昌生）

### 医案 6

患者李某，男，72 岁，病历号：23128。

初诊日期：2011 年 6 月 20 日。

主诉：乏力 1 年余。

现病史：患者 1 年前无明显诱因出现乏力，今来诊。刻下症见：乏力，面色萎黄，低热，精神倦怠，自述肛门伤口疼痛，有时腹胀，失眠，口干后半夜明显，饮水不多，纳呆，乙状结肠造瘘术后大便通畅，尿可，怯冷。

查体：T 37.5℃，BP 110/70mmHg，双肺听诊未闻及干湿性啰音，心界不大，心率 94 次/分，律齐，各瓣膜听诊区未闻及病理性杂音，双下肢无水肿。舌淡红，苔厚腻干，脉弦滑数跃。

既往史：直肠癌术后。

中医诊断：乏力，气阴两虚、湿热内蕴、腑气不畅证。

治法：益气养阴，清热利湿，理气通腑。

方药：自拟方。

生黄芪 15g　当归 10g　　沙参 30g　　麦冬 10g
清半夏 10g　香橼 10g　　枳壳 10g　　茯苓 20g
石菖蒲 10g　远志 10g　　薏苡仁 20g　赤芍 10g

川牛膝 15g　怀牛膝 15g　　独活 10g　　败酱草 30g

金银花 15g　焦三仙各 10g　木香 10g　　砂仁 5g<sup>后下</sup>

4 剂，每日 1 剂，水煎，分早晚 2 次口服。

服药后热退，其他症状减轻。

**[按语]**

此例直肠癌术后出现的乏力，综合考虑相关的症状，核心是气阴两虚，夹有湿热内蕴，故甚者独行，间者并行，益气养阴治本，兼治其标，清热利湿。选当归补血汤补后天以生气之源，沙参、麦冬益气养阴，组方茯苓、半夏、远志、石菖蒲化痰，香砂温胃和胃，焦三仙化积，王师考虑腹胀而痛，加败酱草、金银花清热解毒，需借鉴之。

（何昌生）

**医案 7**

患者尹某，女，74 岁，病历号：32561。

初诊日期：2012 年 1 月 18 日。

主诉：乏力 3 年余。

现病史：患者 3 年前无明显诱因出现乏力，今来诊。刻下症见：乏力，自觉口咽发热，轻咳，咳出少量白黏痰，易于咳出，咽痒，胸闷，纳可，大便正常，尿不尽感。舌淡红质暗，苔白腻，脉沉滑数。

查体：T 36℃，BP 130/70mmHg，双肺听诊未闻及干湿性啰音，心界不大，心率 79 次/分，律齐，各瓣膜听诊区未闻及病理性杂音，双下肢无水肿。

西医诊断：冠心病。

中医诊断：乏力，气阴两虚、痰瘀阻络证。

治法：益气养阴，化痰通络。

方药：加味生脉饮。

太子参 15g　　沙参 40g　　麦冬 10g　　五味子 6g

枳壳 10g　　茯苓 10g　　丹参 15g　　龙齿 15g

射干 10g　　知母 6g　　瓜蒌 15g　　薤白 10g

白茅根 30g　橘红 6g　　通草 6g

5 剂。每日 1 剂，水煎，分早、晚服。

服药后乏力、胸闷症状明显减轻，出院电话随访症状渐渐消失。

[按语]

此例辨病辨证明确，处方用药也容易想到，但是细节的东西如何处理？如尿不尽如何解决？胸闷呢？为什么会出现这些症状呢？看到王师出完此方，方才恍然大悟——通草、白茅根解决尿路的症状，瓜蒌、薤白解决胸闷的症状，问题迎刃而解。

（何昌生）

**医案 8**

患者张某，女，78 岁，病历号：31542。

初诊日期：2012 年 2 月 28 日。

主诉：乏力半月。

现病史：患者半月前无明显诱因出现乏力，今来诊。刻下症见：乏力，无寒热，自汗，眼睑肿胀，双腿不肿，眠安，胸闷痛，心慌，口干不欲饮水，嗳气，纳可，便调。

查体：T 36.3℃，BP 110/70mmHg，双肺听诊未闻及湿性啰音，心界不大，心率 72 次/分，律齐，各瓣膜听诊区未闻及病理性杂音，双下肢无水肿。舌红，苔少，脉弦细滑，左寸跃。

既往史：冠心病。

西医诊断：冠心病。

中医诊断：乏力，气阴两虚证。

治法：益气养阴。

方药：加味生脉饮。

太子参20g　　麦冬15g　　沙参40g　　五味子6g

益母草15g　　泽兰15g　　龙齿20g<sup>先煎</sup>　　茯苓10g

旋覆花10g　　丹参15g　　香橼12g　　瓜蒌15g

枳壳10g

7剂。每日1剂，水煎，分早、晚2次口服。

以上症状服药后明显减轻，出院门诊随诊。

[按语]

冠心病气阴两虚型在临床上十分常见，王师习用加味生脉饮，是方在生脉散基础上加丹参、沙参、龙齿、枳壳、茯苓八味组成。方中加泽兰、益母草活血利水消肿。益母草，性苦辛，味微寒，归肝、心包经。性滑而利，通大小便，皆以其能利也。功可活血调经，利尿消肿。泽兰，性微温，味苦、辛，归肝脾经。苦能泄热，甘能和血，酸能入肝，温通营血。二药均有利水消肿之功，但各有侧重点。在临证中合用取其利水消肿之功以治其标，佐以随证而治本。

（何昌生）

医案9

患者王某，男，37岁，病历号：53243。

初诊日期：2012年4月6日。

主诉：乏力10年余。

现病史：患者10年前无明显诱因出现乏力，今来诊。刻下症见：倦怠乏力，易于汗出，手足不温，下身潮湿，口干，口气重，饮水不多，纳可，大便不成形，日2次，尿正常。

查体：T 36.5℃，BP 110/70mmHg，双肺听诊未闻及干湿性啰音，心界不大，心率80次/分，律齐，各瓣膜听诊区未闻及病理性杂音，双下肢无水肿。舌暗红，苔白厚腻，舌下络脉瘀血，脉沉滑。

既往史：肛周脓肿术后。

西医诊断：肛周脓肿术后。

中医诊断：乏力，脾虚湿盛证。

治法：健脾利湿。

方药：二陈汤加减。

清半夏10g　　茯苓15g　　陈皮10g　　甘草6g

藿香10g　　佩兰10g　　通草6g　　苍术10g

白术10g　　党参15g　　赤芍10g　　薏苡仁15g

车前子15g　黄柏10g

5剂，每日1剂，水煎分早、晚2次口服。

服药后症状明显减轻，出院后门诊继续调理。

[按语]

车前用子，子主下降，味淡性滑，滑可去暑，淡能渗热，味淡入脾，渗热下行，兼润心肾。又甘能补，故古人谓其强阴益精。

古法早有"利小便实大便"，即通过利尿之法来治疗泄泻。在此处，我们也加以利用，在乏力主证基础上有大便不成形，故加了通草、薏苡仁、车前子来达到治疗便溏的目的。

（何昌生）

### 医案10

患者任某，女，61岁，病历号：03083。

初诊日期：2012年6月20日。

主诉：乏力3年余。

现病史：患者3年前无明显诱因出现乏力，今来诊。刻下症见：乏力，怯热自汗，耳鸣，左上肢发麻，双腿酸沉，心烦失眠，胸闷，口干口苦，饮水不多，纳少，胃胀灼热，便秘，尿正常。

查体：T 36.5℃，BP 110/70mmHg，双肺听诊未闻及湿性

262

啰音，心界不大，心率 79 次/分，律齐，各瓣膜听诊区未闻及病理性杂音，双下肢无水肿。舌暗红，苔薄黄腻，脉沉细滑数。

西医诊断：2 型糖尿病，糖尿病肾病。

中医诊断：乏力，气虚血瘀、湿热内蕴证。

治法：益气活血，清热利湿。

方药：

| 党参 20g | 沙参 40g | 麦冬 10g | 枳实 10g |
| 枳壳 10g | 丹参 15g | 川连 15g | 黄芩 15g |
| 熟大黄 15g | 淡竹叶 15g | 茵陈 20g | 瓜蒌 30g |
| 合欢皮 12g | 瓦楞子 20g | 泽兰 30g | 鸡血藤 20g |

7 剂，每日 1 剂，水煎，分早、晚 2 次口服。

以上症状服药后明显减轻，复查肾功能肌酐逐渐下降，效不更方，继续调治月余，病情稳定。

[按语]

本案气阴两虚为本，湿热内蕴为标，相兼为病，诊疗时必须兼顾标本。临证注意几个药对的应用：泽兰、鸡血藤活血利水化瘀；川连、熟大黄、黄芩清热利湿祛其邪；茵陈宣上，瓜蒌润下。其中泽兰入脾行水，入肝治血之味，是以九窍能通，关节能利，宿食能破，月经能调，癥瘕能消，水肿能散。

枳实，性味苦辛，微寒，归脾胃、大肠经，功可破气消积，化痰散痞。枳壳，性味苦辛凉，归肺、脾、大肠经，能够破气，行痰，消积。王师告诫我们应注意二药的使用。首先掌握共性，二者气味功用俱同，大抵其功皆能利气，气下则痰喘止，气行则痞胀消，气通则痛立止，气利则后重除。同时牢牢抓住其所长，枳实其气全，形小，性烈，善下达，故以枳实利胸膈，除胸胁痰癖，逐停水，破结实，消胀满、心下急痞痛、逆气、胁风痛，安胃气，乃得其破散冲走之力；枳壳形大，其气散，其性缓，故其行稍迟，是以能入胸膈肺胃之分及入大肠也，"肺苦气上逆，急食苦以泄之"，枳壳味苦，能泄至高之气，故主之也。又肺与大肠为表里，其主散留结胸膈痰滞，逐水，消胀满，安胃诸证，悉与枳实相同，只是其气稍缓。王好古认为枳壳主高，枳实主下，高者主气，下者主血，故壳主胸膈皮毛之病，实主心腹脾胃之病。

## 二、临证备要

乏力，不管是因为各系统疾病引起，还是慢性疲劳综合征、亚健康状态，其病因病机都有其共同之处。现代社会，生活工作压力大，很多人经常熬夜、加班，身体经常处于疲劳状态，"劳则气耗"，耗气则伤阴，此为气阴两虚证，治以益气养阴，方选加味生脉饮；压力大，情志不畅，肝失条达，疏泄失职，气机不畅，郁滞于内而不能外达，故见气短、乏力、善太息等，此为肝郁气滞证，治以疏肝理气，方选柴胡疏肝散或逍遥散加减；熬夜、饮酒、嗜食辛辣油腻等不健康的生活方式，损伤脾胃，脾失健运，酿湿生痰，痰郁化热，形成痰热内盛证，痰热之邪阻滞气机，清阳不升，故见乏力、头沉、耳鸣、失眠等症，治以清热化痰，开窍定神，方选黄连温胆汤加减。

（付晓双、何昌生）

## 第二十三节 情志病

随着现代社会环境的变化，人们工作和生活节奏明显加快，各种应激因素不断增加，由社会、心理等因素导致的情志疾病的发病率日渐增多，成为威胁人们身心健康的隐患。如不及时诊治，常可罹患或加重其他疾病。

中医历来重视情志对健康和疾病的影响，强调人体生理、心理与社会、环境一体的整体观，契合了现代生物－心理－社会－环境医学模式。王师在长期的临床中发现，很多病证都和情志有关，如郁证、不寐、梅核气、脾胃病、心脑血管疾病等；以及类似于现代医学所说的心身疾病，如神经官能症、精神疾病等，广涉内、外、妇、儿各科多种疾患。中医药在情志病的防治中因擅长身心并治，优势较为明显，王师遵古训、师前贤，治疗情志病效果显著，现整理如下。

1. 探病源，立论多宗气郁

七情是指喜怒忧思悲恐惊七种情志。《素问·阴阳应象大论》云："人有五脏，化五气，以生喜怒悲忧恐。"而五脏藏有五神，即肝在志为怒，藏魄；心在志为喜，藏神；脾在志为思，藏意；肺在志为悲，藏魄，肾在志为恐，藏志。以七情、五志、五神与五脏相配应，用来说明人的情志活动是以脏腑作为生理基础的。人的七情活动是对客观事物刺激的反应，正常的七情活动对机体生理功能起着协调作用，不会致病。

然而对于突然、强烈或持久的情志刺激，超过了人体本身的正常生理活动范围，则使气机升降失调，脏腑功能紊乱，阴阳平衡破坏，从而导致情志病的发生。《杂病源流犀烛·诸变源流》记载："诸郁，脏气病也，其原本于思虑过深，更兼脏气弱，致六郁之病生焉。"王师遵循朱丹溪六郁学说，常谓"百病生于气"，气机阻滞易成气郁。认为情志因素是发病关键，除与精神刺激的强度及持续时间的久暂有关外，也与机体本身的状况有密切的关系。正如《养性延命录》云："喜怒无常，过之为害。"正所谓七情过极，百病丛生。故《素问·举痛论》认为"怒则气上，喜则气缓，悲则气消，恐则气下，惊则气乱，思则气结"，开创了从气机运行角度认识情志作用机制的先河。《三因方》所论"夫五脏六腑，阴阳失降，非气不生，神静则守，情动则乱，故有喜怒忧思悲恐惊，七者不同，各随其本脏所生所伤而为病。故喜伤心，其气散；怒伤肝，其气击；忧伤肺，其气聚；思伤脾，其气结；悲伤心包，其气急；恐伤肾，其气怯；惊伤胆，其气乱。虽七诊自殊，无踰于气"，亦同此理。

情志病易于伤肝，使气机逆乱，升降失调。气机失调是情志病发病的关键。病理变化与肝心有密切关系，即首病在肝，传病及心，渐及他脏。病势可急可缓，呈现气机紊乱、化火伤阴，病变进一步发展则致痰火、瘀血、气血津液等继发病证。

2. 寻病位，重在肝心二脏

情志病的病位，王师认为首在肝脏。因肝属木，"木气冲和条达，不致遏郁，则血脉得畅"。肝为刚脏，体阴而用阳，易动而难静，且喜条达，恶抑郁，主疏泄，生理特性是升、动、散，其疏可使气的运行通而不滞；其泄，可使气散而不郁，这对于气机的疏通、畅达、升发是一个重要的动力。肝的疏泄功能正常则气机顺畅，气血和调，心情亦开朗；肝血得藏，故能调畅全身血液。若肝失疏泄，气机不畅，在情志上则表现为郁郁寡欢，情志压抑，称为"因病致郁"。反之，情志活动的异常，导致气机失调，也常影响肝的疏泄功能，并影响血液运行。疏泄太过，肝气冲乱，则"血横决，吐衄，错经，血病诸症作焉"；疏泄不及，肝气郁结，血行滞涩，则可形成血瘀，而出现胸胁刺痛胀痛等症状。

情志活动与肝的疏泄功能密切相关，肝主疏泄的一个重要功能就是调畅情志。情志以血（精）为本（物质基础），以气为用（功能基础），情志异常对机体的影响，也主要表现在干扰正常的气血运行。肝主疏泄功能之所以能影响人的情志活动，实际上是由肝主疏泄，调畅气机，促进血液运行的生理功能所决定的。因此治疗上亦从疏达肝气入手。《素问·六元正纪大论》曰："木郁达之。"《读医随笔》曰："医者善于调肝，乃善治百病。《内经》曰升降出入，又曰疏其气而使之调。故东垣之讲脾胃，河间之讲玄府，丹溪之讲开郁，天士之讲通络，未有逾疏肝之义者也。"唐容川先生主张"里者，和其肝气"。

此外，王师认为情志为病还与心息息相关。心主血脉，肝藏血，心脏推动血液在经脉中正常运行，肝脏调节血液的流量。《内经》云："心为君主之官，主明则下安。"《内经》谓"心藏神"，"肝藏魂"。且心为五脏六腑之大主，而总领魂魄，兼赅意志，为主体思想。在生理情况下，心神正常，五脏六腑就能在心神的主导之下协调进行主血脉等活动，并主导人的意识、思维、情感、行为等精神活动，如病理因素扰及心神，影响了心神行使主导精神活动的机能，就会出现各种神志异常的症状。

3. 议诊断，尤重寸口脉诊

（1）疾病病史：情志内伤是主要病因，患者多有过度忧愁、焦虑、悲哀、恐惧等情志内伤史。

（2）临床表现：若神不守舍则失眠多梦、夜游等；若心神不安则心烦懊恼，情感多变；若心神惑乱可出现精神恍惚、心绪不宁、易惊、悲忧喜哭、喜怒无常，时时欠伸，甚则痴呆或神昏，或癫或狂等症状。

（3）寸口脉诊：王师在治疗不寐、郁证等情志病时，在结合其他三诊收集的资料基础上，尤重脉诊，随脉治之。见脉象弦、滑、急、跃，脉来如洪，波动幅度较大，触肤即得，寸关尤甚者，如无高热等外感之证，王师名其为跃脉，多为肝阳上亢、心神躁动之实象；凡脉见沉细弱者，为虚弱之象。

（4）辨证要点：表现以精神性症状为主。病因以七情变动为基础，病性特点是七情致病，多致机体气机郁滞，升降失常的病理变化。初病体实，病变以气郁为主，常兼血瘀、化火、痰结、食滞等，多属实证。经久则由实转虚，以虚为主，或虚实夹杂，其发生主要为肝失疏泄、心神失养等，临床辨证应结合八纲辨证、脏腑辨证、气血津液辨证等探讨。

4. 论治法，疏肝不忘调心

（1）疏肝：经典有云："百病皆生于气"，"气为百病之长"。王师认为"气"之与情志病密切攸关，因五脏六腑，神静则安，情动则乱，可导致疾病，故平衡气之升降出入，调畅气机是治疗情志病的主要治则，调理升降是临床辨证论治的重要法门。王师最为推崇金元四大家之朱丹溪，立论六气为郁和人体阴常不足、阳常有余的病机，推广滋阴降火、解郁达气之义。遣方用药，重在利用药物的升降浮沉之性，以纠正气机升降之偏，达到治疗目的。四逆散是王师临证常用之方，此遵《内经》旨"木郁者达之"，先顺其条达之性，开其郁遏之气，非养营血而健脾土，以柴胡疏肝解郁、条达肝木升清，白芍和营补血养肝、酸收敛降，炙甘草健脾补中，枳壳理气，再加香附等调理中焦；薄荷疏肝凉透，透达气机给郁以出路，以增解郁之功；若气郁化火，再宗经旨"火郁者发之"，加丹皮、山栀以发散之。

（2）调心：《内经》云："心者，五脏六腑之大主也……故悲哀忧愁则心动，心动则五脏六腑皆摇。"七情所伤，虽分五脏，但必归于心。故王师用养心安神之法——在上方基础上喜加川黄连清心养心以宁神定志。川黄连味苦性寒，无毒，归心、脾、胃、肝、胆、大肠经。一味苦寒入心，能清热燥湿，泻火解毒，常用剂量 6～15g，凡舌尖红赤心急烦躁者，屡试屡验。并加淡竹叶 10～15g，增强清心泻火之力量。因脏躁者，脉细，或沉或弦，舌苔薄白少，心神不安，重用百合20～30g，生地黄15g，取甘麦大枣汤、百合地黄汤等之意养心液，安心神。

王师还辨证随脉加减用药，以养心养肝、镇心镇肝为法。见跃脉，多为肝阳上亢，心神躁动之象，故酌用生龙骨、生牡蛎、龙齿、灵磁石、珍珠粉、珍珠母等镇心镇肝安神。凡脉象沉、细、弱者宜养，选用炒枣仁、柏子仁、龙眼肉、白芍、首乌藤、百合、五味子等以养心养肝安神。

此外，"血为百病之胎"，"久病必有瘀"，心主血脉，肝主疏泄，易于形成血瘀，宗王清任先生旨，"治病之要诀，在明白气血"。治法上提出有瘀血内停者选用活血化瘀之品，如当归、川芎、三七、丹参之属。正如《素问·至真要大论》云："谨守病机……疏其血气，令其条达而致和平。"即活血化瘀能调整气血平衡以俾阴阳之通。

临证之余，王师常谓：情志病的精神调摄，应移情易性，即怡悦情志，舒怀静养的精神调摄更是康复的要素，且必嘱咐患者家属详略也。正如叶天士所云："用药乃片时之效，欲得久安，以怡悦心志为要旨耳。"诚哉斯言。

（何昌生）

# 第五章　临床用药经验

## 第一节　单味药

### 一、人参

在临床中虚人甚众，尤其虚实夹杂患者居多，常见于老幼妇儿，症状以乏力最为多见，常兼气短、声音低微，舌质偏淡，苔白，脉弱，此类患者经常会用到人参扶助正气。因此，王师在诊余嘱咐我们要深入研习各参，熟练掌握其偏性与共性，善于使用各种人参，如此治病才能进一步提高疗效。

人参性味甘温平，有大补元气、补益五脏、固脱生津、开心益智安神之功。《神农本草经》记载其补五脏、安精神、定魂魄、止惊悸、除邪气之功。《药品化义》述："人参属纯阳，体微润，气香而清韵，味甘性大温，性与气味俱厚，入脾胃肺三经。"

参的品种众多，结合本院诸参实际情况，按药力将各参进行分等，以红参、生晒参补性最强，偏于温补；如病情不重，可用党参、太子参代之，其中党参药力较太子参强，但太子参兼能养阴。党参，用量应灵活，不能局限，此可能与药物质量、人工种植、产地等多种因素影响有关，常规用量10g，如果使用30g后，仍觉得气虚症状无显著改善者宜加生黄芪；同时注意补气后出现的壅滞情况，可酌情加用理气之品，如枳壳等。亦可仿张锡纯先生，为防止补过，用人参配伍麦冬使用。

但王师同时告诫我们，红参、生晒参为自费使用，且价格较贵（此外也包括穿山甲等贵重药品），病情危重者应该使用，但要与患者及家属提前沟通，减少和避免出现争议。

（何昌生）

## 二、玄参

玄参，是我们在临床常用的中药之一，有元参、浙玄参、黑参、乌元参等之称，其味甘、苦、咸，性微寒，归肺、胃、肾经。功效清热凉血，泻火解毒，滋阴。王师在很多病证中都经常使用，如热病口干、糖尿病、中风、冠心病、便秘、肿块等，其用药精当，效专力宏，且有其独到的见解，疗效确切。王师认为，玄参禀至阴之性，专主热病，味苦则泄降下行，故能清脏腑热结。《药品化义》认为，独此凉润滋肾，功胜知、柏，特为肾脏君药。玄参味辛而微咸，故直走血分而通瘀。亦能外行于经隧，而消散热结。寒而不峻，润而不腻，性情与知、柏、生地黄近似，而较为和缓，临床用量轻者 10～15g，偏于清热养阴；重者用量宜大，30～60g，偏于养阴解毒活血。"药贵中病"，明代张景岳在《景岳全书》中说："治病用药，本贵精专，尤宜勇敢……但用一味为君，二三味为佐使，大剂进之，多多益善。夫用多之道何在？在乎必赖其力，而料无害者，即放胆用之。"

1. 热性病

如热病伤阴、舌绛烦渴、口干渴饮、津伤便秘。

（1）清热凉血。本品性寒，能清营血分之热，用于治疗温热病热入营血，常配生地黄、丹皮同用，如清营汤。

（2）养阴生津。本品质润多液，能清热邪而滋阴液，用于热病伤津的口燥咽干、大便燥结、消渴等病证。

（3）泻火解毒。用于热毒炽盛的各种热证，取其清热泻火解毒的功效，治疗发热、脱疽等。《本草纲目》认为，肾水受伤，真阴失守，孤阳无根，发为火病，法宜壮水以制火，取其滋阴降火，解斑毒，利咽喉之意，重剂效专力宏，一锤定音，方可捷效；至方中重用玄参，是其真意也。

### 2. 咽痛目赤

咽痛，多由外感风热之邪，或因肺胃郁火上冲，或阴虚火旺等所致。《品汇精要》曰："消咽喉之肿，泻无根之火。目赤，目之所以能视者，在瞳子中神水充足，神水固肾之精华外现者也，《本经》又谓玄参能明目，诚以肝开窍于目，玄参能益水以滋肝木，故能明目。且以玄参与枸杞并用，以治肝肾虚而生热，视物不了了者，恒有捷效也。"治疗咽痛目赤一般为常用剂量配合辨证用药即可。

### 3. 肿结包块

本品味咸能软坚而消散郁结，治疗痰火热结所致的肿结包块，处方如消瘰丸等。

使用注意：脾胃虚寒、食少便溏者不宜服用。反藜芦。

（何昌生）

## 三、北沙参

北沙参，是王师常用的中药之一，又称北条参、细条参，其形细长，质坚疏密，其味甘，微苦，性微寒，归肺、胃经。功效养阴清热，润肺化痰，益胃生津。

王师在长期的临床实践中喜用北沙参，经验独特，广泛应用于肺阴虚的肺热燥咳，干咳少痰，或痨嗽久咳，咽干音哑等病证，能养肺阴而清燥热；应用于胃阴虚或热伤胃阴、津液不足的口渴咽干，胃脘隐痛，嘈杂干呕，舌干苔少等，有养胃阴、清胃热之功。还可应用于治疗糖尿病口干、中风等疾病。王师认为其味甘微苦，微苦补阴，甘则补阳，北沙参性寒，补五脏之阴。临床常用量为 10~15g，小剂量偏于清热养阴；重者用量宜大，可达 30~60g，专长于入"胃"，偏于益气养阴，生津止渴。王师认为"药贵中病"，故临床中重用北沙参，重剂效专力宏，一锤定音，是其真意也。

1. 津伤烦渴、肺痿燥咳

肺痿一候，《金匮要略》多有记载，咳唾浓痰，虚火犹炽。北沙参色白体轻，疏通而不燥，润泽而不滞，虚热阻于肺者，非此不能清也，其清热而不腻，尤为相宜，李濒湖《本草纲目》载北沙参主肺痿，亦取其补肺也……北沙参甘淡而寒，其体轻虚，专补肺气。一补阳而生阴，一补阴而制阳，不可不辨之也。《本草汇言·引林仲先医案》云："治一切阴虚火炎，似虚似实，逆气不降，清气不升，为烦，为渴，为胀，为满，不食。用真北沙参五钱水煎服。"

2. 益气养阴、止惊烦

王师临床亦证实北沙参有益气之功，即益肺气者，去其邪热。其一，诸参皆有补性；其二，《神农本草经》云："除寒热，补中，益肺气。疗结热邪气头痛，皮间邪热，安五脏。久服利人"。《名医别录》云："主头眩痛，益气，长肌肉。去皮肌浮风。补虚，止惊烦，益心肺。"王师认为其虽云补五脏，亦须各用本脏药相佐，使随所引而相辅之疗效更佳也。此外据其有止惊烦之功，在用一贯煎加减治疗心神疾病时，可用至 40~60g。

3. 改善肿瘤伴随相关症状

对辨证为血枯阴亏、阴虚燥咳等肿瘤病人以及肿瘤术后气阴两虚或因放化疗而伤阴引起的津枯液燥者，北沙参具有滋阴生津、益气之功，配合放化疗疗效显著，诊断明确后可用之。

4. 湿热证、痰热证阴伤

此两证若日久不愈或热大于湿，或热盛于痰出现舌白腻或黄腻，中部少苔或者无苔者，王师习用沙参及时养阴。

注意事项：体质虚寒者忌用。不能与藜芦同用。

（何昌生）

## 四、三七

三七，性温、味甘、微苦，归肝、胃经，有止血散瘀，消肿定痛之效。张锡纯在《医学衷中参西录》中描述："三七，善化瘀血，又善止血妄行，为血衄要药。兼治便下血，女子血崩，所下之痢色紫腥臭，杂以脂膜，此乃膜烂欲穿（三七能腐化生新，是以治之）。为其善化瘀血，故又善治女子癥瘕，月事不通，化瘀血而不伤新血，允为理血妙品。外用善治金疮，以其末敷伤口，立能血止痛愈。若跌打损伤，内连脏腑经络作痛者，敷之可消（当与大黄末等分，醋调敷）"。

王师用之临证得心应手，谓之能行能止，功补血，去瘀损，止血衄，能通能补，功效最良，去瘀生新，消肿定痛，并有止血不留瘀血，行血不伤新的优点，实为佳品。多用于胃痛久瘀、跌打肿痛，一切瘀血皆破；凡吐衄、崩漏、外伤，一切新血皆止。使用时或三七，或三七粉，治吐血，咳血，便血，癥瘕，跌仆瘀血，外伤出血，血出不止者，用之，其血即止。谓之乃止血而不留瘀之要药。故喜用之。

凡临证有瘀血之征象者，如痛有定处、结节囊肿（如甲状腺结节、前列腺增生）、口唇紫暗、舌暗、舌瘀斑瘀点、舌下络脉迂曲等表现者，即可用之活血化瘀。用三七粉 3g，日 2 次，分服，病情较重者，可用至 5~6g。

（何昌生）

## 五、黄连

黄连，味苦性寒，归心、肝、脾、胃、胆、大肠经，有清热燥湿、泻火解毒等功效，"主五脏冷热，久下泄澼脓血，止消渴大惊，除水利骨，调胃厚肠益胆，疗口疮"（《沥名医别录》）。王师认为黄连气寒味苦，气薄味厚，长于清中焦湿热，治湿阻中焦、气机不畅所致胃脘痞满、恶心呕吐，可配黄芩、干姜、半夏等药，如半夏泻心汤；若肝火犯胃所致胁肋胀痛、呕吐泛酸，可配合吴茱萸，如左金丸。黄连善清心经实火，可治心火亢盛之心悸、烦躁、失眠，配黄芩、白芍、阿胶等药，可治热盛伤阴，心烦不寐，如黄连阿胶汤；配肉桂，可治心火亢旺、心肾不交之怔忡、不寐、口腔溃疡、消渴病，如交泰丸；配温胆汤可治痰热内扰之失眠、心悸、头晕头痛。黄连泻火解毒，常配合淡竹叶治疗目赤肿痛、咽喉肿痛、口腔溃疡、心烦失眠等。黄连又善去脾胃大肠湿热，为治泻痢要药，刘完素曰："古方以黄连为治痢之最，诸苦寒药多泄，惟黄连、黄柏性冷而燥，能降火去湿而止泻痢，故治痢以之为君。"常配木香同用，如香连丸。

王师善用黄连治疗胃脘痛、失眠、心悸、口腔溃疡、消渴病、泄泻等多种疾病，认为若患者有心烦、舌红或舌尖红，则为黄连必用之征象。且正如《珍珠囊》曰："（黄连）其用有六：泻心火，一也；去中焦湿热，二也；诸疮必用，三也；去风湿，四也；治赤眼暴发，五也；止中部见血，六也。"又如《本草正义》说："黄连大苦大寒，苦燥湿，寒胜热，能泄降一切有余之湿火，而心、脾、肝、肾之热，胆、胃、大小肠之火，无不治之。上以清风火之目病，中以平肝胃之呕吐，下以通腹痛之滞下，皆燥湿清热之效也"。黄连用量一般为 3～30g，随证加减。

使用注意：脾胃虚寒者慎用。

**典型医案：**

1. 胃脘痛

患者李某，女，55 岁，胃脘灼热胀痛半年，伴两胁胀痛，嗳气泛酸，甚则呕吐，肠鸣，口干不欲饮，心烦，纳呆，大便不成形，日1次，小便可，夜寐欠安。舌暗红，苔白腻，脉弦细滑。

既往史：1个月前于北京某三甲医院查胃镜示浅表性胃炎，反流性食管炎。

辨证：肝气犯胃，郁而化热。

治法：疏肝泄热，理气和胃。

处方：左金丸和柴胡疏肝散加减。

| | | | |
|---|---|---|---|
| 川连 10g | 吴茱萸 3g | 柴胡 15g | 赤芍 15g |
| 白芍 15g | 枳壳 12g | 生甘草 6g | 香附 10g |
| 海螵蛸 30g | 旋覆花 15g<sup>包煎</sup> | 苏梗 10g | 延胡索 15g |
| 清半夏 10g | 陈皮 10g | | |

水煎服，5剂。

服药后二诊，患者胃脘灼热胀痛、两胁胀痛、嗳气泛酸减轻，食欲增加，于前方继服7剂。

7剂后诸症大减，于前方去柴胡，加太子参15g，茯苓10g，白术10g，连服14剂后症状痊愈。

[按语]

脾胃之病，离不开阴阳失衡，脾胃升降失司，气机运行失调。脾胃功能正常与否，多与肝之疏泄有关。肝与胃是木土乘克的关系，忧思恼怒，气郁伤肝，木旺乘土，胃失和降；肝气郁结日久化热，邪热犯胃，故临床上出现胃脘灼热疼痛、嗳气泛酸，两胁胀痛，心烦易怒等症状。因此治疗应以调畅气机、恢复脾胃升降功能为主。治以疏肝泄热，理气和胃，方用左金丸和柴胡疏肝散加减。黄连大苦大寒，清热燥湿力强，长于清中焦湿热，缓解胃脘灼热症状，又能清心泻火除烦；吴茱萸下气降逆止呕，温胃暖肝，既佐制了黄连的苦寒之性，又能很好的疏肝、降逆，《药鉴》认为"（黄连）与吴茱萸同用，乃吞吐酸水神方"。香附、柴胡疏肝解郁，行气止痛；海螵蛸制酸止痛；旋覆花降逆止呕。诸药合用，肝热得以疏泄，脾胃功能恢复，故病得以痊愈。

### 2. 失眠

患者戴某，女，50 岁。患者因工作问题彻夜不眠 1 周，心烦，胸闷，头沉，口干不欲饮，胃脘部不适，嗳气，纳少，舌尖红，苔薄白腻，脉弦细滑且跃。

中医辨证：心火亢盛，痰热内扰。

治法：清心除烦，清热化痰，和中安神。

处方：温胆汤加减。

| | | | |
|---|---|---|---|
| 川连15g | 淡竹叶10g | 竹茹10g | 清半夏10g |
| 茯苓10g | 橘红10g | 生甘草6g | 石菖蒲10g |
| 远志10g | 枳壳10g | 枳实6g | 香附10g |
| 苏梗10g | 合欢皮10g | 旋覆花15g<sup>包煎</sup> | 珍珠母30g<sup>先煎</sup> |

水煎服，5 剂。

二诊：患者睡眠改善，夜间可入睡 4～5 小时，心烦、胸闷减轻，食欲增加，舌红，苔薄白腻，脉弦细滑。依前方去珍珠母，加炒枣仁20g，夜交藤30g，7 剂。

三诊：患者夜间可入睡 7～8 小时，无心烦、胸闷，饮食正常，再予 7 剂，以善其后。嘱其注意调畅情志，生活作息规律。

### [按语]

《景岳全书·不寐》曰："不寐证虽病有不一，然唯知邪正二字则尽之矣……其所以不安者，一由邪气之扰，一由营气之不足耳。"本患者因工作问题致情志不遂，心肝火旺，火热灼津成痰，痰火上扰心神，神不安宁而致不寐。王师重用黄连苦入心，寒胜热，苦寒清泻心经实火，温胆汤清热化痰。又因患者脉跃为肝旺之象，故加珍珠母以平肝潜阳安神。心肝火旺得消，故神静而得寐。

### 3. 心悸

患者郭某，男，66岁。阵发性心悸半年，轻度胸闷，无胸痛，心烦，头晕，耳鸣，口干饮不多，纳可，大便2～3日1行，不燥，小便调，睡眠可。舌暗红，苔黄腻，脉弦细滑。

既往曾多次查心电图未见异常，1个月前于某医院住院治疗，症状未见好转。

辨证：湿热中阻，痰火扰心。

治法：清心化痰，清热利湿。

处方：黄连温胆汤合四妙散。

| | | | |
|---|---|---|---|
| 川连 10g | 竹茹 10g | 淡竹叶 10g | 清半夏 10g |
| 茯苓 10g | 橘红 10g | 枳壳 10g | 生甘草 6g |
| 枳实 10g | 远志 12g | 赤芍 10g | 石菖蒲 12g |
| 苍术 15g | 黄柏 10g | 生薏苡仁 20g | 怀牛膝 10g |
| 莱菔子 15g | 厚朴 10g | | |

5剂，水煎服。

二诊：患者心悸、胸闷好转，心烦、头晕减轻，舌暗红，苔黄腻，脉弦细，继服前方7剂。

三诊：心悸明显好转，依前方加炒枣仁20g，7剂。后复诊心悸未再发作。

[按语]

《血证论·怔忡》曰："心中有痰者，痰入心中，阻其心气，是以心跳不安。"本患者平素饮食不节，嗜食肥甘厚味，损伤脾胃，痰湿内生，郁久化热，痰热扰心，故发心悸。故王师以黄连清热燥湿，温胆汤化痰清热，四妙散清热化湿，使湿热从下而走，痰热清则心神安。

### 4. 口腔溃疡

患者郭某，女，48岁。口腔溃疡半月，牙龈肿痛、出血，舌刺痛，口干饮不多，纳可，大便干，小便可。舌尖红，苔薄黄腻，脉沉细数。

辨证：心胃热盛，湿热内蕴。

治法：清热凉血，清利湿热。

处方：玉女煎加减。

川连10g　　淡竹叶10g　　生石膏20g<sup>先煎</sup>　　生地黄15g

知母10g　　麦冬10g　　怀牛膝10g　　白茅根20g

茵陈20g　　薏苡仁15g

5剂，水煎服。

二诊：患者口腔溃疡、牙龈肿痛减轻，无牙龈出血，继服前方7剂，口腔溃疡痊愈。

[按语]

黄连苦入心，泻火解毒，清血热而止血，正如《本草正义》所说："（黄连）苦先入心，清涤血热，故血家诸病，如吐衄溲血，便血淋浊，痔漏崩带等证，及痈疡斑疹丹毒，并皆仰给于此。"王师用之配淡竹叶清心火，利小便，使火热从小便而出；白茅根、茵陈、薏苡仁清热利湿；加玉女煎以清胃滋阴，心胃之火清除，故口腔溃疡得以痊愈。

5. 消渴

患者刘某，女，50岁。发现血糖高病史3月余，服用二甲双胍治疗，血糖控制欠佳。患者时感乏力，怕热，易汗出，心急，口干，夜间较甚，饮水不多，失眠，纳可，大便不成形，日1~2次，小便正常。舌暗红、有裂纹，苔白腻，脉沉细弦滑。

查空腹血糖：10mmol/L，糖化血红蛋白7.8%；血脂：总胆固醇6.5mmol/L，甘油三酯1.98mmol/L；肝功能：谷丙转氨酶78.9U/L；腹部彩超：中度脂肪肝。

辨证：肺胃燥热，脾虚失运。

治法：清热养阴生津，健脾益气。

处方：

川黄连 10g　　淡竹叶 15g　　北沙参 40g　　麦冬 15g

党参 15g　　　茯苓 15g　　　生白术 15g　　生甘草 6g

远志 12g　　　丹参 15g　　　生山楂 15g　　白扁豆 10g

茵陈 20g　　　泽泻 10g

水煎服，5 剂。

嘱其控制饮食，增加活动量。

二诊：患者乏力、口干、心急、汗出减轻，睡眠好转，依前方继服 7 剂。

三诊：患者乏力、口干明显好转，无心急、汗出，睡眠正常，舌质暗，苔白，脉沉细弦滑，查空腹血糖 6.9mmol/L，于前方黄连减为 3g，加生、熟地黄各 15g，枸杞子 15g。

连服 14 剂后患者无乏力、口干，睡眠正常，查空腹血糖 5.6mmol/L，餐后 2 小时血糖 7.8mmol/L，复查血脂、肝功能正常。

[按语]

患者平素过食肥甘厚味，损伤脾胃，脾胃运化失司，积于胃中酿成内热，消谷耗液，化燥伤津，而发为消渴病。方中黄连苦寒，善清胃火，清心除烦，能"止消渴"，《日华子本草》谓其"治五劳七伤，益气，止心腹痛、惊悸烦躁，润心肺……止盗汗"。重用沙参、麦冬、淡竹叶养阴生津；四君子汤健脾益气，化湿升清，使津液得以上承。王师认为消渴病全程血瘀，故以生山楂、丹参行气活血散瘀；佐以白扁豆、茵陈、泽泻健脾利湿。全方共奏清热养阴、健脾利湿、活血散瘀之功，使得机体阴阳平衡，气血调和，故病情逐渐趋于好转。

（贾晨光）

## 六、龙齿

龙齿，性涩，味甘凉，归心、肝经。功效镇惊镇心，安魂魄，清热除烦。王师喜用龙齿，其功擅镇心安神，"镇"为重点，意在镇守，大有"一夫当关，万夫莫开"之势。常用于心悸烦热，失眠多梦，惊痫癫狂。《神农本草经》载："（龙齿）主小儿大人惊痫，癫疾狂走，心下结气，不能喘息，诸痉。"《日华子本草》亦云："（龙齿）治烦闷，癫痫，热狂。"

临床加减：凡失眠、神志病、脉跃者均用龙齿；因惊成痫，癫狂谵语，可配落铁粉、寒水石、茯神等；恍惚多忘，癫痫狂乱，属气血不足者，可配人参、当归，酸枣仁、远志等补气养血以安神；心气不足，以致心悸怔忡，梦寐不宁者，宜配入人参、石菖蒲、茯神等药用之。

用法用量：10～30g，生用，先煎10分钟。

（何昌生）

## 七、白及

白及，其性味苦、甘涩、微寒，入肝、胃、肺经，功能收敛止血，消肿生肌，活血止痛，并防出血，主治内外伤出血。《云南中草药》云其止咳化痰，补肺生肌，故多用于呼吸系统疾病兼有咯血者，如支气管扩张，肺结核，气管炎，用独叶白及10g。

在临床诊治疾病过程中，王师多运用于治疗反流性食管炎，消化性溃疡，慢性胃炎等消化系统疾病伴有出血或糜烂者，意在保护胃黏膜——保护受邪之地，活血止痛防出血。《神农本草经》记载："（白及）主痈肿、恶疮、败疽，伤阴死肌，胃中邪气。"

用法用量：6～15g。

（何昌生）

## 八、旋覆花

旋覆花，味咸、性温，入肺、大肠经，有降气化痰、行水逐饮、止呕、疏风散寒、消肿化毒之功。

王师在临床诊治疾病过程中，习用并善用旋覆花，认为其不仅为呕吐恶心而设，实为治疗气逆不降，病机重点在逆气不降，或在肺，或在胃，或在肝。

《天宝本草》言其有"治呕喘咳嗽"之功。有"诸花皆升，旋覆花独降"之说，即此理也。主要用于呕吐噫气，打嗝，烧心泛酸等。

此外旋覆花还用于伏饮痰喘，《本草汇言》言"旋覆花，消痰逐水，利气下行之药也，主心肺结气，胁下虚满，胸中结痰，痞坚噫气，或心脾伏饮，膀胱留饮，宿水等症"。

利用其降气的特点配合其他治本之药，用于肝阳上亢、风阳上扰之头痛头晕等。

用法用量：10～15g，包煎。

（何昌生）

## 九、代赭石

代赭石，性味苦甘平，入肝、胃、心包经，功效平肝镇逆，凉血止血。治噫气呕逆，噎膈反胃，哮喘，吐血，鼻衄等。

王师认为代赭石的使用不局限于呕吐恶心，其苦寒质重，功善潜降，凡肝、肺、胃之气上逆证，皆可用之。

1. 镇肝

治肝阳偏亢之头痛，眩晕，目胀，失眠，耳鸣等。

2. 降肺胃之气

用于肺胃之气上逆证。代赭石重坠降逆，除哕噫而泄郁烦，能镇摄肺胃之逆气。治胃气上逆之呕吐，嗳气，呃逆泛酸。赭石之重，以镇逆气，仲景治伤寒吐下后，心下痞硬，噫气不除，用旋覆代赭石汤，取重以降逆气，重以镇之，涤痰涎也。

3. 止血

用于血热吐衄等血证。代赭石能清降气火，凉血止血，故尤宜于气火上逆，迫血妄行之出血，《医学衷中参西录》云："治吐衄之证，当以降胃为主，而降胃之药，实以赭石为最效，种种病因不同，疏方皆以赭石为主，而随证制宜，佐以相当之药品，吐衄未有不愈者。"

用法用量：10～30g，先煎。

（何昌生）

## 十、天花粉

天花粉，味甘、微苦，性微寒，归肺、胃经，有生津止渴、降火、润燥、排脓消肿之功。

王师临床常用于治消渴，热病及杂证口干口渴等病证。谓其味甘微苦酸，酸能生津，故能止渴润枯，微苦降火，甘不伤胃，可主消渴，身热，烦满，大热，补虚安中。《别录》述："除肠胃中痼热，唇干，口燥，止小便利。"《本草汇言》云："退五脏郁热，其性甘寒，善能治渴，从补药而治虚渴，从凉药而治火渴，从气药而治郁渴，从血药而治烦渴，乃治渴之要药也。"王师喜用之于灼口症、干燥综合征口干口渴严重者，与葛根合用，可用至30g，临床疗效显著。

用法用量：10～30g，水煎服。有滑胎之虞，应予注意。

（何昌生）

## 十一、蒲公英

蒲公英，性寒，味苦甘，入肝、胃经，具有清热解毒、消肿散结之功。

王师用之得心应手，谓之功效有二：

**（一）清热解毒，消肿散结**

主治热毒疮痈，实火热毒上攻，口舌生疮；热毒疮疡，疔毒内攻等。

1. 疔疮、痈疡、红肿热毒诸证

蒲公英，其性清凉，治一切疔疮、痈疡、红肿热毒诸证，如痤疮、湿疹、皮炎、酒渣鼻等皮肤病，可服可敷，颇有应验，鲜者捣汁温服，干者煎服，一味亦可治之，而煎药方中必不可缺此。

2. 乳痈肿痛

《本草求真》载："蒲公英，入阳明胃、厥阴肝，凉血解热，故乳痈、乳岩为首重焉。缘乳头属肝，乳房属胃，乳痈、乳岩多因热盛血滞，用此直入二经，外敷散肿臻效，内消须同夏枯草、浙贝母、连翘、公英等药同治。"《本草经疏》谓其"解热凉血之要药。乳痈属肝经，妇人经行后，肝经主事，故主妇人乳痈肿乳毒"。

**（二）治疗痈疡**

蒲公英能清胃消瘀，乃"消化道之抗生素"，对于糜烂性胃炎，胃溃疡伴感染，肠痈腹痛等，证属瘀热胃痈的效果更佳，若辨证准确，有药到病除之效，推测其可能有抗幽门螺旋杆菌感染的作用。《滇南本草》载："敷诸疮肿毒，疥癞癣疮；祛风，消诸疮毒，散瘰疬结核。"

用法用量：10～30g。

（何昌生）

## 十二、葶苈子

葶苈子，性味苦、辛、大寒，归肺、膀胱经，功效泻肺平喘，利水消肿。王师在临证中常用于以下疾病：

1. 痰涎壅盛，喘息不得平卧

本品苦降辛散，性寒清热，专泻肺中水饮及痰火而平喘咳，常佐大枣以缓其性，如葶苈大枣泻肺汤，还常配苏子、桑白皮、杏仁等共用。王师在临证中吸取名老中医经验，辨证准确时喜欢重用 10 ~ 30g 以泻肺平喘，效果明显。治疗心功能不全的病人要与其他主证用药配合使用。

2. 水肿、悬饮、胸腹积水、小便不利

《神农本草经》云："主癥瘕积聚结气，饮食寒热，破坚逐邪，通利水道。"《名医别录》云："下膀胱水，伏留热气，皮间邪水上出，面目浮肿。身暴中风热痱痒，利小腹。"本品泄肺气之壅闭而通调水道，利水消肿。治腹水肿满属湿热蕴阻者，配防己、椒目、大黄，即已椒苈黄丸；治结胸、胸水，腹水肿满，配杏仁、大黄、芒硝，即大陷胸丸等。

（何昌生）

## 第二节　对药的使用经验

对药又称药对，系用相互依赖、相互制约以增强疗效的两味药治病。常为一寒一热，一升一降，一气一血，一收一散，一润一燥等组成，以达到互相制约，相辅相成的效果。现将王师临证常用药对总结如下：

### 一、枳实、枳壳

枳实，味苦、辛、酸，性微温，归脾、胃经，具有破气、化痰、消积、散痞的功效。主要用于胸腹痞满胀痛，积滞内停，泻痢后重，大便不畅，痰滞气阻，胸痹，结胸等。其生品性较峻烈，以破气化痰为主，但破气作用强烈，有损伤正气之虑，适宜气壮邪实者。多用于腹胀、胸痹、痰饮等病证；还可治疗胸阳不振，痰浊内阻，胸痹疼痛，如枳实薤白桂枝汤（《沥金匮要略方论》）；治痰厥吐逆，头目眩晕，如导痰汤（《沥严氏济生方》）。麸炒枳实可缓和其峻烈之性，以免损伤正气，以散结消痞力胜。多用于食积胃脘痞满，积滞便秘，湿热。如治食积不化所致脘腹胀满的枳术丸和治下痢泄泻的枳实导滞丸（《沥内外伤辨惑论》）；治大肠热结，便秘腹满的大承气汤（《沥注解伤寒论》）。

枳壳，味苦、辛、酸，性温，归脾、胃经，具有理气宽中、化痰消食、消滞除胀的功能。主要用于胸胁气滞，胀满疼痛，食积不化，痰饮内停等。其生品辛燥，作用较强，偏于行气宽中除胀。用于气实壅满所致之脘腹胀痛或胁肋胀痛，瘀滞疼痛；或子宫下垂，脱肛，胃下垂。如治胁肋胀痛的枳壳散（《沥本事方》）；治瘀血疼痛的膈下逐瘀汤（《沥医林改错》）。麸炒枳壳可缓和其峻烈之性，偏于理气健胃消食，适宜于年老体弱而气滞者。用于宿食停滞，呕逆嗳气，风疹瘙痒。如治积滞内停，胃脘痞满的木香槟榔丸（《太平惠民和剂局方》）；治呕逆嗳气兼脾胃虚弱，里急后重的宽肠理气汤（《沥婴童百问》）。

王师临床多合用两药，但告诫我们注意区别使用。首先要掌握共性：二者气味功用俱同，大抵其功皆能利气，气下则痰喘止，气行则痞胀消，气通则痛立止，气利则后重除。其次要牢牢抓住其所长，枳实其气全，形小，其性烈，故善下达，故以之利胸膈，除胸胁痰癖，逐停水，破结实，消胀满，心下急痞痛，逆气，胁风痛，安胃气，乃得其破散冲走之力；枳壳形大，其气散，其性缓，故其行稍迟，是以能入胸膈肺胃之分及入大肠也，枳壳利肠胃也。"肺苦气上逆，急食苦以泄之"，其味苦，能泄至高之气，故主之也。又肺与大肠为表里，其主散留结胸膈痰滞，逐水，消胀满，安胃诸证，悉与枳实相同，第其气稍缓耳。

然临证亦要注意，枳实性专消导，破气损真，观朱震亨云其泻痰有冲墙倒壁之力，其为勇悍之气可知。凡中气虚弱，劳倦伤脾，发为痞满者，当用补中益气汤补其不足，则痞自除，此法所当忌也。

王师多从气机运动升降出入角度，联合二者多用于咳喘肺胃气上逆，头晕目眩肝阳上亢，及胁腹胀满，伴有便秘或大便不畅等情况下，意在"降"，即降气，如此伍方配药升降有司，则诸证才可能好转。

用量：10~15g，体虚无气滞者慎用。

（何昌生）

## 二、川牛膝、怀牛膝

川牛膝，味甘、微苦，性平，归肝、肾经，功效祛风，利湿，通经，活血。《中药材手册》云其"功多祛风利湿，其他和怀牛膝相同"。《四川中药志》云其"祛风利湿，通经散血"。常用于治风湿腰膝疼痛，关节痹痛，脚痿筋挛，血淋，尿血，妇女经闭，癥瘕等。

怀牛膝，性味辛苦平，散瘀血，利关节，活血通经，引血下行，消肿止痛，补肝肾，强筋骨。主治寒湿，四肢痉挛，屈伸不利，腰腿酸疼。还可逐血气，降压，尚有利尿通淋的功效。《本草纲目》记载其"生用能去恶血，得酒则能补肝肾"。酒制怀牛膝则是补肝肾、强腰膝的良药。其"性善下行"，主沉降作用非一般药物所能比拟。结合药理，怀牛膝中微量元素锰、锌的含量较其他产品要高。人体若缺乏锰、锌常常表现为肾虚，怀牛膝具有补肝肾、强筋骨的保健作用也正因为此。李时珍说它"滋补之功，如牛之力"，可见其药效之高。因长于补益肝肾，强健腰膝，以及活血通经、引血下行的功效，所以可主治寒湿痿痹，四肢拘挛，膝痛不可屈伸等。

王师临证习用两药，但需辨别运用。怀牛膝偏于补肝肾强筋骨，此外突出"引"，可引火下行，引血下行，引热下行。川牛膝偏于活血祛瘀。两药合用，补肝肾，强筋骨，化瘀血，祛风湿，缓挛急，相得益彰。

（何昌生）

### 三、川贝、浙贝

川贝，味苦甘，性微寒，归肺、心经，功效清热润肺，化痰止咳，散结消肿。用于肺热燥咳，干咳少痰，阴虚劳嗽，咳痰带血等证。《名医别录》述："疗腹中结实，心下满，洗洗恶风寒，咳嗽上气，止烦热渴，出汗，安五脏。"本品又能散结消肿，治痈肿瘰疬、乳痈、肺痈等证。《本草别说》曰其"能散心胸郁结之气"。

浙贝，味苦而性寒，然含有辛散之气，能除热，能泄降，又能散结，有清肺化痰止咳、散结消肿之功。

王师在诊余嘱咐我们，川贝、浙贝二药都可止咳化痰，散结消肿，但各有偏性。川贝偏于润肺止咳，多用于久咳；浙贝偏于清肺止咳，多用于新咳，又治咳嗽上气，痰热侵肺，且苦泄清金而又有降逆之功。《本草正》云："治肺痈肺萎，咳喘，吐血，衄血，最降痰气，善开郁结，止疼痛，消胀满，较之川贝母，清降之功，不啻数倍。"故应分清而用。《名医别录》谓："止烦、热、渴、出汗，皆泄降除热也。喉痹，热之结于上者也。洗洗恶风寒者，风寒外袭于皮毛，内合于肺，象贝清泄肺气而辛能疏散，其效可知。"

两药合用于新咳久咳，清润并行，止咳化痰力增。

（何昌生）

## 四、红藤、败酱草

红藤，性味苦平，归肝、大肠经，有活血通络、败毒散瘀、祛风杀虫之功，可抗菌消炎（《沥陕西中草药》载），消肿散结，理气活血，祛风，"治心腹绞痛，赤白痢疾"（《沥闽东本草》载），《中药志》述其"祛风通经络，利尿。治肠痈，风湿痹痛，腹痛"。现代药理研究显示其对金黄色葡萄球菌及乙型链球菌均有较强的抑制作用；对大肠杆菌、白色葡萄球菌、卡他球菌、甲型链球菌及绿脓杆菌，亦有一定的抑制作用。

败酱草，味辛苦，性微寒，归肝、胃、大肠经，功效清热解毒，消痈排脓，祛瘀止痛。因有陈腐气，故以败酱得名。能清热泄结，《滇南本草》言其"发肚腹中诸积，利小便"，还可利水消肿，破瘀排脓。宜于实热之体，且善排脓破血。《名医别录》记载："（败酱草）疗肠澼，渴，热中疾。"《本草会编》云："（败酱草）主诸痢。"药理研究显示其对金黄色葡萄球菌、痢疾杆菌、伤寒杆菌、绿脓杆菌、大肠杆菌有抑制作用。

两药合用，清热解毒，活血散结，多用于肠道、泌尿道、妇科等湿热、湿毒、热毒蕴结证。

（何昌生）

## 五、马鞭草、鬼箭羽

马鞭草，性味苦凉，归肝、脾经。《本草衍义补遗》谓其能"行血，活血"，《本草纲目》谓其能"破血通经，解毒消肿，杀虫。主癥瘕结块，心腹疼痛"。《天宝本草》言其"利小便，平肝泻火"。

鬼箭羽，性味苦寒，《本草撮要》载其"入足厥阴经"，功能行血通经，散瘀止痛。《本经逢原》云："鬼箭，专散恶血，故《本经》有崩中下血之治。《别录》治中恶腹痛，去白虫，消皮肤风毒肿，即腹满汗出之治。今人治贼风历节诸痹，妇人产后血晕，血结聚于胸中，或偏于胁肋少腹者，四物倍归，加鬼箭羽、红花、玄胡索煎服。以其性专破血，力能堕胎。"王师认为其专散恶血，破陈血，主中恶腰腹痛，以其性专破血也，多用于月经不调，产后瘀血腹痛，跌打损伤肿痛等。

王师在临证中常合用之于 2 型糖尿病、糖尿病肾病等，此多久病必瘀，且多兼见尿检或肾功能异常的情况，用之活血化瘀，改善肾微循环，利尿，保护肾功能，疗效较为显著。

用法用量：煎汤内服，10～15g。

禁忌：妊娠不可服（《沥品汇精要》）。

（何昌生）

## 六、白前、前胡

白前，性味辛、苦，微温，归肺经，功效降气化痰。专主肺家，为治咳嗽降气之要药。无论属寒属热，外感内伤，新嗽久咳均可用之。其降气化痰，重在降气。《本草纲目》言："其长于降气，肺气壅实而有痰者宜之。"辛能散，温能下，以其长于下气，故主胸胁逆气，咳嗽上气。二病皆气升、气逆，痰随气壅所致，气降则痰自降，能降气则病本立拔矣。其性温，走散下气，性无补益。应用于咳嗽痰多，气喘。本品性微温而不燥烈，长于祛痰，降肺气以平咳喘，《本草经疏》认为其为"肺家之要药"。

前胡，性微寒，味苦、辛，归肺、脾、肝经，有疏散风热、降气化痰之功。可散风驱热，消痰下气，开胃化食，止呕定喘，除嗽安胎，止小儿夜啼。功长于下气，故能治痰热喘嗽、痞膈呕逆诸疾。气下则火降，痰亦降矣，所以有推陈致新之绩，为痰气要药。《本草汇言》记载其为散风寒、净表邪、温肺气、消痰嗽之药也。

王师在临证中常用之，并总结为前胡去寒痰，半夏去湿痰，南星去风痰，枳实去实痰，蒌仁治燥痰，贝母、麦门冬治虚痰，黄连、天花粉治热痰，各有别也。《滇南本草》谓前胡解散伤风伤寒，发汗要药，止咳嗽，升降肝气，明目退翳，出内外之痰。

白前、前胡合用于治疗新久诸咳，凡阵咳、呛咳、痉咳、气逆而咳，尤其伴有恶心、干呕者更适宜。

（何昌生）

## 七、党参、黄芪

王师临证习用之，多运用于气虚重症，如慢性咳喘病。其主证（九字诀）为咳喘，咳白痰，病程较长；兼证为气短，倦怠乏力等表现。

党参的功效健脾补肺，益气生津。主脾胃虚弱、食少便溏、四肢乏力、肺虚喘咳、气短自汗、气阴两亏诸证。用于脾肺虚弱，气短心悸，食少便溏，虚喘咳嗽，内热消渴等。《本草从新》谓其"补中益气，和脾胃，除烦渴"，《中药材手册》认为其"治虚劳内伤，肠胃中冷，滑泻久痢，气喘烦渴，发热自汗，妇女血崩、胎产诸病"。

黄芪，性味甘温，归肺、脾经，有益气固表、敛汗固脱、托疮生肌、利水消肿之功效。用于治疗气虚乏力，中气下陷，久泻脱肛，便血崩漏，表虚自汗，痈疽难溃，久溃不敛，血虚萎黄，内热消渴，慢性肾炎，蛋白尿，糖尿病等。炙黄芪益气补中，生用固表托疮。《本经》述："（黄芪）主痈疽，久败疮，排脓止痛。补虚，小儿百病。"《日华子本草》记载：

"（黄芪）助气壮筋骨，长肉补血。"

黄芪气薄而味浓，可升可降，阳中之阳也，专补气。夫黄芪乃补气之圣药，伍当归，自能助之以生血也，血得气而速生。

党参与黄芪伍用，出自《脾胃论》补中益气汤，二者均为补气要药，均有益气健脾之功，相伍为用，增强了补益脾肺之气的作用，党参补中气，黄芪固卫气，擅长敛汗。党参偏于阴而补中，黄芪偏于阳而实表。二药相合，一里一表，一阴一阳，相互为用，益气之功更宏，配白术补气健脾作用更见彰显，更切合此证病人多易感冒、遇见风寒即咳喘的表虚特征。

（何昌生）

### 八、干姜、细辛

干姜，性味辛热，入脾、胃、肾、心、肺经，主胸满咳逆上气，发诸经之寒气，温肺化痰。

细辛，《神农本草经》将其列为上品。因其根细、味辛，故得名。性味辛温，有小毒，入心、肺、肾经，功可解表散寒，祛风止痛，通窍，温肺化饮。《本经》云其"主咳逆，利九窍"，《药性论》曰其"治咳逆上气，开胸中滞"，《别录》述其"温中下气，破痰，利水道，开胸中，通精气"。王师临证习用细辛于风寒头痛，鼻塞流涕，痰饮喘咳，风寒感冒，牙痛，鼻衄，鼻渊，风湿痹痛等。

干姜、细辛两药合用于温化寒痰，用于稀白痰壅盛的慢性咳喘病。临床体会单用细辛或干姜祛痰效果均不如合用好。"治肺不远温"，干姜、细辛在《金匮要略·痰饮咳嗽病脉证并治·第十二》小青龙汤、苓甘五味姜辛汤等方剂中同时运用。干姜辛热，既温肺散寒以化饮，又温运脾阳以祛湿。细辛辛散，温肺散寒化饮，助干姜散其凝聚之饮，二者温散并行，痰饮得消，共奏蠲饮止咳之功。

关于细辛的用量，自古以来就有细辛研末冲服不过一钱之说。王师曾有自服细辛经历，最多服用过细辛 7g，服药第一口后口唇麻木，但感觉很快消失，无其他不适。因此王师借鉴许多名老中医药专家的经验，只要辨证准确，在复方水煎剂中用量可以适当加大。

（何昌生）

## 九、羌活、菊花

羌活，味辛、苦，性温，归膀胱、肾经，功效有散表寒，祛风湿，利关节，止痛。菊花，性味辛、甘、苦，微寒，归肺、肝经，功效散风清热，平肝明目。此"对药"为名老中医祝谌予根据传统药性和现代中药药理研究组成，两药合用能扩张冠状动脉，治疗心绞痛。王师临证如遇胸闷、胸痛患者，常效仿祝老应用此对药，疗效明显。

病案举隅：

患者张某，女，52 岁。"胸背持续憋气压痛 5 天"来诊，伴有胃脘寒凉，怕冷，潮热，汗出，失眠，纳可，口不干，便调，舌淡红，苔薄白，脉弦，左寸关劲。

诊断：胸痹心痛，肝胃气滞证。

治法：疏肝理气和胃。

处方：

| | | | |
|---|---|---|---|
| 柴胡 15g | 白芍 15g | 羌活 10g | 菊花 15g |
| 仙茅 3g | 知母 12g | 生地黄 15g | 百合 30g |
| 高良姜 6g | 香附 10g | 当归 15g | 瓜蒌 15g |

5 剂。

药后患者诸症明显好转。

（付晓双）

## 十、焦槟榔、大腹皮

焦槟榔，味苦、辛，性温，归胃、大肠经，功效消食导滞。大腹皮，味辛性微温，归脾、胃、大肠、小肠经，功效行气宽中，行水消肿。二药配伍，善治中下焦之气滞，相互促进，达到行气消胀、利水消肿之目的。

王师亦合用调理脾胃气滞，尤其是伴有便秘或大便不畅者。

病案举隅：

患者张某，女，78 岁。胸胁胃脘疼痛 3 天，胃脘胀满，嗳气，背冒凉气，气短，身颤乏力，失眠，心烦，便调，舌暗，裂纹，苔薄白腻，脉弦滑。

诊断：胃脘痛，阴虚气滞证。

治法：益气养阴，理气和胃。

处方：

| 太子参 30g | 沙参 40g | 麦冬 10g | 五味子 6g |
| 焦槟榔 15g | 大腹皮 15g | 柴胡 15g | 白芍 15g |
| 枳壳 12g | 紫苏子 10g | 紫苏梗 10g | 旋覆花 10g<sup>包</sup> |
| 香附 10g | 瓜蒌 10g | 淡竹叶 15g | 炒枣仁 30g |
| 丹参 15g | 黄连 6g | | |

7 剂。

患者胸胁胃脘痛止，胀满偶作，睡眠好转。

（付晓双）

## 十一、枳实、瓜蒌

枳实，性味苦辛，微寒，破气消积，化痰除痞；瓜蒌，味甘，性寒，既能润肺化痰，润肠通便，又能宽中行气，开胸散结。

王师经常两者合用，认为其相互促进，相互制约，共奏破气消积，宽胸散结，润燥通便之功。枳实能行能走，以走为要，但易于耗气伤正；全瓜蒌能行能守，以守为主，但易于助湿碍胃恋邪，故使两药相合，一守一散，破气而不伤正，润肠而不滋腻，互制其短，而展其长，特别适于便秘患者。

病案举隅：

患者张某，男，72 岁。主诉：便秘 1 月余，日 1 次，排出不畅，尿正常，胸闷，乏力，头晕，眠安，口干苦饮，纳可，舌淡红，裂纹，苔白腻，脉弦滑。

诊断：便秘，脾胃气滞证。

治法：行气导滞，健脾和胃。

处方：

| | | | |
|---|---|---|---|
| 瓜蒌 30g | 枳实 15g | 生白术 30g | 莱菔子 15g |
| 当归 15g | 白芍 15g | 黄芩 12g | 太子参 20g |
| 石决明 20g<sup>先煎</sup> | 茵陈 20g | 天花粉 20g | |

7 剂。

药后便调。

（付晓双）

## 十二、红曲、山楂

红曲，为曲霉科真菌紫色红曲霉的菌丝体及孢子，经人工培养，菌丝在粳米内部生长，使整个米粒变为红色。性味甘温，无毒，归肝、脾、大肠经。元代忽思慧所撰的食疗著作《饮膳正要》中提到："红曲味甘、平，无毒，健脾，益气，温中，腌鱼肉用"；明代李时珍所著《本草纲目》载："甘、温、无毒，消食活血，健脾燥胃"，并赞扬它是"夺天工之精妙者"。药理研究提示红曲含有洛伐他汀类化合物、麦角甾醇、生物黄酮、皂苷、膳食纤维、氨基多糖等丰富的生理活性物质，具有降血脂、降血压、降血糖、抗肿瘤、抗疲劳、抗炎、增强免疫力等广泛的药理作用。

山楂，性味酸、甘、微温，入脾、胃、肝三经，具有消食健胃、行气散瘀的作用。现代药理研究表明，山楂不仅善消肉食，还具有降血脂、降血压、降血糖、抗氧化、抗肿瘤、抗菌消炎、抗疲劳、活血化瘀、增强免疫等功能。

王师合用之于降血脂。高脂血症是动脉粥样硬化、冠心病及脑血管病的重要独立危险因素，调节血脂水平对于防止心血管疾病及脑卒中具有重要意义。中医学认为，高脂血症多属于痰浊血瘀范畴，内因为脾肾不足，外因主要为嗜食肥甘厚味，其中脾肾不足为本，瘀血痰浊为标。脾主运化为生化之源，既运化水谷精微，化生气血，又可运化水湿，调节人体的津液代谢。高脂血症病机为脾肾不足，瘀血痰浊，红曲可健脾益气以治本，山楂活血化瘀、运化痰浊以治标，标本兼治，进而起到良好的降低血脂功效。

（何昌生）

### 十三、秦皮、威灵仙

秦皮，性味苦寒，归肝、胆、大肠经，功能清热燥湿，清肝明目，收涩止痢，止带。主治热毒泻痢，带下阴痒，肝热目赤肿痛，目生翳障。用法为内服，煎汤，6～9g。《本草汇言》记载："（秦皮）味苦性涩而坚，能收敛走散之精气。故仲景用白头翁汤，以此治下焦虚热而利者，取苦以涩之之意也。"《别录》云："（秦皮）止男子精虚，妇人崩带；皆缘肝胆火郁气散以致疾，以此澄寒清碧下降之物，使浊气分清，散气收敛。"现代药理研究提示，其对尿量及尿酸排泄有一定的影响，具有利尿、降尿酸等作用。

威灵仙，性味辛、咸，性温，归膀胱经，功效祛风除湿，通络止痛，消痰水，散癖积。主治痛风顽痹，风湿痹痛，肢体麻木，腰膝冷痛，筋脉拘挛，屈伸不利，脚气，疟疾，癥瘕积聚，破伤风，扁桃体炎，诸骨鲠咽。《广西中草药》记载其祛风除湿，通经活络，利尿，止痛。治风湿骨痛，黄疸，浮肿，小便不利，偏头痛，跌打内伤。用法内服，煎汤，10～15g。

王师认为秦皮清热燥湿，收敛利尿；威灵仙祛风除湿，通络散结，合用之于降尿酸及治疗痛风诸证。

（何昌生）

### 十四、萆薢、土茯苓

萆薢，味苦甘，性平，入肝、肾、胃经，功效利湿去浊，祛风除痹。主治淋浊白带，腰膝痹痛，湿热疮毒。临床应用包括以下几方面：①治疗小便频数以及小便失禁。可配益智仁、乌药。②用于治疗膏淋。有湿热证者，配车前子、黄柏等加强祛湿清热作用，方如程氏萆薢分清饮（《沥医学心悟》）：川萆薢，黄柏，石菖蒲，茯苓，白术，莲子心，丹参，车前子。有肾阳虚证者，配乌药、益智仁等。③用于治疗湿热痹痛，尤其腰背冷痛、下肢活动不利、麻木，常配桑枝、络石藤、牛膝等药。用量10～20g。

土茯苓，味甘、淡，性平，归肝、胃经，具有利湿、解毒、通利关节之用。《滇南本草》谓其"治五淋白浊，兼治杨梅疮毒、丹毒"，《本草再新》亦谓之"祛湿热，利筋骨"。本品原用于治疗梅毒或因梅毒服汞剂中毒而致肢体拘挛者，疗效甚佳，为治梅毒的要药。

王师临证常合用于治疗下焦湿热，小便频数，高尿酸血症，痛风、湿疹、带状疱疹、类风湿关节炎等患者，共奏祛风除湿降浊之功。

（何昌生）

### 十五、马齿苋、冬瓜皮

马齿苋，性味酸寒，功效清热解毒，散血消肿。主治热痢脓血，热淋、血淋、带下，痈肿恶疮，丹毒等。用于湿热所致的腹泻、痢疾，常配黄连、黄芩。内服或捣汁外敷，治痈肿。

《唐本草》云："（马齿苋）主诸肿瘘疣目，捣揩之；饮汁主反胃，诸淋，金疮血流，破血癖癥癖，小儿尤良。"孟诜曰："湿癣白秃，以马齿膏和灰涂敷。治疳痢及一切风，敷杖疮。"《滇南本草》曰："（马齿苋）益气，消暑热，宽中下气，润肠，消积滞，杀虫，疗疮红肿疼痛。"《本草纲目》记载："（马齿苋）散血消肿，利肠滑胎，解毒通淋，治产后虚汗。"煎汤，10～30g，或捣汁饮。外用适量，捣烂外敷、烧灰研末调敷或煎水洗。注意凡脾胃虚寒、肠滑作泄者慎用。

冬瓜皮，味甘、性凉，归小肠、胃经，功效清热利尿，消肿。属利水渗湿药中的利水消肿药。用量10～30g，煎服；或外用。用治水肿胀满、小便不利、暑热口渴、小便短赤等。

二者清热解毒又利湿且不伤阴，合用于皮炎、湿疹、荨麻疹等皮肤病属于湿邪为患的病人。

（何昌生）

### 第三节 药组使用经验

#### 一、羌活、蔓荆子、藁本、川芎

羌活胜湿汤是由羌活、独活、藁本、防风、甘草、川芎、蔓荆子等组成，具有祛风除湿之功。主治风湿之邪客于太阳经脉，经气不畅，致头痛身重，或腰脊疼痛、难以转侧。风湿在表，宜从汗解，故以祛风胜湿为法。方中羌活、独活共为君药，二活皆为辛苦温燥之品，辛散祛风，味苦燥湿，性温散

寒，可祛风除湿，通利关节。其中羌活善祛上部风湿，独活善
祛下部风湿，两药相合，能散一身上下之风湿，通利关节而止
痹痛。臣以防风、藁本，入太阳经，祛风胜湿，且善止头痛。
佐以川芎活血行气，祛风止痛；蔓荆子祛风止痛。使以甘草调
和诸药。综合全方，以辛苦温散之品为主组方，共奏祛风胜湿
之效。

王师在临床上，常用此方加减治疗头痛——因汗出当风，
或久居湿地，风湿之邪侵袭肌表头项，故用羌、蔓、芎、藁诸
风药，风能胜湿，以祛上盛之邪。《医方集解》云："羌、独、
防、藁、芎、蔓，皆风药也。湿气在表，六者辛温升散，又皆
解表之药，使湿从汗出，则诸邪散矣。"临床应用要把握头
痛、头身重痛或腰脊疼痛，苔白脉浮等辨证要点。头部多风、
头部多瘀是头痛共同的病因病机，概括为风、湿、瘀、虚。因
此，辨证施治的治疗大法应是活血疏风与辨证施治相结合。
"头痛不离川芎"，王师临床习用头痛四君子——羌活、蔓荆
子、藁本、川芎。此外配合定位诊断思考，据此分经论治，引
经报使，常获良效。

（何昌生）

## 二、太子参、麦冬、五味子

生脉散由人参、麦冬、五味子组成。生脉散之方名，首载
于《医学启源》，定型于《内外伤辨惑论》，完善于《医方
考》，谓其"补肺中元气不足"。因有益气生津复脉的功效而
得名。方中人参为君，王师常用太子参代替，其甘微寒，补心
阴振元气，益气复脉安神。麦冬甘寒，补水源而清燥金，为
臣。五味子酸温，敛肺止汗，生津止渴，兼敛耗散之气，收先
天天癸之原；五味子其意在收，以增益气养阴之效。谨守病机
诸药合用，共奏益气复脉、养阴生津之功。

王师在临证中习惯将生脉散用于气阴两虚的杂病中，尤其以胸痹、情志病、消渴病、疲劳综合征等用之最多。

（何昌生）

### 三、利水三杰：车前草（子）、益母草、泽兰

车前草，性味甘淡，微寒，归肺、肝、肾、膀胱经。功效清热利尿，渗湿止泻，明目，祛痰。车前子，子主下降，味淡入脾，渗热下行，兼润心肾，又能强阴益精。

益母草，性苦、辛，味微寒，归肝、心包经。其性滑而利，通大小便之类，皆以其能利也。功效活血调经，利尿消肿。用于月经不调，痛经，经闭，恶露不尽，水肿尿少；急性肾炎水肿等。用量 9～30g；鲜品 12～40g。

泽兰，性微温，味苦、辛，归肝、脾经。功效温通营血。用量 10～30g。

车前草、益母草、泽兰三药均有利水消肿之功，但各有侧重点。王师在临证中喜欢合用，取其利水消肿之力强以治其标，佐以随症而治本。认为车前草，主气癃、止痛，利水道小便，导小肠中热，除湿痹，用于小便不利，水肿胀满，暑湿泻痢；车前用子，子主下降，味淡性滑，滑可去暑，淡能渗热，味淡入脾，渗热下行，兼润心肾，又甘能补，故古人谓其强阴益精。益母草，《本草汇言》云其"行血养血，行血而不伤新血，养血而不滞血，诚为血家之圣药也。习俗以益母草有益于妇人，专一血分，性善行走，能行血通经，消滚逐滞甚捷。善调女人胎产诸证，故有益母之号"。泽兰，入脾行水，入肝治血之味，是以九窍能通，关节能利，宿食能破，月经能调，癥瘕能消，水肿能散。《本草通玄》谓其"芳香悦脾，可以快气，疏利悦肝，可以行血，流行营卫，畅达肤窍，遂为女科上剂"。

三药相合，清湿热，利水湿，通经脉，利湿利水不伤阴，

兼能化瘀。适用于多种全身水肿、下肢水肿、器官水肿兼有瘀血或热邪者。

（何昌生）

## 第四节 理气药的应用经验

凡能调理气分，舒畅气机的药物称为理气药，又称行气药。王师应用理气药时，着重根据气滞病证的不同部位用药。

### 一、枳壳、枳实

两者善理脾胃气滞，证见脘腹痞满胀痛，嗳气吞酸，恶心呕吐，不思饮食，大便秘结，或泻痢不爽、里急后重等病证。枳壳，苦，微寒，归脾、胃、大肠经，功效行气除胀满，化痰开痹，消积导滞；枳实苦而微寒，入脾、胃、大肠经，苦泄力大，行气力强，故为破气之药，性沉降而下行，功能理气除痞，以除胸腹痞满，兼能化痰以开痹，消积以导滞。

**典型医案：**

患者曹某，女，80 岁。胃脘疼痛月余，嗳气，反酸，口干，饮不多，周身乏力，自觉身发热，测体温正常，周身疼痛，心烦，胸闷，纳可，大便干，两三日一行，小便正常，失眠，舌淡红，舌下瘀点，苔白腻，脉沉细滑，左略弦。

中医诊断：胃脘痛，脾胃气滞证。

治法：理脾和胃止痛。

方药：

| | | | |
|---|---|---|---|
| 法半夏 10g | 茯苓 15g | 橘红 10g | 竹茹 10g |
| 石菖蒲 12g | 枳壳 15g | 枳实 15g | 远志 15g |
| 吴茱萸 3g | 柴胡 12g | 白芍 15g | 羌活 12g |
| 鸡血藤 20g | 青蒿 15g | 黄连 10g | 淡竹叶 10g |

生甘草 6g

7 剂。

患者服用 7 剂后二诊，胃脘疼痛、嗳气、反酸、胸闷好转，舌淡红，舌下瘀点，苔白腻程度减轻，脉沉细滑，继服前方 7 剂，患者诸症明显减轻。

[按语]

本例患者思虑过度，劳伤心脾，致使脾胃气滞，升降失常，气机紊乱，故临床上出现胃脘疼痛，嗳气反酸，胸闷，心烦等症状。因此治疗应以理脾和胃为主。方中枳壳、枳实各 15g 以行气开胸，宽中除胀，配合方中诸药以达理气和胃之效。

## 二、莱菔子、焦槟榔

两者善调大肠气滞。莱菔子，性味辛甘平，归肺、脾、胃经，功效消食除胀，降气化痰。焦槟榔，性味苦辛温，归胃、大肠经，功效消食导滞。

**典型医案：**

患者张某，男，72 岁。便秘月余，日 1 行，排便不畅，腹胀，头晕，乏力，纳差，口干，眠安，舌淡红，裂纹，苔白腻，舌下瘀点，脉弦细。

中医诊断：便秘病，大肠气滞证。

治法：行气通腹除胀。

方药：

焦槟榔 10g　　大腹皮 10g　　莱菔子 15g　　当归 15g

太子参 20g　　天花粉 20g　　生白术 30g　　白芍 15g

7 剂。

患者服药后二诊，便秘明显好转。

[按语]

本例患者年过七旬，气阴不足，脏腑气机失调，致大肠传导失司，气机阻滞不畅，故临床上出现便秘，排便不畅，腹胀等症状。治以行气导滞，润肠通便。方中焦槟榔、莱菔子消食除胀导滞，配合益气滋阴药物共达行气润肠通便之效。

### 三、厚朴

厚朴善调小肠气滞。味苦、辛，性温，归脾、胃、大肠经。功效行气消积，燥湿除满，降逆平喘。若见病位在小肠，病证表现为少腹疼痛，胀满，可予厚朴等物以行气止痛。

### 四、木香

木香为全胃肠动力药。味辛、苦，性温，归脾、胃、肺经。功效行气止痛，调中导滞。

**典型医案：**

患者田某，女，42 岁。腹胀腹痛 4 个月，腹胀，腹痛，嗳气，胸闷，乏力，怕冷，口干，不欲饮，便秘，大便 2 ~ 4 日 1 行，尿偏少，双下肢水肿，舌淡红，舌下瘀滞，苔薄白腻，脉沉细。

中医诊断：腹痛病，胃肠气滞，阳虚水停。

治法：行气止痛，温阳利水。

方药：

| | | | |
|---|---|---|---|
| 木香10g | 瓜蒌30g | 焦槟榔10g | 大腹皮10g |
| 黄芪20g | 防己10g | 当归10g | 桂枝10g |
| 猪苓15g | 茯苓15g | 生甘草5g | 泽兰15g |
| 泽泻15g | | | |

7 剂。

患者服药 7 剂后二诊，腹胀腹痛好转，下肢水肿消失。

本例患者素体虚弱，阳气不足，气机运行不畅，脏腑功能失调，胃肠气滞，故见腹胀腹痛，乏力，怕冷，阳虚水停，故见双下肢水肿。方中木香、瓜蒌行气宽胸，调中导滞。

临证备要：百病皆生于气，很多疾病都与气有关。在辨清气郁、气滞、气逆、气结的基础上，明确病位，选好理气药。理气药众多，要求掌握每味药的药性，增加临床针对性，便于临床选用。

（付晓双）

## 第五节  常用方论

### 一、加味苓桂术甘汤

**1. 组成**

茯苓 15g，桂枝 10g，白术 15g，炙甘草 6g，党参 15g，陈皮 10g，干姜 6g，生黄芪 15g，当归 15g，白芍 15g，桔梗 6g，清半夏 10g，细辛 3g。

**2. 功效**

培土温金，止咳平喘。

**3. 主治**

主证：咳喘，咳白痰，病程较长。

兼证：气短，倦怠乏力，遇风寒则咳喘，劳累后加重，小便清长，大便黏滞不畅，舌苔白腻或白滑，脉弦滑或沉滑。

用于慢性咳嗽：感冒后咳嗽，咳嗽变异性哮喘等；慢性喘病：慢性支气管炎、慢性阻塞性肺疾病、肺心病等，具备上述主证兼证者。

**4. 用法**

上方加水 500mL 煎至 200mL，每次服 100mL；每天 2 次。温服。

**5. 方解**

是方以茯苓为君，健脾并渗利水湿，为淡渗水饮之要品。

桂枝辛温，能平冲降逆，化膀胱之气，温阳化气，为宣通水饮之妙药，疏泄小便以除痰饮之根，配合茯苓以健脾除湿，温化水饮。佐白术补益脾气，燥湿利水，且助茯苓运化水湿。甘草补土又能制水并调和诸药，且能润肺止咳，配合苓、术兼能补脾，配合桂以甘温补阳。饮是由于阳虚，其本在脾，其根在肾，故"短气有微饮，当从小便去之，苓桂术甘汤主之"。半夏，燥湿化痰，和胃降逆气；陈皮，行气化痰，兼理肺气。二陈治脾生痰之源。

党参质润气和，健脾补肺，益气养血生津，则健脾运而不燥，滋胃阴而不湿，润肺而不犯寒凉，养血而不偏滋腻，鼓舞清阳，振动中气，而无刚燥之弊。黄芪，气薄而味浓，可升可降，阳中之阳也，专补气。夫黄芪乃补气之圣药，伍当归，自能助之以生血也，血得气而速生。党参与黄芪伍用，均为补气要药，相伍为用，增强了补益脾肺之气的作用，党参偏于阴而补中，黄芪偏于阳而实表。二药相合，一里一表，一阴一阳，相互为用，益气之功更宏，配白术补气健脾作用更见彰显，更切合此证病人多易感冒，遇见风寒即咳喘的表虚特征。

当归，《本经》云其主咳逆上气。方用其意有二：其一，此证患者咳喘病程较长，肺脾气虚病久及血，血气不和，用之补血行血，养血润燥；其二，患者多有阵咳、痉咳、遇风寒则咳，具有风邪致病特点，用当归、白芍养血柔肝，息风止咳，治咳逆上气。白芍，养血敛阴收汗，柔肝缓中止痛，利小便。以之为佐，监制诸药。桔梗，能宣肺祛痰，消积聚之痰涎，在此用之，意在促进已成之痰的排出。干姜辛热，既温肺散寒以化饮，又温运脾阳以祛湿。细辛辛散，温肺散寒化饮，助干姜散其凝聚之饮，二者温散并行，痰饮得消。

上药合用，共奏培土温金、化痰平喘之功。今培其土，土旺自能制水，又温其阳，化其气，气行又分其水，水分而势孤，便为土所制矣。水饮本为一家，同为寒邪，薄者为饮，稠厚者为痰，培土温金，温阳化饮，正所谓"病痰饮者，当以温药和之"，故而可收全功。

加减运用：痰黏稠者，加知母、沙参；喘甚者，加炙麻黄、杏仁；气虚甚者，加大党参、黄芪用量，或者党参改生晒参；大便干结不下者，加杏仁、全瓜蒌、莱菔子。畏寒四末不温，脉沉弱者，选加补骨脂、淫羊藿等。

（何昌生）

## 二、加味生脉饮

### 1. 组成

太子参 15g，麦冬 10g，沙参 40g，丹参 15g，五味子 6g，枳壳 10g，龙齿 30g，茯苓 10g。

### 2. 功能

益气复脉，养阴生津。

### 3. 主治

以胸痛，气短，乏力，汗出为主症，兼有神疲头晕，口干，失眠多梦，头晕耳鸣，五心烦热，舌质淡苔薄少津，脉细数或沉细等。既往可有高血压、糖尿病等病史，心电图 T 波低平等改变。

### 4. 用法

上方加水 500mL 煎至 200mL 内服，每天 2 次。

### 5. 方解

冠心病是在多因素影响下，气阴不足，心气虚损日久，阴津化生受累而成气阴两虚，气虚则运血乏力，阴虚则血涩，心脉痹阻不畅，发为胸痹。多见于老年患者。人至老年，身体脏器功能退化，人过四十阴气自半，人体的气阴在中年后开始走衰，气为血帅，血为气母，气虚无以行血，以致血脉郁闭，阴虚无以生气，迁延不愈，久病伤其气阴，气血运行不畅而发病。以胸痛、胸闷憋气、乏力、气短、自汗等症状的发生率高。《难经·十四难》认为"损其心者，调其营卫"，因此治疗原则以益气复脉，养阴生津为主，故选方加味生脉饮。

加味生脉饮在生脉散基础上加丹参、沙参、龙齿、枳壳、茯苓八味组成。生脉散之方名，首载于《医学启源》，定型于《内外伤辨惑论》，完善于《医方考》，谓其"补肺中元气不足"。因有益气生津复脉的功效而得名。盖心主脉，而百脉皆朝于肺，补肺清心，则气充而脉复，故曰生脉。方中人参选太子参，甘微寒，振兴元气，补心阴；沙参，滋心液生津止渴，益气复脉安心神；丹参，活血凉血，安神养心，补后天营卫之本，三参共为君药。麦冬甘寒，补水源而清燥金，清心除烦，为臣药。五味子酸温，敛肺益气，固表止汗，生津止渴，兼敛耗散之气，收先天天癸之原；龙齿，性涩味甘凉，归心肝经，镇惊安神，《药性论》载其"镇心，安魂魄"。五味子、龙齿为佐药，以增强益气养阴之效。茯苓益气健脾，宁心安神；枳壳开胸顺气并引诸药到达胸部，合五味子一开一合，开阖有司，升降气机有权，茯苓、枳壳共为使药。诸药合用，共奏益气复脉、养阴生津之功。

加减运用：心气虚甚加党参 15g，重者加黄芪 15g；脉结代加苦参 10g；失眠易醒选加酸枣仁 20g；胸闷胸痛憋气加量枳壳 12g，瓜蒌 15g；头晕眼花加桑叶 10g，菊花 10g；心衰明显加益母草 20g，葶苈子 15g。

临床适宜人群：用于冠心病气阴两虚型患者，包括冠脉支架术后等气阴两虚型患者。

（何昌生）

### 三、增液汤

本方源于《温病条辨》，为"水不足以行舟，而结粪不下者"而设，治以增水行舟。方中有玄参，麦冬，生地黄，口干则与饮令尽；不便，再作服。功效为增液润燥。

但王师在临床中多运用于口干、阳明温病、津亏便秘等症患者。王师认为，口干为热病耗损津液；阴亏液涸，不能上承，则口渴；舌干红，脉细数为阴虚内热之象，治宜增液润燥。方中重用玄参，苦咸而凉，滋阴润燥，壮水制火，启肾水以滋肠燥，为君药。生地黄甘苦而寒，清热养阴，壮水生津，以增玄参滋阴润燥之力；又肺与大肠相表里，故用甘寒之麦冬，滋养肺胃阴津以润肠燥，共为臣药。三药合用，养阴增液疗口干。常用剂量，玄参 15 ~ 30g，麦冬 10 ~ 30g，细生地10 ~ 30g，重用取效。

临床以口渴口干，或大便秘结，舌干红，脉细数为辨证要点。

加减运用：便秘加枳实、枳壳；口干甚加石斛、天花粉；脏躁加百合、生地黄等。

（何昌生）

## 四、半夏白术天麻汤

1. 组成

半夏、白术、天麻、陈皮、茯苓、甘草（炙）、生姜、大枣（《沥医学心悟》卷三）。

2. 功效

燥湿化痰，平肝息风。

3. 方解

以半夏燥湿化痰，降逆止呕，天麻平肝息风而止头眩为君；白术运脾燥湿，茯苓健脾渗湿为臣；橘红理气化痰，生姜、大枣调和脾胃为佐；甘草调和诸药为使。

4. 辨证要点

王师主要用之于痰饮上逆，痰厥头痛者，胸膈多痰，动则眩晕，恶心呕吐等。谓其脾气大亏，痰食滞逆，不能统运于中，故厥逆头痛眩晕不已焉。白术健脾以燥湿，天麻祛风湿以豁痰，茯苓渗脾利湿，半夏燥化湿痰，生姜快膈散痰，而痰厥自平，俾痰化气行，则胃气融和而清阳上奉，头痛眩晕无不保矣。此温凉并济，补泻兼施之剂，为气虚痰厥头痛眩晕之专方。《脾胃论》云："此头痛苦甚，谓之足太阴痰厥头痛，非半夏不能疗；眼黑头眩，风虚内作，非天麻不能除，其苗为定风草，独不为风所动也。"

加减运用：虚者加人参。痰盛入胆南星、竹茹；眩晕加白蒺藜；瘀血加三七、全蝎；化热加黄芩、黄连等。

（何昌生）

## 五、黄连温胆汤

黄连温胆汤出自《六因条辨》，由《千金要方》中温胆汤演绎而来，具有清热、化痰、开窍、定神之功效。方中以半夏燥湿化痰，降逆和胃，枳实行气化痰，陈皮理气燥湿，茯苓健脾渗湿，黄连清热燥湿泻心火，大枣养心安神，甘草健脾和中，调和诸药。王师常用黄连温胆汤治疗失眠、心烦、耳鸣、自汗、胃脘痛、眩晕等症。

随着生活水平的提高，工作节奏的加快，一些不良生活方式，如熬夜、饮食不节、嗜酒等，导致脾胃功能受损；人们精神压力增大，情志不遂，致肝失疏泄，肝郁化火，横逆犯脾，加重脾胃功能损伤；脾失健运，酿湿生痰，痰郁化热，形成痰热内扰证。痰热内扰心神，心神不安则失眠、心烦；痰热上蒙清窍则眩晕，痰热内郁，迫津外泄则自汗出；痰热上升，郁于耳中，则耳鸣。《名医杂著》云："耳鸣之症或鸣甚如蝉，或左或右。时时闭塞，世人多从肾虚论治，殊不知此痰火上升，郁于耳中而为鸣，郁甚则闭矣。"脾胃功能受损致生痰化热，痰热内郁又影响脾之升清，胃之降浊，故胃脘痛。可见失眠心烦、耳鸣、自汗、胃脘痛、眩晕等症都有一个共同的病机，即痰热内扰。均可用黄连温胆汤以清热，化痰，开窍，定神。

**典型医案：**

1. 失眠案

患者王某，女，52 岁，2015 年 12 月 21 日初诊。失眠多年加重 3 周。伴有耳鸣，乏力，怕冷，烘热汗出，心烦，脱发，胸闷，口干苦，饮不多，嗳气，纳差，灼热泛酸，大便有时不成形，日 3~4 次，尿正常，舌尖红，苔白腻，脉细弦滑。

中医诊断：不寐病，痰热内扰证。

治法：化痰清热，安神定志。

处方：

| 黄连 10g | 茯苓 15g | 清半夏 10g | 化橘红 10g |
| 枳实 6g | 枳壳 10g | 生甘草 6g | 淡竹叶 10g |
| 竹茹 10g | 远志 15g | 石菖蒲 12g | 合欢花 10g |
| 紫苏子 10g | 紫苏梗 10g | 淫羊藿 3g | 黄柏 12g |
| 黄芩 15g | 香附 10g | 海螵蛸 15g | |

7 剂，配方颗粒，日 1 剂，早晚分服。

患者服药后失眠、心烦、乏力、耳鸣等症状明显好转，后以黄连温胆汤为基础方加减调整月余，睡眠安，纳食可。

[按语]

本例患者主诉繁多，深为各种不适所苦，情志不畅，肝失疏泄，横逆犯脾，脾虚酿湿生痰，郁而化热，痰热内扰心神故失眠、心烦；热郁于内，迫津外泄，烘热汗出；痰浊阻滞，胆失疏泄，气机不利故胸闷乏力；痰热上扰，清窍不利故见耳鸣。结合舌尖红，苔白腻，脉细弦滑，辨为痰热内扰之证。故选黄连温胆汤加减以清化痰热，加远志、石菖蒲开窍宁神，合欢花解郁安神。嗳气泛酸，加香附、苏子梗调畅肝胃气机，海螵蛸制酸。

### 2. 眩晕案

患者史某，男，48 岁，2016 年 8 月 2 日初诊。阵发头晕 1 年，恶心，视物欠清，耳鸣，胸闷，有时乏力，胃胀，嗳气，口干苦，饮不多，纳可，便调，舌尖红，苔白腻，脉沉细弦滑。

查体：BP 135/84mmHg。辅助检查：头颅 CT 未见明显异常。

既往史：高血压病 5 年，间断服用利血平片治疗。有心动过缓病史多年，未系统诊治。有吸烟饮酒史，饮食多炙煿之类。

中医诊断：眩晕病，痰热上扰证。

治法：清热化痰，健脾定眩。

处方：

| | | | |
|---|---|---|---|
| 黄连6g | 清半夏10g | 茯苓15g | 橘红10g |
| 枳实10g | 枳壳10g | 泽兰15g | 泽泻15g |
| 淡竹叶10g | 竹茹10g | 黄芩12g | 车前草20g |
| 柴胡10g | 当归15g | 川芎10g | 生甘草6g |
| 旋覆花15g<sup>包煎</sup> | 藁本10g | 羌活10g | 蔓荆子15g |

旋覆花15g^(包煎) 藁本10g 羌活10g 蔓荆子15g

7 剂，配方颗粒，日 1 剂，早晚分服。

服药后头晕大减，耳鸣减轻，胸闷胃胀亦好转，纳可，便调，继续以前方 7 剂巩固治疗。

[按语]

本例患者饮食不节，损伤脾胃，脾失运化，酿湿生痰，痰郁化热，上扰清窍，故头晕，耳鸣；痰热内扰，肝失疏泄，肝气挟胆汁上逆，故口干苦；胆腑以通降为顺，肝胆不和，横逆犯胃，故恶心、胃胀。患者诸症的核心病机为痰热内扰，以黄连温胆汤为基础方加减。头晕、视物欠清，加川芎、羌活、藁本、蔓荆子清利头目；患者胆失疏泄，口干苦，故加柴胡、车前草理气清热祛痰；患者有高血压病史，加泽兰、泽泻利水行血，气血同治；当归养血滋阴，邪祛而不伤阴血。诸药相伍，共奏清热燥湿，化痰定眩之功。

### 3. 胃脘痛案

患者曹某，女，80岁，2016年2月26日初诊。患者胃脘胀满疼痛月余，自觉乏力，周身发热，有汗，周身刀剁样疼痛，失眠，心烦，胸闷，口干饮不多，纳可，嗳气泛酸，便秘，2~3日1行，尿正常，舌淡红，舌下轻瘀，苔腻微黄，脉弦细滑。

辅助检查：血常规、肝肾功能、电解质正常。

中医诊断：胃脘痛病，痰热郁滞证。

治法：清热化痰，理气和胃。

方药：

| | | | |
|---|---|---|---|
| 黄连10g | 茯苓15g | 橘红10g | 清半夏10g |
| 枳实15g | 枳壳15g | 甘草6g | 淡竹叶10g |
| 竹茹10g | 远志15g | 柴胡12g | 石菖蒲12g |
| 白芍15g | 羌活12g | 青蒿15g | 吴茱萸3g |

7剂，配方颗粒，日1剂，早晚分服。

患者服药后胃脘痛大减，周身发热、疼痛稍好转，上方加鸡血藤20g，继服7剂，诸症明显好转。

[按语]

患者年已八旬，脏腑功能渐衰，脾胃虚弱，运化失职，酿湿生痰，痰郁化热，痰热滞留于胃脘，胃气不通，不通则痛，故胃脘痛。痰热内扰心神，则心烦失眠；痰热内郁，故身热；痰热阻滞经络，气血运行不畅，故身痛；痰热阻滞气机，故乏力、胸闷。故本例胃脘痛亦选用黄连温胆汤加减。失眠、心烦，加远志、石菖蒲开窍安神定志；泛酸，加吴茱萸制酸；白芍固护营阴，防祛邪伤营；身疼痛，加羌活祛湿止痛；身热，加青蒿去湿热。二诊患者身疼痛，考虑痰热阻滞经络，气血运行不畅，结合舌下轻瘀，故加鸡血藤活血通络。

（王卫华）

## 六、当归六黄汤

当归六黄汤出自李东垣《兰室秘藏》，该方由当归、生地黄、熟地黄、黄芩、黄连、黄柏、黄芪组成，其中黄芪用量加倍。原文并未详细分析该方组方特点，仅短短数字"治盗汗之圣药也"。《医宗金鉴·删补名医方论》云："用当归以养液，二地以滋阴，令阴液得其养也。用黄芩泻上焦火，黄连泻中焦火，黄柏泻下焦火，令三火得其平也。又于诸寒药中加黄芪……盖阳争于阴，汗出营虚，则卫亦随之而虚。故倍加黄芪者，一以完已虚之表，一以固未定之阴。"后世多用于阴虚火旺之盗汗，证见发热盗汗，面赤心烦，口干唇燥，大便干，小便黄，舌红，苔黄，脉数者。

然纵观本方用药，既有苦寒之黄芩、黄连、黄柏、生地黄，又有甘温之黄芪、当归、熟地黄，寒温并用，但偏于寒凉。李中梓认为六黄汤唯火实气强者宜之。故王师用本方鲜少用于阴虚火旺者，多以本方加减治疗内有郁热，迫津外泄之汗证，取得了很好的临床疗效。

**典型医案一**

初诊日期：2016 年 4 月 14 日。

患者张某，女，46 岁。

主诉：自汗 3 个月。

现病史：3 个月前无明显诱因出现多汗。刻下症见：每天上午潮热汗出，阵发心烦，失眠，头沉，后背不适感，口不干，纳可，大便日 1 次，不干，小便正常，舌淡红，苔白腻，脉沉弦数。测血压 124/90mmHg。

既往史：否认高血压等慢性病史。

辅助检查：于我院查血常规、肝肾功能、甲功五项、血脂、血糖均未见明显异常。

中医诊断：自汗病，郁热熏蒸证。

治法：清热泻火，益气固表。

方药：当归六黄汤加减。

生黄芪15g　当归12g　　黄连10g　　黄芩10g
生地黄10g　熟地黄10g　黄柏10g　　远志12g
石菖蒲12g　桑叶30g　　羌活12g　　鸡血藤20g
苍术10g

7剂，配方颗粒，日1剂，早晚分服。

服药后二诊，患者汗出明显好转，舌脉同前，故继续予前方7剂巩固疗效。

**[按语]**

汗为心之液，由精气所化，不可过泄。故出现异常汗出，应及时干预。本例患者肝气郁滞，气机失调，郁久化热，郁热熏蒸，迫津外泄，故汗出；郁热扰动心神，故心烦失眠，观舌淡红，苔白腻，脉沉弦数，辨证为郁热熏蒸。以当归六黄汤加减清热泻火，益气固表。以芩连柏、生地黄苦寒、甘寒直折其邪热，又甘温之黄芪开散气机，发散郁热，熟地黄、当归防泻火伤阴。患者失眠、心烦，苔白腻，加远志、石菖蒲安神定志；背不适，加羌活、苍术、鸡血藤祛风除湿，舒筋止痛；桑叶为止汗经验药，古今医家多用其除热止汗。诸药共用，以达到清热泻火，益气固表止汗之效。

当归六黄汤，现代常用于治疗结核病、甲状腺功能亢进、更年期综合征等病证汗出异常者。君药当归可促进神经再生及再支配；地黄不仅有镇静、催眠作用，而且可对抗和减轻地塞米松引起的垂体－肾上腺皮质系统功能和形态的影响。臣药黄连能扩张脑膜血管，增加局部血流；小檗碱对脑组织损伤有明显的保护作用，有解热、镇静、催眠及降血糖作用，还有抗炎作用。黄芩有解热作用。黄柏具有解热、镇静作用。佐药黄芪有抗疲劳、抗应激作用，还能促进性腺功能，并有镇痛作用。

王师用当归六黄汤治疗自汗、盗汗病，如文中所言，用于郁热熏蒸，而不用于阴虚证、阴虚火旺证，也和现代生活方式有关。劳累也好，紧张也罢，熬夜，嗜食辛辣，都可形成郁热，"壮火食气"，故用当归六黄汤清热泻火，益气固表。

（付晓双）

### 典型医案二

初诊日期：2017 年 7 月 19 日。

患者王某，女，56 岁。

主诉：潮热汗出、夜盗汗 3 个月。

现病史：患者潮热汗出，夜间盗汗，头晕沉，心烦失眠，口不干，纳可，尿黄，便溏日 1 次且急，舌尖红苔薄白微黄，舌下轻瘀，脉沉细弦数。今测血压 90/70mmHg。

既往史：高血压病，口服苯磺酸氨氯地平。

西医诊断：更年期综合征，高血压。

中医诊断：盗汗，阴虚火旺证。

方药：当归六黄汤合痛泻要方加减。

| | | | |
|---|---|---|---|
| 生黄芪 15g | 生地黄 12g | 熟地黄 12g | 川连 10g |
| 黄芩 10g | 黄柏 10g | 当归 15g | 淡竹叶 15g |
| 炒枣仁 30g | 远志 12g | 白术 10g | 白芍 15g |
| 陈皮 10g | 防风 10g | 桑枝 15g | 鸡血藤 15g |
| 延胡索 15g | 三七 4g[冲] | 浮小麦 30g | |

14 剂。

服药一周后二诊，患者自汗盗汗基本痊愈，稍做加减，以兹巩固。

**[按语]**

更年期综合征是指在此时期由于卵巢功能衰退而引起的下丘脑–垂体–卵巢轴功能障碍，出现一系列躯体症状的综合征。如潮热、自汗、失眠、情绪变化、阴道干燥等症状，此种症状持续时间有长有短，可影响生活和工作，降低生活质量，危害妇女身心健康。西医在治疗上多采用雌激素替代疗法，但多有局限性。更年期综合征属中医"绝经前后诸症"的范畴。更年期妇女，绝经前后，肾气虚衰，冲任二脉虚损，阴阳平衡失调而出现烘热汗出、烦躁易怒、眩晕耳鸣、皮肤蚁行感等症状。发病主要责之于肾虚，与心、肝、脾关系密切，或心阴虚心火亢盛，或肝郁化热，或脾虚湿盛化热，导致阴阳失调，腠理不固，津液外泄为汗。故以补肾为主，疏肝健脾养心，兼顾清热解郁化痰。

王师临证时多用当归六黄汤加减治疗。该方出自李东垣《兰室密藏》自汗门，组成药物有当归、生地黄、熟地黄、黄柏、黄芩、黄连各 6g，黄芪 12g。上药为粗末，每服 15g，水二盏，煎至一盏，食前服，小儿减半服之。功用滋阴泻火，固表止汗。主治阴虚火旺盗汗。发热盗汗，面赤心烦，口干唇燥，大便干结，小便黄赤，舌红苔黄，脉数。方中当归养血增液，血充则心火可制；生地黄、熟地黄入肝肾而滋肾阴，三味药物养血补阴，从本而治。再用黄芩清上焦火，黄连清中焦火，黄柏泻下焦火，使虚火得降，阴血安宁，不致外走为汗。又倍用黄芪，固已虚之表，安未定之阴。全方六味，以补阴为主，佐以泻火之药，阴血安宁，盗汗自止。故《兰室密藏》卷下称其为"治盗汗之圣药也"。

本案潮热汗出，盗汗，为阴虚火旺，肾水亏虚，心火亢盛，故心烦失眠，心神不宁，故在当归六黄汤基础上加淡竹叶、炒枣仁、远志清心火，安神定志。心在液为汗，汗为心火蒸化津液所来，故酌加浮小麦固涩敛汗之品，一是增强止汗的功能，二助枣仁、远志宁心安神之效；同时患者便溏且急，兼有脾虚肝旺，合用痛泻要方健脾疏肝止泻。高血压病史多年，头晕沉，观舌下有轻瘀，配伍桑枝、鸡血藤、延胡索、三七活血化瘀通络。二诊，患者潮热汗出，项部汗多，失眠、盗汗基本痊愈，大便量少，成形，舌尖红，苔薄白腻，舌下轻瘀，脉沉细弦滑。舌苔薄白腻，故于前方加木香、生山楂健脾消食化滞，使脾胃运化功能正常，更好地发挥药物作用。

（王卫华）

## 七、薯蓣丸

薯蓣丸出自《金匮要略·血痹虚劳病脉证并治第六》，该方由 21 味药物组成，组方精当、严谨，体现出了补益脾胃、益气养血、祛风散邪的治疗思路，仲景立此方本是治疗"虚劳诸不足，风气百疾"，历代医家经过发挥，将此方视为调理脾胃，治疗虚劳疾病之主方。随着中医学事业的不断发展，现代临床各医家将此方广泛运用于治疗各种经年不愈的慢性虚损性疾病，尤其是各种疑难杂症，取得了一定的疗效。

### 1. 心脑血管病

王师遇老年人眩晕，久治不效，选用薯蓣丸，此方补中有行，不偏阴，不偏阳，不偏气，不偏血，调理脾胃，气血双补，内外并治。谭子虎等研究表明，薯蓣丸可有效改善脑血管性损伤所致的早期或轻度认知障碍。中医学理论认为"诸髓者，皆属于脑"，"脑为髓之海"，脑为元神之府，灵机记忆皆出于脑。中医内科学认为痴呆是由髓减脑消，神机失用所致的一种神智异常的疾病，以呆傻愚笨，智能低下，善忘为主要临床表现，其基本病机为髓海不足，神机失用。由精、气、血亏损不足，髓海失充，脑失所养，或气、火、痰、瘀诸邪内阻，上扰清窍所致。应用薯蓣丸以补肾益精填髓，祛瘀化痰，扶正祛邪，攻补兼施。邵桂珍等运用薯蓣丸治疗 76 例慢性心功能减退患者，临床总有效率为 90.7%。薯蓣丸用于治疗心系诸疾，尤其适用于心气不足、心阳衰微的慢性心功能减退患者。

2. 脾胃病

研究表明薯蓣丸改善晚期肿瘤患者厌食及恶病质状态，且无明显的不良反应，患者治疗的依从性良好，值得临床推广。针对直肠癌化疗患者，给予薯蓣丸，结果化疗顺利，患者面色红润，精神可，体检肿瘤标志物亦正常。

3. 肺系疾病

过敏性鼻炎多因肺、脾、肾等脏腑虚损，感受风寒或异气，以及异物外袭而诱发，其辨证为肺卫不足、外感寒邪者，可选薯蓣丸。朱增柱用薯蓣丸治疗小儿变应性鼻炎，结果表明采用扶正祛邪法标本兼治可有效防治变应性鼻炎。慢性荨麻疹患者除全身风团反复发作外，常兼面色无华、神疲体倦、畏风自汗等气血阴阳不足之象，多为气血阴阳不足，又加风邪外袭。薯蓣丸针对本病特点，扶正气为主以御邪外出或使邪无所凑，从而提高自身对自然界的适应能力。

4. 肾系疾病

该方具有提高机体免疫能力的作用，为治疗慢性虚弱病证，卫气不固，易感风邪的良方，对于改善慢性肾衰患者倦怠乏力、食少纳呆、腰膝酸软、气短微言、肢体困重等症状有显著疗效；同时能降低血尿素氮、血肌酐水平，对肾功能改善有显著疗效。

另外，现代药理研究表明，薯蓣丸具有抗肿瘤、增强免疫、调整胃肠功能、降血糖血脂、抗衰老等功效。临床广泛用于循环、呼吸、泌尿等系统的慢性虚损疾病，如正气虚衰易感冒、心脑血管及慢性肾病等各种疾病易反复者，体质虚亏、形体瘦弱，癌症术后、化疗、放疗后调理，亚健康、皮肤病、慢性疲劳综合征等。

**典型医案**

初诊日期：2015 年 12 月 28 日。

患者刘某，女，66 岁，汉族，已婚，农民。

主诉：阵发性头晕十日。

现病史：患者 10 日前劳累后出现头晕，呈阵发性，严重时恶心未吐，未治疗。刻下症见：头晕，轻度头疼，无恶心呕吐，无视物旋转，无耳聋耳鸣，无胸痛，神疲乏力，寐欠安，纳差，大便少，小便可。

既往史：高血压病 18 年，脑梗死 3 年，糖尿病 5 年。自服药不详。否认其他病史。

查体：神清，精神可，双侧瞳孔等大等圆，对光反射良好，未引出眼振，伸舌居中，生理反射对称。病理征（－）。舌红苔薄白，根腻，脉细弦滑。

辅助检查：空腹血糖 6.4mmol/L。

西医诊断：头晕待查，脑血管供血不足。

中医诊断：眩晕，气血俱虚、阴阳失调证。

辨证分析：患者老年女性，加之久病虚损多年，多脏腑功能衰弱，气血阴阳俱虚，积损成疾，所以不耐劳作，劳累后气血虚弱出现头晕。神疲乏力，寐欠安，纳差，虚损日久而消瘦，其舌脉皆为气血俱虚，阴阳失调之象。

治法：补益脾胃，益气养血，祛风散邪。

方药：薯蓣丸加减。

| | | | |
|---|---|---|---|
| 山药 30g | 炙甘草 28g | 党参 10g | 茯苓 15g |
| 白术 15g | 熟地黄 15g | 赤芍 8g | 当归 10g |
| 桂枝 10g | 柴胡 6g | 防风 8g | 杏仁 6g |

桔梗 6g　　　生麦芽 15g　　神曲 10g　　　麦冬 15g

阿胶 8g<sup>烊化</sup>　　干姜 3g　　　生黄芪 15g　远志 10g

川芎 8g　　　大枣 20g

7 剂，水煎内服。

注意事项：忌油腻食物；感冒时不宜服；不宜喝茶，吃萝卜。

二诊：2016 年 1 月 3 日。

经首诊治疗后患者头晕、头疼大减，无恶心，夜寐安，纳可，二便正常，舌质红苔薄白，舌根腻，脉细弦滑。

处方：上方加藁本 10g，蔓荆子 10g。7 剂水煎内服，巩固疗效。

**[按语]**

首诊接诊病人，详细望闻问切，加上认真细心，诊断辨证明确。初见病人，有些医生惯性思维，认为"头晕""有高血压病史"定与"肝旺"有关。而在遣方用药后，方才恍然——患者老年女性，已年过六旬，已多脏腑功能减退，气血阴阳脏腑渐虚，而用薯蓣丸确是十分对证。

薯蓣丸中薯蓣、甘草、大枣有益脾气的功用，当归、阿胶、地黄以补血，党参补气，桂枝、柴胡、防风有疏风祛邪、宣泄浊气之效，全方不偏阳不偏阴，补气补血，配伍很好，适用于老年人"五劳七伤"者。方中药物较多，看不出有什么特殊之处，往往不被人重视，但细观之，此方并不是简单的药物罗列，确有值得深思之处，对于中老年人气血阴阳失调，以头晕为主要表现者，可使气血顺达，补益得纳，疗效显著。

但需要注意的是：①切勿惯性思维，把病情想当然。②必按原方组方比例，把握好用药剂量，否则违背原方义，疗效则大打折扣。

（赵海燕、何昌生）

# 下篇　疑难杂症治验

## 第一节　重症肺炎

### （一）病情简介

患者于××，男，64 岁，退休职工，北京密云人，已婚。

患者因"反复咳喘 2 周，加重 4 天"于 2016 年 12 月 2 日入住二级医院治疗。胸部 CT 平扫：肺间质纤维化，伴间隔旁型肺气肿，胸膜下肺蜂窝样变；左肺上舌段炎症后纤维化；双上纵隔淋巴结轻度增大。经抗炎及对症等治疗，体温升高，症状无明显改善，于 2016 年 12 月 13 日转往北京三级医院呼吸病重点专科住院。确定诊断：重症肺炎、I 型呼吸衰竭、2 型糖尿病、心肝肾功能不全、低钠血症、大便潜血、肠道菌群失调。便常规：其他（镜检）可见霉菌，便潜血阳性。给予吸氧，分别应用头孢哌酮－舒巴坦、左氧氟沙星、亚胺培南、头孢西丁、万古霉素、阿莫西林舒巴坦等抗炎，以及甲泼尼龙等治疗。出院情况：患者目前仍文丘里面罩及鼻导管交替吸氧。出院医嘱：甲泼尼龙 3 片，日一次。复方甲氧那明胶囊 2 粒，日三次等。

于 2017 年 1 月 13 日出院回家，勉强熬过春节，病人仍喘促不已，于 2017 年 1 月 31 日再次入住二级医院。出院医嘱：醋酸泼尼松片 5mg，日一次等。共住院 13 天，2017 年 2 月 13 日医院动员患者自动出院。

至此患者已在三级医院住院 31 天，病危通知 2 次，两家二级医院住院 23 天，共住院 54 天。

### （二）辨治经过

首诊日期 2017 年 2 月 22 日，因病人不能下床活动，家属邀请到其家中出诊。病人持续喘促阵咳 3 月余，不能起床，时需半卧位，持续鼻导管吸氧，但仍喘促不已。胸部随呼吸起伏，乏力，无寒热，无汗，怕热，口干苦，饮水不多，纳可，咳黏稠白痰，量多，不易出，胸闷，心慌气短，大便成形，日2～3次，尿黄，头晕，眠安，舌红赤裂纹，舌下瘀血，苔白腻微黄，脉弦滑数。

诊断：喘证。

辨证：痰热壅肺证。

治法：清热化痰。

方药：

炙麻黄6g  石膏20g<sup>先下</sup>  苦杏仁10g  生甘草6g

黄芩15g  芦根30g  合欢皮30g  葶苈子15g

桑白皮10g  熊胆粉1支<sup>冲</sup>  太子参30g  麦冬10g

瓜蒌15g  莱菔子15g  石韦15g  白果10g

橘红10g  地龙15g

5剂。

泼尼松4mg，日一次。

2017年2月27日二诊，喘促大减，咳中量稀白痰，能咳出，纳少，尿不畅。处方：上方加焦三仙各15g，王不留行15g，通草15g，7剂。

2017年3月3日三诊，持续喘促大减，痰白质黏稠，量减少，气短，大便基本成形，日三次，舌红赤减轻转暗，裂纹无苔，舌下瘀血，脉弦滑数。处方：上方去麻杏石甘汤，加生地黄15g，沙参30g，五味子10g，前胡10g，当归15g，7剂。

2017年3月14日四诊，2017年3月21日五诊，喘促进一步减轻，可以停止吸氧一小时，卧床三个半月，首次靠床头而坐用餐半小时。仍有胸闷憋气，头晕，失眠，口干不欲饮水，纳可，大便不成形，日二次，舌绛红赤裂纹，苔薄白少，舌下瘀血，脉细弦滑数。上方生地黄改20g，加赤芍15g，丹皮15g，白茅根30g，7剂。

2017 年 4 月 1 日六诊，平卧时已经不喘，自汗已止，能下床大小便，已经停止吸氧，上方合欢皮改 30g，加虎杖 15g，胆南星 6g，7 剂。

2017 年 4 月 24 日七诊，已经下床活动，痰多，上午色黄，下午色白，每日咳痰四十余口，能咳出，口干渴饮，舌绛红裂纹，苔薄黄腻，局部少苔。处方如下：

| 生地黄 20g | 赤芍 15g | 牡丹皮 15g | 白茅根 30g |
| 石膏 20g | 橘红 10g | 茯苓 15g | 清半夏 10g |
| 生甘草 6g | 葶苈子 15g | 桑白皮 10g | 太子参 30g |
| 麦冬 15g | 沙参 40g | 五味子 15g | 地龙 15g |
| 虎杖 15g | 莱菔子 10g | 前胡 10g | 水蛭 3g |
| 白花蛇舌草 30g | 合欢皮 30g | 苏子 10g | |

7 剂。

2017 年 5 月 2 日八诊，2017 年 5 月 31 日九诊，2017 年 6 月 6 日十诊，2017 年 7 月 4 日十一诊，2017 年 8 月 8 日十二诊，从下床活动到下楼外出活动，远行（100 米以上）则喘，咳黄白痰，量多，能咳出。前方去石膏、白茅根，虎杖改 30g，加水牛角 30g。7 剂。嘱激素减量，泼尼松每周一、周四服一片。

2017 年 9 月 19 日十三诊，已经不咳，偶咳少量白黏痰，能咳出，口干饮不多，胸闷，胃脘隐痛，尿黄，能外出行走 200 米，休息片刻后可以继续行走，上楼则喘，舌暗红裂纹，苔前半部薄白、后半部白腻，脉沉细弦滑。处方如下：

| 生黄芪 20g | 金银花 20g | 当归 10g | 葶苈子 30g |
| 陈皮 6g | 穿山龙 15g | 石韦 15g | 浙贝母 10g |
| 天花粉 15g | 生甘草 5g | 灵芝 15g | 红景天 15g |
| 白果 10g | 生地黄 15g | 茯苓 15g | 党参 15g |
| 炒白术 15g | | | |

7剂。

2017年12月5日十四诊，2018年1月9日十五诊，休息时不喘，走路多则喘，能换乘3～4站公交车外出散心，有时胸闷，早上需饮水以咳痰。处方：上方去陈皮，加桔梗6g，瓜蒌15g，橘红6g，7剂。

2018年3月6日十六诊，走路1km以上，上楼三层以上则喘，咳少量白黏痰，能咳出，口干饮水不多，剑突下痛，入睡慢，舌暗红裂纹，苔白腻，右侧少苔，脉沉细滑。2017年9月19日方加瓜蒌15g，沙参20g，淫羊藿10g，熟地黄15g，炒枣仁30g，丹参15g，延胡索15g，枳壳10g。7剂。

患者已经坚持每天3次接送孙子上下学，从事一般家务。目前仍以此方为基础，继续间断用药。

## （三）讨论

病人病程较长，病情重，疾病复杂。对如此复杂的病人的诊治，我们没有经验，怎么办？这就需要拿出我们的看家本领——辨证论治。依据温病学理论，进行卫气营血辨证。但温病是外感四时温热或湿热邪气所引起的，以急性发热为主要临床特征的多种急性热病。本病例当时不发热，为什么要按照卫气营血辨证呢？一，病人发病初期有高热；二，病人之所以不发热，是因为使用了激素。

这给了我们几点启示：

1. 患者使用激素，可能无发热，或者热势不高，掩盖了症状；另外，要求我们临床知常达变，注意灵活变通，温病理论需要结合现代医学知识，不可生搬硬套。

2. 诊断血分证，主要以舌象为依据，方用犀角地黄汤。

3. 温病理论气分证并无痰热内蕴证，辨证要细致入微——此患者还考虑素体有痰——肺大泡等情况。

此病人的中医辨治大概经历了三个阶段。

第一阶段：痰热壅肺（2017 年 2 月 22 日至 3 月 2 日）。

病人主要证候：喘促不已，怕热，口干苦，痰多黏稠，尿黄，舌红赤裂纹，苔白腻微黄，脉弦滑数，病人以标实为主。治法清热化痰。方选麻杏石甘汤加减，加用熊胆粉 1 支冲服。

第二阶段：肺血炽热，痰瘀阻络（2017 年 3 月 3 日至 9 月 18 日）。

按照中医传统理论，肺脏有肺气、肺阳、肺阴、肺津，而未提及肺血。而卫气营血辨证，"卫"是指人体的保卫功能，"气"是指各脏腑的功能，卫是气的一部分；"营"和"血"都是行于脉中的营养物质，营是血中之津液，是血的一部分，而"血"是维持人体生命活动的重要营养物质。血与五脏有着密切的关系，概括起来说，血统于心，藏于肝，生化于脾，敷布于肺，施泄于肾，循经脉而运行于全身，而肺血无疑是存在的，邪入血分证就有了组织学上的损害。本例病人诊断为血分证有以下依据：

（1）血热动血：在三级医院住院时大便潜血。

（2）血热动风：一直头晕，脉弦数。

（3）血热阴伤：舌红无苔，后来转为舌绛，舌有裂纹，口干不欲饮水，精神倦怠。

如此辨证为肺血炽热。

痰的表现有痰多，舌苔白腻，脉弦滑。瘀的依据是舌下络脉瘀血严重。所以辨证为痰瘀阻络，络主要是肺络。

从 2017 年 3 月 3 日三诊开始，病人喘促大减，痰白质黏稠，量减少，日 4～5 口，口干饮不多，舌红赤减轻转暗，裂纹无苔，舌下瘀血，脉弦滑数，血分炽热，已见端倪，故停用麻杏石甘汤，开始加入生地黄 15g 以清热凉血。

2017 年 3 月 14 日四诊，有三点值得关注。一是舌质转为绛红，仍有裂纹；二是因加入生地黄清热凉血滋阴，沙参、麦冬养阴后，由无舌苔转为苔白少，病情转顺；第三是患者住院期间有过大便潜血。综合脉证，肺血炽热突显，清热凉血治法随之而来，方药以犀角地黄汤为主方加减，生地黄改为 20g，加赤芍 15g，牡丹皮 15g，白茅根 30g，清热凉血。后来又加用水牛角 30g 加大清热凉血力度。

第三阶段：肺脾肾虚，痰瘀阻络（2017 年 9 月 19 日之后）。

2017 年 9 月 19 日十三诊，病人已经不咳，咳少量白黏痰，休息时不喘，上楼则喘，能行走 200 米，休息后再继续行走，虽然中间感冒一次，经过中西医治疗后很快恢复，到现在已经撤掉激素，每天接送孙子上下学，包括课外活动。换乘几次公交车外出散心，病情恢复到平稳阶段。中医辨证为肺脾肾虚，痰瘀阻络。故选用了生黄芪、党参、灵芝、红景天、淫羊藿、熟地黄等补益脾肺肾，选用浙贝母、穿山龙、茯苓、当归、丹参等化痰通络。预期病人将长期处于这一阶段，继续以补益肺肾、化痰通络为法加减调治。

（何昌生、赵海燕）

## 第二节 慢性结肠炎

初诊日期：2016 年 5 月 20 日。

患者王某，女，28 岁，汉族，已婚，工人。

主诉：大便溏泄 3 年余。

现病史：患者 3 年前饮食不慎后出现大便溏泄，曾多次中西医诊治，效不佳。今来诊，刻下症见：大便急迫，质黏不畅，日 2~3 次，乏力，怕凉，畏冷食，口唇干，纳可，胃胀，嗳气，心烦，失眠多梦，舌淡红，苔薄白，脉沉细滑数。

既往史：否认其他慢性病史。

辅助检查：结肠镜：结肠炎。便常规：稀软便。

西医诊断：慢性结肠炎。

中医诊断：泄泻，脾虚湿热证。

辨证分析：平素饮食不节，脾胃虚弱，湿邪内生，日久蕴而生热，故大便急迫，口唇干，心烦，皆为湿热为患。脾虚日久，气血生化不足，故乏力，怕冷，畏冷食，其湿热内蕴，运化失常则胃胀，便溏。

治法：健脾清热燥湿。

方药：葛根芩连汤加减。

| 葛根 15g | 黄芩 10g | 黄连 6g | 甘草 6g |
| 石榴皮 20g | 香橼 12g | 马齿苋 20g | 白术 15g |
| 白芍 12g | 陈皮 10g | 防风 10g | 木香 10g |
| 旋覆花 10g | 莲子肉 15g | 白扁豆 15g | 炒枣仁 30g |
| 百合 20g | 炮姜 5g | | |

7 剂，水煎服。

注意事项：饮食有节，禁食辛辣厚味、生冷油腻。

二诊：2016 年 5 月 26 日。

经初诊治疗患者大便已不急，仍不成形质黏，日一次，胃胀减轻，睡眠改善，舌淡红，舌下轻瘀，苔薄白，脉沉细滑。

效不更方，上方 7 剂，水煎服。

[按语]

患者平素饮食不节，脾胃虚弱，运化失常，湿邪停滞，日久蕴而生热，故而大便溏泄，质黏不畅；舌淡红，苔薄白，可知大肠湿热，以热为主，故以葛根芩连汤清热燥湿。又大便急迫，与肝气横逆有关，以痛泻要方治之。脾虚湿热日久，非几日速效，经初诊 7 剂药治疗之后，患者诸症均减轻，效不更方，继宗前法巩固服用。

（赵海燕、何昌生）

## 第三节 嗜睡症

初诊日期：2016 年 10 月 28 日。

患者靳某，女，84 岁，汉族，已婚，农民。

主诉：嗜睡 2 月余。

现病史：患者 2 月前无明显诱因出现嗜睡，未予重视。刻下症见：嗜睡，随时能眠，面色少华，动则气喘，颈项酸痛，左手麻木，口干口苦，饮水不多，纳可，尿频，无尿急尿痛，大便调。舌红裂纹，舌下轻瘀，苔薄白少，脉沉细滑数。

既往史：有颈椎病病史，无其他慢性病史。

查体：BP120/70mmHg。

辅助检查：化验肝肾功能、血糖、电解质、血脂血黏度、血常规、肿瘤标志物、甲状腺功能均正常。

西医诊断：脑血管供血不足。

中医诊断：嗜睡，气阴不足、痰瘀阻络证。

辨证分析：患者为八十高龄老人，脏腑功能减弱，中焦脾胃为后天之本，气血生化之源，中气不足，气血不能上荣神窍故嗜睡；不能上荣于面，故面色少华；脾虚生肺金乏力，故出现动则气喘；阴不足故口干苦，舌红裂纹；气虚不能固摄尿液故不易憋尿；脾虚湿盛故体态微胖；瘀血阻络则颈项酸痛，左手麻木；其舌脉之象为气阴不足、痰瘀阻络证。

治法：益气养阴，化瘀通络。

方药：生脉饮加味。

| | | | |
|---|---|---|---|
| 太子参 30g | 沙参 40g | 麦冬 10g | 五味子 6g |
| 枳壳 10g | 黄芩 10g | 麻黄 5g | 白芍 10g |
| 羌活 10g | 葛根 10g | 鸡血藤 20g | 乳香 6g |
| 没药 10g | 当归 10g | 川芎 10g | 蜈蚣 2 条 |

炙甘草 6g

7 剂，水煎服。

注意事项：起居有常，少食肥甘厚腻，及不易消化的食物。

二诊：2016 年 11 月 5 日。

患者嗜睡减轻，舌红裂纹，舌下轻瘀，苔薄白少，脉沉细滑数。上方继续服用 10 剂。

三诊：2016 年 11 月 15 日。

患者嗜睡减轻，仍有思睡，轻咳，颈项酸痛，左手麻木，舌红裂纹，舌下轻瘀，苔薄白少，脉沉细滑数。学习名老中医经验重新辨证乃脾虚湿盛，上蒙神窍，治以健脾化湿，通阳开窍，方用补中益气汤加味。

方药：

| 生黄芪 15g | 党参 15g | 生白术 15g | 炙甘草 6g |
| 升麻 6g | 当归 15g | 茯苓 10g | 白芍 10g |
| 桂枝 6g | 麻黄 6g | 苦杏仁 10g | 佩兰 10g |
| 桑枝 15g | 蜈蚣 2 条 | 知母 12g | 葛根 15g |
| 石菖蒲 10g | 郁金 10g | | |

14 剂，水煎服。

四诊：2016 年 11 月 29 日。

患者思睡、轻咳好转，仍有左手麻木，舌红裂纹，舌下轻瘀，苔薄白少，脉沉细滑数。2016 年 11 月 15 日方加羌活 10g，鸡血藤 20g，延胡索 15g，7 剂。

五诊：2016 年 12 月 15 日。

患者经过治疗思睡消失，仍有左手麻木，舌红裂纹，舌下轻瘀，苔薄白少，脉沉细数滑。效不更方，上方继续服用 7 剂。

[按语]

患者为八十高龄老人，脏腑功能减弱，根据其症状及舌脉，辨证为气阴不足、痰瘀阻络之证。

二诊，中气不足是引起嗜睡症的主要因素。经益气养阴治疗后气喘、不易憋尿症状改善。继以前方 10 剂。

三诊，重新整理辨证思路，乃脾虚湿盛，上蒙神窍，治以健脾化湿，醒神开窍。方中补中益气汤益气健脾，运化湿浊；佩兰芳化湿浊；石菖蒲、郁金、麻黄醒神开窍；当归、白芍、桑枝、蜈蚣、葛根活血通络以治颈项酸痛、左手麻木；知母养阴清热，防温燥太过为佐药，合方服之，嗜睡得除。四诊、五诊宗前方并随症加减获效。

（赵海燕、何昌生）

## 第四节　周身骨关节痛

初诊日期：2017 年 2 月 13 日。

患者王某，女，汉族，52 岁，已婚，农民。

主诉：周身多骨节疼痛 30 余年，加重 6 年。

现病史：患者自述 22 岁始无明显诱因身体多骨节痛，近 6 年来疼痛加重影响日常生活，多次就诊于二甲医院，行骨科 X 线检查，化验风湿三项等均无异常，给予非甾体抗炎药，具体不详，效果不明显。刻下症见：身体多骨节疼痛，窜痛不固定，关节无肿大畸形，无活动受限，全身乏力，忽冷忽热，头痛头晕，以前额为主，有时偏头痛，心烦失眠，胸闷，右胁不适，口干口苦，不欲饮，纳可，泛酸，呃逆，大便溏，日 2～3 次，尿频量少，舌尖红，苔白腻，脉沉滑略弦。

既往史：无高血压、冠心病等慢性病史。

辅助检查：血生化、甲状腺功能、风湿三项均正常。

西医诊断：骨关节痛原因待查。

中医诊断：痹病，风寒湿痹证。

辨证分析：患者年轻时平素爱美，寒冬之际穿戴不及，感受风寒邪气，又居处潮湿，睡卧当风等原因，以至风寒湿邪乘虚侵袭人体，三邪相互为虐，湿邪借风邪的疏泄之力、寒邪的收引之能，而入侵筋骨肌肉；风寒又借湿邪之性，黏着、胶固于肢体而不去，故病久而痛；风邪甚则病邪留窜，病变游走不定。患者久痛不愈，情绪郁闷，肝郁不舒，气失调达，肝胃不和，故而出现口干口苦，不欲饮，胸闷，右胁不适，泛酸，呃逆，便溏。肝郁化火，上扰心神，出现失眠心烦。肝胆相表里，故出现忽冷忽热，偏头痛等症。正气不足，虚邪贼风是痹病的内在因素和病变基础，此病例初病属实，久病必耗伤正气而虚实夹杂，风寒湿邪留注肌肉、筋骨、关节，造成经络壅塞，气血运行不畅，肢体筋脉拘急、失养，导致全身骨节疼痛。

治法：祛风散寒，胜湿止痛。

方药：羌活胜湿汤加减。

| 羌活12g | 独活12g | 川芎15g | 蔓荆子15g |
| 制川乌6g | 青风藤10g | 威灵仙10g | 鸡血藤20g |
| 生黄芪15g | 防风10g | 白芷15g | 当归15g |
| 延胡索15g | 白芍15g | 柴胡10g | 黄芩10g |
| 海螵蛸15g | 旋覆花15g | 黄连10g | 吴茱萸3g |

5剂，水煎服。

注意事项：保暖，避免感受风寒。畅情志。

二诊：2017年2月20日。

患者周身骨节窜痛减轻，心烦失眠，头痛，舌尖红，苔白腻，脉沉滑略弦。上方加生地黄15g，百合30g，全蝎6g，7剂。

三诊：2017年2月27日。

患者周身多骨节痛消失，心烦失眠，耳鸣，头痛以前额为主，口干不欲饮，舌尖红，苔薄白根腻，脉沉细滑略弦。上方去海螵蛸、延胡索，加藁本10g，知母10g，炒枣仁30g，7

剂。予以巩固。

**[按语]**

本案病程较久，病证虚实夹杂，其证为风寒湿痹，风邪偏盛。王师以羌活胜湿汤减藁本、甘草，加制川乌、青风藤、威灵仙、鸡血藤、生黄芪、防风、白芷祛风除湿，治疗在表之风湿；黄连、吴茱萸、黄芩、延胡索、旋覆花、海螵蛸治疗肝胃不和；柴胡、白芍、当归疏理肝气，调节枢机，使全身气血通畅而疼痛自除。

经首诊治疗，患者周身多骨节疼痛减轻，仍有心烦失眠，头痛等症，此初病属实，久病必耗伤正气而虚实夹杂，致使气血亏虚，肝肾不足，故王师加用百合地黄汤滋阴清热，治疗心烦失眠。又因久病入络，加全蝎通络止痛。

三诊，困扰患者多年的周身多骨节痛消失，仍有心烦失眠，耳鸣，前额头痛，口干不欲饮等症。首诊方不变，王师又在百合地黄汤基础上加知母滋阴清热除烦；加酸枣仁安神；加藁本散风寒湿邪，以止头痛。

本案病机较为复杂，通过全面收集四诊资料，认真梳理辨证，患者全身骨节疼痛，头痛以前额为主，有时偏头痛，还伴有心烦失眠，右胁不适，可见头痛在太阳经、少阳经；右胁不适乃在肝经；乏力，便溏，责之于脾，如此辨证条理清晰，治法也随之而来。

（赵海燕、何昌生）

## 第五节　类风湿关节炎

初诊日期：2016 年 10 月 15 日。

患者孙某，女，70 岁。

主诉：周身骨节疼痛 13 年。

现病史：患者 13 年前受凉后出现周身骨节疼痛，先后就医多家中西医院，效果不理想。刻下症见：周身骨节疼痛，关节已变形，乏力，怕冷，偶头晕，眠可，口干不欲饮，纳少，胃饥饿感，便秘 3~5 日一行，尿正常。舌红小裂纹无苔，脉沉细数。

既往史：类风湿关节炎，2 型糖尿病。

辅助检查：肾功能、谷丙转氨酶（ALT）、天门冬氨酸氨基转移酶（AST）正常，血清白蛋白（ALB）34.1g/L，血清球蛋白（GLB）49.9g/L。类风湿因子 329.6IU/mL，抗链球菌溶血素"O"试验正常，血沉 106mm/h，C 反应蛋白（CRP）52.3mg/L。血常规：红细胞（RBC）3.51×10$^{12}$/L，血红蛋白（HGB）92g/L。

西医诊断：类风湿关节炎，2 型糖尿病，贫血。

中医诊断：痹病，肝肾亏虚证。

治法：滋补肝肾，养血柔筋止痛。

方药：归芍地黄汤加减。

| | | | |
|---|---|---|---|
| 生地黄 12g | 熟地黄 12g | 女贞子 15g | 当归 15g |
| 赤芍 15g | 白芍 15g | 蜈蚣 2 条 | 鸡血藤 30g |
| 延胡索 20g | 忍冬藤 30g | 太子参 20g | 黄精 15g |
| 阿胶 10g | 焦四仙各 15g | 炙乳香 6g | 炙没药 6g |
| 伸筋草 10g | 白花蛇舌草 20g | 泽兰 15g | 川芎 10g |

5 剂。

二诊患者周身骨节疼痛大减，大便已正常，乏力怕冷减轻，纳少。效不更方，继服前方 7 剂。

之后间断调治，患者能从事简单家务。

[按语]

类风湿关节炎是以关节症状为主，造成关节畸形的慢性自身免疫性疾病，表现为近端指关节、掌指关节、腕关节、跖趾关节、踝关节和膝关节等多个对称性关节畸形病变。主要症状为关节疼痛、关节肿胀、关节活动受限,直至关节完全破坏,导致关节畸形病变。类风湿关节炎为免疫性疾病,西医治疗效果不理想,可结合中药及针灸等治法改善临床症状,提升患者生活质量。

类风湿关节炎属于中医痹证范畴,"痹"即闭阻不通之意。中医理论认为,风、寒、湿、热、毒、劳伤、产后及七情失调均为发病的诱因。而"正气存内,邪不可干",类风湿关节炎发病主要内因是肝肾不足或劳累过度,耗损正气,致素体正气亏虚,正气既虚,外邪容易入侵,复感风寒湿邪,气血痹阻不行,关节闭塞,或风、寒、湿、热之邪留滞筋骨关节,久之损伤肝肾阴血,筋骨失养,故见关节肿痛、僵硬、屈伸不利、活动障碍、筋挛肉卷,即为痹证。本病正虚邪实反复演化,病邪缠绵,邪毒相搏,又致病证复杂,表现变化多端,给临床治疗带来困难。

王师根据患者病情,拟方归芍地黄汤加减以滋补肝肾为主,兼以养血柔筋止痛。方中生熟地、女贞子滋补肝肾;当归、赤白芍酸甘化阴,缓急止痛;太子参、黄精、阿胶益气养血补虚;鸡血藤、忍冬藤、延胡索、乳香、没药、川芎活血通经止痛;病久顽痹加入蜈蚣祛风散结定痛;伸筋草、白花蛇舌草、泽兰化湿消肿解毒止痛。在治疗的同时要注意顾护脾胃——患者平素服用止痛药物损伤胃气,加入焦四仙健脾和胃化滞。同时指导患者使用煎药后的药渣再次煎汤,局部关节热敷熏洗,内外综合治疗。

(王卫华)

## 第六节　奔豚病

初诊日期:2016 年 10 月 14 日。

患者马某，女，汉族，62 岁，已婚，农民。

主诉：周身气窜而不适 10 余年。

现病史：患者 10 余年来时有周身窜而不适感，窜至肛门则欲大便，窜至会阴部则紧缩感，窜至胸部则嗳气，窜至头部则头涨紧发热。气从下来，不明何处，乏力，怕冷，眠可，口干不显，饮水则恶心，纳可，有胃胀，二便调。

既往史：否认。经带胎产史无异常。

查体：心率 71 次/分，律齐，双肺未闻及干湿啰音，腹软，无压痛，双下肢不肿。舌色淡暗。舌苔薄白。脉沉滑细。

西医诊断：神经官能症。

中医诊断：奔豚病，水饮内动证。

辨证分析：本例患者周身窜而不适，气从下来，与"奔豚病，从少腹起，上冲咽喉，发作欲死，复还之，皆从惊恐得之"（《金匮要略·奔豚气病脉证治第八》）症状颇类似，故本例诊为奔豚病。患者平素乏力怕冷，素体阳虚，温煦失司，气化不利，水饮内停，饮邪随气升降，无处不到，故而水饮内动，出现周身窜而不适症。患者胃胀、饮水则恶心，为中阳受损、饮停中焦之象。

治法：温阳化饮。

方药：苓桂术甘汤加味。

| | | | |
|---|---|---|---|
| 茯苓 15g | 桂枝 10g | 白术 10g | 生甘草 6g |
| 清半夏 10g | 生姜 6g | 当归 15g | 白芍 10g |

5 剂。

注意事项：避风寒，调饮食，畅情志，禁生冷。

二诊：2016 年 10 月 18 日。

患者诸症大减，无走窜感，乏力怕冷、胃胀恶心好转。舌色淡暗，舌苔薄白，脉弦滑细。患者服药后症状明显好转，纵观舌脉症，患者辨证为阳气素虚，水饮内动。故继以前方温阳化饮，平冲降逆，巩固疗效。

处方：上方继续服用，7 剂。

**[按语]**

本案首诊为奔豚病，辨证为水饮内动。方用苓桂术甘汤加减。方中重用茯苓健脾利水，渗湿化饮；桂枝通阳化气利水，又有平冲降逆之效，苓、桂相合为温阳化气、利水平冲之常用组合。白术、甘草、半夏健脾燥湿化痰，培土制水。饮水恶心，加生姜化饮止呕。患者病程较长，舌暗，故加当归、白芍以活血柔肝缓急。

奔豚病是一种发作性的病证，病发时患者自觉有气从少腹起，向上冲逆，至胸或达咽，俟冲气下降，发作停止，发时痛苦至极，缓解后却如常人。奔豚病有肝郁气冲者，用奔豚汤疏肝解郁，降其冲逆；有阳虚外寒误治引起，宜灸法除邪，内服桂枝加桂汤助阳降逆；有阳气受伤，水饮上冲者，用茯苓桂枝甘草大枣汤培土制水，以防冲逆。《金匮要略》原文对其病因主症、具体治法均有论述，据其原文所述，奔豚病与西医学神经官能症、癔病等功能性疾患相似。本例患者四诊合参，考虑为肾脏寒气上冲，故选苓桂术甘汤温阳化气，利水平冲。

（付晓双）

## 第七节　过敏性鼻炎

初诊日期：2017 年 4 月 20 日。

患者郑某，女，汉族，65 岁，已婚，退休。

主诉：鼻痒喷嚏清涕 3 年余。

现病史：患者 3 年前无明显诱因出现鼻痒、喷嚏、清涕，反复发作，发作亦无诱因，今日来诊。刻下症见：鼻痒、喷嚏、清涕，阵发耳鸣，口不干，纳可，睡眠浅，易醒，大便不规律，排出不畅，1～2日1行，尿正常，双小腿皮肤起疹瘰痒，无红肿。查舌有裂纹，舌色暗，苔白根腻。脉沉细。

既往史：双小腿慢性皮疹病史。否认其他病史。

辅助检查：血常规、胸片未见明显异常。

西医诊断：过敏性鼻炎。

中医诊断：鼻鼽病，肺脾气虚、风寒犯肺证。

辨证分析：患者年过六旬，脏腑功能渐衰，肺气虚弱，卫表不固，风寒之邪乘虚而入，犯及鼻窍，遂致鼻痒喷嚏；后天脾胃功能衰弱，气血生化乏源，气虚推动无力，故大便不畅，脾不升清，清窍失养，故耳鸣。观舌脉症，辨证为肺脾气虚。

治法：补益脾肺，祛风散寒。

方药：鼻鼽散加减。

| | | | |
|---|---|---|---|
| 党参30g | 茯苓30g | 炒白术30g | 桂枝10g |
| 白芍30g | 细辛3g | 炙麻黄8g | 辛夷10g |
| 苍耳子12g | 防风10g | 炙甘草8g | 生姜3片 |
| 大枣10g | 木香10g | 焦槟榔10g | 生薏苡仁15g |
| 地肤子15g | 白鲜皮10g | | |

7剂。

二诊：2017年4月27日。

患者鼻痒、喷嚏等症状大减，有时泛酸，大便有时不成形，日1次，失眠。舌有裂纹，舌色淡红，舌苔薄白根腻，脉沉滑细。辅助检查：过敏原检查提示尘螨过敏。患者用药后肺脾之气渐复，在表之邪得祛，故鼻症状大减，观其舌淡红，苔薄白根腻，脉沉细滑，目前辨证仍为肺脾气虚。患者失眠，加炒枣仁养肝安神；泛酸，加瓦楞子制酸。

处方：上方加瓦楞子15g，炒枣仁30g，7剂。

医嘱：适当锻炼，饮食清淡，避生冷。

## [按语]

本例患者辨证为肺脾气虚，风寒犯肺，治宜培土温金，祛风散寒。方用鼻鼽散加减。方中四君子汤补益脾肺；桂枝汤以祛除在卫之邪气，固护营阴；加炙麻黄、辛夷、苍耳子、防风、细辛以散风寒，通鼻窍。大便不畅，故加木香、焦槟榔以行胃肠气滞。双小腿皮疹瘙痒，加薏苡仁、地肤子、白鲜皮以祛风除湿止痒。

王师临证常用加味苓桂术甘汤加减治疗慢性咳喘病，见久病咳喘，咳白痰，兼见气短倦怠乏力，小便清长，大便黏滞不爽，舌苔白腻或白滑，脉弦滑或沉滑者。本案鼻痒喷嚏清涕，病位在鼻，属肺系疾患；流清涕，苔白腻，脉沉细滑，脉证相符，辨证为肺脾气虚，故其中亦含有加味苓桂术甘汤以培土温金，疗效明显。因此提示加味苓桂术甘汤并不限于治疗慢性咳喘病，对于过敏性鼻炎，辨证属肺脾气虚者，亦可加减应用。

（付晓双）

## 第八节　水肿病

初诊日期：2016 年 2 月 19 日。

患者邱某，女，44 岁汉族，已婚，农民。

主诉：双下肢水肿 8 月余。

现病史：患者 8 个月前劳累后出现双下肢水肿，走路多则水肿加重，休息后减轻，无寒热，无疼痛，未系统诊治。刻下症见：双下肢水肿，口干欲饮，心烦，面红，腰酸乏力，纳可，便调，眠欠安。舌色红，舌苔薄白，脉细滑数。

既往史：否认。

查体：BP 100/70mmHg，双下肢凹陷性水肿，无静脉曲张，双足背动脉波动正常。

辅助检查：双下肢血管超声未见明显异常。

西医诊断：水肿待查。功能性水肿。

中医诊断：水肿病，热伤阴津证。

辨证分析：患者水肿，劳累后加重，口干，舌红，脉细数滑，为阴虚之象，患者肾阴不足，肾气不充，水气不行，故见水肿。阴虚生内热，水热互结，气化不利，津不上承，故口干欲饮；阴虚生热，内扰心神，则心烦，眠欠安；舌红苔薄白、脉细数为里热阴虚之征。故辨证为热伤阴津证。

治法：清热养阴，利尿消肿。

方药：猪苓汤加减。

| 阿胶 10g | 猪苓 15g | 白茯苓 15g | 建泽泻 15g |
| 冬瓜皮 30g | 益母草 15g | 女贞子 15g | 旱莲草 10g |
| 川牛膝 10g | 怀牛膝 10g | | |

7 剂。

注意事项：注意休息，避免劳累，饮食清淡。

二诊：2016 年 2 月 26 日。

患者下肢水肿有所减轻，口不干，纳可，便调，睡眠好转。舌色红，舌苔薄白，脉细滑数。查体：双下肢轻度凹陷性水肿。

处方：上方加泽兰15g，7 剂。服药后复诊水肿已经消退。

[按语]

本例患者辨证为热伤阴津。治宜清热养阴利水。《伤寒论》云："若脉浮，发热，渴欲饮水，小便不利者，猪苓汤主之"，"少阴病，下利六七日，咳而呕渴，心烦不得眠者，猪苓汤主之"。本方以利水为主，兼以养阴清热，主治水热互结而兼阴虚之证，方用猪苓汤加减。方中以猪苓为君，取其归肾、膀胱经，专主淡渗利水。臣以泽泻、茯苓之甘淡，益猪苓利水渗湿之力，且泽泻性寒兼可泄热，茯苓尚可健脾以助运湿。佐以阿胶滋阴润燥。患者腰酸乏力，为肾气不足之象，故加二至丸滋阴补益肝肾。治疗水肿，不可只用通利之法，使虚者亦虚，应辨清虚实。

本例患者考虑下肢静脉功能不全，出现双下肢凹陷性水肿，一般看来静脉功能不全，要予活血化瘀治疗，纵观脉证，非活血化瘀之所宜。乃热伤阴津，水热互结，施养阴利水之法获效。水肿症候多端，需细查详辨，仔细斟酌，辨证论治是关键。

（付晓双）

## 第九节　胸胁胀痛

### （一）案一

初诊日期：2016 年 5 月 24 日。

患者王某，男，47 岁，汉，已婚，职员。

主诉：右侧胸胁持续胀痛 10 天。

现病史：患者 10 天前无明显诱因出现右侧胸胁持续胀痛。刻下症见：右侧胸胁持续胀痛，无胃胀及反酸，无呼吸困难，无寒热，胸闷乏力，口不干，纳少，手心汗出，眠安，大便不成形，小便正常。舌色淡红，舌苔白腻。脉弦细。

既往史：否认。平素脾气急躁易怒。

查体：BP 120/70mmHg，HR 70 次/分，律齐，双肺未闻及异常，腹软，无压痛，肝脾区叩击痛阴性，双下肢不肿。神经系统：未见异常。

辅助检查：头颅 CT：未见明显异常。腹部 B 超：肝囊肿。肝肾功能、血糖、血脂、电解质正常，同型半胱氨酸正常。胸片：（－）。心电图正常。

西医诊断：胸痛待查。

中医诊断：胁痛病，肝郁气滞证。

辨证分析：患者平素脾气急躁易怒，致肝失调达，疏泄不利，气阻络痹，发为胁痛。患者肝经气机不畅，故胸闷乏力。肝气横逆犯脾，脾气虚弱，不能运化水谷，则纳少，大便溏。结合舌淡红，苔白腻，脉弦细，为肝气郁滞之证。

治法：疏肝理气止痛。

方药：柴胡疏肝散加减。

| 柴胡 15g | 白芍 15g | 枳实 10g | 甘草 6g |
| 延胡索 15g | 茯苓 15g | 陈皮 10g | 郁金 12g |
| 枳壳 10g | 焦槟榔 10g | 大腹皮 10g | 鸡血藤 20g |
| 瓜蒌 15g | 党参 15g | 白术 10g | 当归 15g |
| 蜈蚣 5g | | | |

7 剂。

注意事项：调摄情志，保持精神愉快，注意休息，劳逸结合，清淡饮食。

二诊：2016 年 5 月 31 日。

患者右侧胸胁胀痛止，仍觉乏力，思睡，纳偏少，小便调，大便溏，寐安。舌色淡红，舌苔薄白，脉弦细。查体：BP 120/80mmHg。患者气机得疏，故胁痛止，仍觉乏力，便溏，为脾气虚之象，结合舌淡红，苔薄白，脉沉细，辨证为肝郁脾虚。

处方：上方加生黄芪20g，7 剂。

[按语]

本例患者胁痛，辨证为肝郁气滞证，治宜疏肝理气。方用柴胡疏肝散加减。本方选用柴胡，延胡索疏肝解郁止痛；当归、白芍养血柔肝，缓急止痛；郁金、鸡血藤活血行气通络。肝气横逆犯脾，纳少，便溏，加党参、茯苓、白术健脾。本病病位在肝胆，与脾胃相关。辨证当着重辨气血虚实。

胁痛以肝气郁滞、肝失调达为先，故疏肝解郁、理气止痛是治疗胁痛的常用之法。肝脏体阴而用阳，治疗时宜柔肝不宜伐肝。疏肝理气药大多辛温香燥，若久用或配伍不当易耗伤肝阴，甚至助热化火。故临证应用疏肝理气药时，要尽量选用轻灵平和之品，还应注意配伍柔肝养阴的药物，以护肝体。

患者以胸胁痛为主诉，而无咳喘，与呼吸无关，即考虑为肝经之证，且为胀痛，以气滞为主，法当疏肝理气。此外病人有性功能减退，故当归、白芍在方中一是疏肝养血止痛，二是配蜈蚣养血荣筋兴阳。

（付晓双）

## （二）案二

初诊日期：2016 年 11 月 4 日。

患者霍某，女，40 岁，汉族，已婚，教师。

主诉：右胁胀痛 4 年。

现病史：患者有右胁胀痛 4 年，活动时不觉疼痛，未予重视及诊治。刻下症见：右胁胀痛，偶嗳气，泛酸，乏力，手足不温，口不干，时头晕，心烦，失眠，纳可，便调。舌色淡红，舌下瘀滞，舌苔薄白，脉沉细。

既往史：贫血 1 年余，血红蛋白 100g/L 左右。否认其他慢性病史。

辅助检查：尿常规、便常规未见异常。腹部 B 超未见异常。胃镜提示浅表性胃炎，反流性食管炎。

西医诊断：肋间神经痛，贫血待查。

中医诊断：胁痛病，肝郁气滞证。

辨证分析：患者以右胁胀痛为主证，故诊为胁痛病。患者中年女性，平素情志不畅，则致肝气郁结，经气不利，故见胁肋疼痛；肝失疏泄，则心烦；气机不畅，阳气内郁，故手足不温、乏力；肝气横逆犯脾，故见嗳气，泛酸；结合舌淡红，苔薄白，脉沉细，为肝郁气滞之证。

治法：疏肝理气止痛。

方药：柴胡疏肝散加减。

| | | | |
|---|---|---|---|
| 醋柴胡 15g | 香附 10g | 白芍 15g | 赤芍 15g |
| 金钱草 20g | 郁金 12g | 枳壳 12g | 川芎 10g |
| 炒枣仁 30g | 甘草 6g | 旋覆花 10g<sup>包煎</sup> | 瓦楞子 15g |
| 太子参 15g | 麦冬 10g | 川楝子 9g | 延胡索 15g |

7 剂。

注意事项：调畅情志，避免情绪激动。

二诊：2016 年 11 月 11 日。

患者右胁胀痛大减，睡眠好，口不干，仍乏力，月经量偏多，周期正常，纳可，便调。舌色淡红，苔薄白。脉沉细。

辅助检查：血常规血红蛋白 112g/L。肝肾功能正常。

患者胁痛症状大减，结合目前舌脉症，辨证为肝郁气滞证。患者乏力，脉沉细，同时兼有气血不足证。上方加黄芪 20g，当归 10g，7 剂。

[按语]

患者胁痛，辨证为肝郁气滞证，治宜疏肝理气。方用柴胡疏肝散加减。方中柴胡功擅疏肝解郁，用以为君。香附理气疏肝而止痛，川芎活血行气以止痛，二药相合，助柴胡以解肝经之郁滞，并增行气活血止痛之效，共为臣药。枳壳理气行滞，芍药、甘草养血柔肝，缓急止痛，均为佐药。甘草调和诸药，为使药。诸药相合，共奏疏肝行气、活血止痛之功。患者久患胁痛，加川楝子、延胡索行气止痛。嗳气泛酸，加旋覆花、瓦楞子制酸降逆。乏力，贫血，脉沉细，加太子参、麦冬益气养血。

患者用药后气机得疏，故胁痛大减，但患者仍乏力，脉象沉细，为气血不足之象，故加当归，配方中白芍疏肝养血止痛；考虑贫血、月经量多为气虚不摄，血液的物质基础是精，而促进精化为血是以气为动力，故加黄芪益气生血。

病人病机不十分复杂，但是已经多次就医无显效，病程拖延至 4 年余。认证准确，对证下药，方能取得疗效。胁痛，首先考虑与肝胆有关，先以柴胡疏肝散加减止其胁痛，后加黄芪、当归以养气养血，所以治疗过程顺利，取得了较好的疗效。

（付晓双）

## 第十节　反胃

初诊日期：2015 年 8 月 4 日。

患者谢某，女，汉族，53 岁，已婚，农民。

主诉：反胃 4 年。

现病史：患者有间断反胃病史 4 年，进食后良久乃吐出酸臭腐浊之物，查胃镜提示浅表性胃炎，十二指肠溃疡，间断服药治疗（具体不详），症状不缓解，故今日为求中医治疗来诊。刻下症见：反胃，朝食暮吐，暮食朝吐，吐出物酸臭，胃胀，夜间口干苦，不欲饮水，畏寒凉食物，纳可，大便不成形，日 1～2 次，尿正常，眠安。舌色淡红，苔薄白。脉弦滑细。

既往史：否认高血压等慢性病史，否认特殊不良嗜好。

辅助检查：胃镜示浅表性胃炎，十二指肠溃疡。

西医诊断：浅表性胃炎，十二指肠溃疡。

中医诊断：反胃病，痰阻气逆证。

辨证分析：本例患者平素脾胃虚弱，脾失健运，痰饮水谷阻于胃脘，胃失通降，气逆而上，反胃而出；脾胃虚弱，故大便不成形，畏寒凉食物；脾不升清，故渴不欲饮；结合舌脉，辨证为痰阻气逆。病位在脾胃，预后一般。

治法：降逆化痰止呕。

方药：温胆汤合旋覆代赭汤加减。

清半夏10g　麦冬10g　天花粉20g　黄芩10g

紫苏子10g　香附10g　旋覆花10g　枳壳10g

枳实10g

5剂，配方颗粒，日1剂，早晚分服。

注意事项：调饮食，禁生冷；调畅情志，劳逸有度。

二诊：2015年8月10日。

患者反胃未作，仍畏寒凉食物，晚上口干苦，不欲饮水，大便正常，舌淡红，苔薄白，脉细弦滑。考虑患者反胃未作，仍畏寒凉食物，口干苦不欲饮水，为脾胃虚寒，脾胃升清降浊功能失常；脾不升清，痰饮内停，津液不布，故口干不欲饮水；土虚木乘，故口苦。故目前辨证为胃虚痰阻气逆。

处方：上方加高良姜5g，7剂，日1剂，早晚分服。以期巩固。

[按语]

本例患者反胃，辨证为痰阻气逆，方选温胆汤合旋覆代赭汤加减。《三因方》中温胆汤有两首，其中一首出自《三因方·卷八·内所因论·肝胆经虚实寒热证治》，方药组成为半夏、麦冬、茯苓、酸枣仁、炙甘草、桂心、远志、黄芩、草薢、人参。本方以此化裁，以半夏、黄芩燥湿化痰降逆止呕；麦冬、天花粉养阴生津，以防温燥太过；旋覆花降上逆之胃气；加香附、苏子、苏梗、枳壳、枳实加强降气消痰之功。全方寒温并用，共奏降逆化痰止呕之效。

本病治疗，治胃为先，故首诊先以燥湿化痰、降逆止呕为法，使胃之通降功能正常，不宜补益，以防补而生滞，助湿生热；二诊反胃未作，胃得通降；然畏寒凉，口干不欲饮水，为脾胃虚寒之象，故此时加辛热之高良姜温胃散寒。服用 7 剂后，患者诸症消失，随诊 3 年未再发作。

（付晓双）

## 第十一节　脑起搏器植入术后胸部脉冲
## 发生器植入部位肿胀

初诊日期：2013 年 1 月 15 日。

患者邢某，男，汉族，62 岁，已婚，退休。

主诉：脑起搏器植入术后右胸上部脉冲发生器植入部位肿胀月余。

现病史：患者因患有原发性震颤严重影响日常生活，1 个月前于北京某医院植入脑起搏器（DBS），术后震颤得到控制，但右胸上部脉冲发生器植入部位肿胀，曾在植入医院复诊多次，每次抽出 10～20mL 澄清黄色液体，经化验排除感染因素，经对症处理症状不见好转，无奈经人介绍来诊，寻求中医诊治。现症见：患者右胸上部脉冲发生器植入部位伤口愈合好，皮肤不红，无渗血及渗液，但局部肿胀，触之微痛，无寒热，乏力，眠安，口不干，纳可，大便初始成形，后即不成形，日 1～2 次，尿正常，双手背起疹，且痒，大便成形时手不痒。舌尖微红，苔白腻，脉沉细。

既往史：有原发性震颤病史多年，症状渐进性加重至严重影响日常生活。否认其他慢性病史。

专科检查：右胸上部肿胀部位分泌物化验除外感染因素。

西医诊断：脉冲发生器植入术后肿胀。

中医诊断：水肿病，脾虚湿聚、瘀毒阻滞证。

辨证分析：患者久病体弱，脾胃虚弱，脾气不足，肢体失养，故而乏力；脾虚运化失职，易致水湿停聚，加之植入异物，脾虚不能助其局部组织水液代谢，故见肿胀。异物停留体内，令身体产生排斥及敏感反应，亦可发为肿胀。水湿犯溢肌表，故见起疹瘙痒。脾虚湿浊流注肠中，故大便不成形。结合舌尖微红，苔白腻，脉沉细，本病辨证为脾虚湿聚，瘀毒阻滞。证属本虚标实。

治法：健脾利湿，解毒化瘀。

方药：四君子汤和二陈汤加减。

| 猪苓 15g | 茯苓 15g | 党参 12g | 生甘草 6g |
|---|---|---|---|
| 白术 10g | 生薏苡仁 15g | 砂仁 4g | 清半夏 10g |
| 陈皮 10g | 白花蛇舌草 20g | 泽兰 20g | 牡丹皮 10g |
| 红藤 15g | 白鲜皮 10g | 苏木 10g | 益母草 15g |
| 桃仁 10g | | | |

7 剂，配方颗粒，日 1 剂，早晚分服。

注意事项：注意休息，劳逸结合；饮食清淡，畅情志。

二诊：2013 年 1 月 22 日。

患者来电话叙述病情，服药 7 剂后脉冲发生器植入部位肿胀已好，未再穿刺抽液，自诉和刚植入时一样，但口角起疱，唇起皮屑，大便干燥，尿正常。

患者经健脾利湿治疗脾气得复，水湿得运，故肿胀消退；瘀毒阻滞，化热伤津，故口角起疱，唇起皮屑，便干。前方去党参、猪苓、白术、砂仁，继服 7 剂。

[按语]

患者植入异物后局部肿胀，临床较少见，辨证亦应遵从望闻问切四诊和参。其素体脾虚湿滞，加之植入异物不能被机体清除而成瘀毒，故其本虚为脾虚，标实为湿、瘀、毒阻滞。治疗以参苓白术散加减健脾利湿，加白花蛇舌草、红藤、白鲜皮解毒；加苏木、桃仁、丹皮活血祛瘀；泽兰、益母草活血祛瘀又利水消肿。诸药共奏健脾利湿，解毒化瘀之效。

患者复诊时脾气得复，有瘀毒化热伤津之象，故去健脾益气之党参、白术；去辛温化湿之砂仁；去淡渗利湿之茯苓，以防进一步耗伤津液。患者服药 7 剂后诸症皆消。2018 年 2 月 28 日患者来电，诉肿胀 5 年未复发；前不久震颤稍有加重，于手术医院复诊，调控起搏器后症状好转。

（付晓双）

## 第十二节　三叉神经痛

初诊日期：2017 年 8 月 22 日。

患者翟某，男，汉族，40 岁，已婚，职员。

主诉：左侧面部疼痛 4 年余。

现病史：患者 4 余年前无明显诱因出现左侧面部疼痛，就诊于北京三甲专科医院，查头颅 MRI 未见异常，诊为三叉神经痛，经药物治疗、小针刀治疗（具体不详），症状无缓解，今日为求中医药治疗来诊。刻下症见：左侧面部疼痛，口干苦，饮水不多，纳可，眠安，便调。舌色淡红，舌苔白腻。舌下络脉瘀滞。脉沉弦细。

既往史：高血压病 6 年，服药控制，血压控制可；过敏性鼻炎十余年。否认糖尿病、冠心病等慢性病史。

辅助检查：北京三甲专科医院头颅 MRI 未见异常。

西医诊断：三叉神经痛。

中医诊断：面痛病，风痰阻络证。

辨证分析：本例患者左侧面部疼痛，属中医面痛病范畴。患者平素肝肾阴虚，肝阳偏亢，阳亢化风，加之饮食不节，肥甘厚腻，致痰浊内生，风邪引动内蓄之痰浊，上行头面，风痰阻于头面经络，经气不利，不通则痛，故而面痛。肝阳偏亢，肝失疏泄，肝气挟胆汁上逆，故口苦；舌下瘀滞，舌苔白腻，

350

脉沉细弦，为风痰阻络之征。综观舌脉症，辨证为风痰阻络证，病位在头面，病性属本虚标实。

治法：祛风化痰，通络止痉。

方药：牵正散、二陈汤、羌活胜湿汤为基础方加减。

| | | | |
|---|---|---|---|
| 白附子 5g | 全蝎 6g | 炒僵蚕 10g | 羌活 10g |
| 陈皮 10g | 茯苓 15g | 生甘草 10g | 清半夏 10g |
| 防风 10g | 赤芍 15g | 白芍 15g | 川芎 30g |
| 当归 15g | 鸡血藤 15g | 络石藤 10g | |

7 剂，配方颗粒，日 1 剂，早晚分服。

注意事项：起居有常，适当活动，避免过度劳累。调畅情志，树立治疗疾病的信心，积极配合医生治疗。动作轻慢，尽可能避免一切诱发疼痛的因素，如洗脸、刷牙等，尽量避免刺激扳机点。寒冷天注意保暖，避免冷风直接刺激面部。进食较软的食物，因咀嚼诱发疼痛的患者，则要进食流食，切不可吃油炸物、刺激性食物、海鲜产品以及热性食物等。

二诊：2017 年 9 月 18 日。

患者服药 7 剂后面痛缓解，故自行续服 7 剂巩固疗效。今日打喷嚏、擤鼻涕时疼痛 1 次，鼻痒，晨起喷嚏，流清水鼻涕，诉过敏性鼻炎病春秋易作。纳可，眠安，便调。舌尖微红，舌苔白腻。舌下络脉瘀滞。脉弦沉细。

患者服药后面痛明显好转，辨证仍为风痰阻络。患者脾胃虚弱，气血生化乏源，气虚则卫表不固，风邪犯表，则鼻塞流涕。

处方：前方加柴胡 10g，黄芩 10g，乌梅 10g，辛夷 10g，苍耳子 10g，细辛 3g，党参 15g。7 剂，日 1 剂，早晚分服。

3 个月后患者因其他事情顺便来门诊，称左侧面痛未再发作。

[按语]

本例患者面痛，辨证为风痰阻络，治疗以牵正散、二陈汤、羌活胜湿汤为基础方加减。牵正散祛风化痰，通络止痉，白附子尤其善散头面之风。二陈汤燥湿化痰，理气和中，祛中焦之痰浊，意在治本。羌活胜湿汤加减（羌活、川芎、防风、甘草等）祛风除湿止痛。加鸡血藤、络石藤加强祛风通络止痛之效。

患者复诊时鼻痒、流清涕发作，为素体气虚，风邪犯鼻，加脱敏煎（柴胡、黄芩、赤白芍、乌梅、防风）祛风脱敏，加辛夷、苍耳子、细辛通窍，加党参健脾益气。

（付晓双）

## 第十三节　慢性腹痛

初诊日期：2017 年 5 月 31 日。

患者赵某，女，45 岁，汉族，已婚，职员。

主诉：阵发性小腹痛 6 年。

现病史：患者 6 年前无明显诱因出现阵发性小腹痛，反复求治妇科、外科，先后在多家医院间断接受中西医治疗，效果不佳，症状时轻时重。刻下症见：阵发性小腹痛，腹胀酸痛，按之则舒，多在经后 7 天至经前发作，小腹发凉，月经提前 3~4 天，2 天即净，乏力，背痛腰酸，怕冷怕热，有时头沉，失眠，口不干，纳可，小便调，有时便秘，2~3 日一行。

既往史、经带胎产史：人工流产史 7 次。否认其他病史。

查体：BP 130/80mmHg，HR 74 次/分，律齐，双肺未闻及异常，腹软，小腹轻压痛，无包块及肌紧张。双下肢无水肿。神经系统查体未见明显阳性体征。舌淡红裂纹，舌下络脉瘀滞，苔薄白，略腻。脉沉细数。

辅助检查：妇科彩超：子宫肌瘤。甲状腺超声：双侧叶异常回声，右侧颈淋巴结偏大。C$^{13}$尿素呼气试验：幽门螺旋杆

菌 +33.2dpm/mmol。甲状腺功能、肝肾功能、心肌酶、血糖、血脂、电解质、同型半胱氨酸、乙肝五项、血常规、C 反应蛋白、糖化血红蛋白未见异常。肿瘤标志物 Ca19-9 38.05U/mL。

西医诊断：宫腔粘连综合征，子宫肌瘤，便秘，失眠。

中医诊断：腹痛病，寒凝气滞血瘀证。

辨证分析：患者阵发性小腹痛为主，伴有腹部酸胀疼痛不适，按之则舒，怕冷，小腹发凉，提示寒凝，多次流产史，损伤气血，气滞血瘀。结合舌苔脉象，四诊合参，辨病为腹痛病，辨证为寒凝气滞血瘀。

治法：疏肝理气活血，温经散寒止痛。

方药：四逆散合少腹逐瘀汤加减。

| | | | |
|---|---|---|---|
| 柴胡 12g | 赤芍 12g | 白芍 12g | 川芎 10g |
| 当归 12g | 荔枝核 10g | 莱菔子 15g | 小茴香 15g |
| 乌药 15g | 枳实 15g | 火麻仁 30g | 枳壳 15g |
| 乳香 6g | 没药 6g | 川楝子 9g | 延胡索 15g |
| 红藤 15g | 太子参 15g | 生薏苡仁 15g | 远志 12g |
| 炒枣仁 30g | 木香 10g | | |

7 剂。

注意事项：

1. 建议去外科、妇科会诊（但患者拒绝）。

2. 调畅情志，避免情绪激动，避免劳累，忌辛辣寒凉之品。

二诊：2017 年 6 月 6 日。

患者诉阵发小腹酸胀疼痛服药后已好转90%，小便后酸胀痛，须臾即过，便秘、失眠均已好，纳可。今日本院查妇科B 超：子宫肌瘤。查甲状腺B 超：甲状腺异常回声，右侧颈部淋巴结偏大。故效不更方，继服前方7 剂。三诊时患者诉小腹酸胀疼痛已愈未再发作，故予以八珍汤善后调理。

1 个月后随访，六年陈疾一朝痊愈，患者喜不自胜。

[按语]

在临证中腹痛较为常见，首先排除急腹症等危重情况，其余情况中医药治疗具有一定优势。

宫腔粘连综合征是指子宫内壁粘连，宫腔全部或部分闭塞导致的一系列症状。宫腔粘连综合征患者一般均有子宫腔操作史，如人工流产术、清宫术、子宫肌瘤剔除术，甚至足月分娩或中期引产后等，更多见于人工流产及反复刮宫术后。由于子宫内膜与肌层的过度创伤，特别是合并感染的情况下，使子宫腔或宫颈管发生粘连。根据粘连的部位、程度及面积的不同，临床表现各种各样。主要表现为月经量减少甚至闭经，周期性下腹疼痛，流产和继发性不孕。严重影响妇女生活质量。随着年轻女性人流、药流等宫腔操作增多，宫腔粘连综合征已成为临床常见疑难杂症之一，是不孕、流产、早产的主要原因，且发病率逐年上升。宫腔粘连治愈率不高，尤其是重度的粘连，手术切开后粘连易复发，妊娠率低。

"宫腔粘连"是现代医学的病名，中医并无此说法，根据其症状及临床特征，将其归纳为"月经过少""女子不月""痛经""不孕"等范畴。大部分都有宫腔手术史，金刃损伤胞宫脉络，络脉阻滞，局部气血运行不畅，气滞而血瘀，瘀久而蕴毒化热，是为"瘀"；后期护理不当，气血亏虚，邪毒内侵，客于胞宫，滞于冲任，化热酿毒，是为"虚"；虚而蕴结，复而阻滞气血运行，经血不下则月经量少，是为"结"，三者相互影响，互相转化。加之患者素体虚弱，多以脾肾两虚为主。肾主先天之本，脾主水谷精微，肾精不足，后天之气虚损致使胞宫脉络冲任失荣，加之肝主疏泄失常，气血亏虚失荣，无以助膜长养。《素问》言："冲脉者，经脉之海也，主渗灌溪谷，与阳明合于宗筋，阴阳总宗筋之会……皆属于带脉而络于督脉。"督、任、冲、带皆起于胞中，若脉络受损，胞脉失养，不能滋润胞宫经血运行，发为"月经过少""不孕"等症。故胞络受损，胞脉失养是宫腔粘连的病机之本。方选四逆散合少腹逐瘀汤加减。

本案以温经散寒、活血理气止痛的少腹逐瘀汤加减。少腹逐瘀汤出自清代王清任《医林改错》，由小茴香、干姜、延胡索、没药、当归、川芎、官桂、赤芍、蒲黄、五灵脂组成，具有活血化瘀、温经止痛的作用。主治瘀血结于下焦少腹。表现为寒凝气滞，疏泄不畅，血瘀日结，故证见少腹积块作痛等杂病。

患者腹胀痛、舌下络脉瘀滞，存在血瘀气滞，故方中加入柴胡、赤芍、白芍、枳壳、枳实疏肝行气，使气行则血行；小茴香、乌药、木香、乳香、没药、延胡索温经散瘀，行气止痛；川芎、荔枝核、莱菔子行气散结，化瘀止痛；太子参、当归、炒枣仁、远志益气养血安神；火麻仁润肠通便；患者怕冷怕热，瘀血日久郁而化热，加入川楝子清肝热，与延胡索配伍为金铃子散，有行气止痛之功。宫腔粘连考虑炎症感染的因素，故加红藤，其味苦，性平，归胃、大肠经，功效清热解毒，活血通络，败毒散瘀，祛风杀虫，善于清热解毒散结，为治肠痈的要药。加生薏苡仁清热化湿，在大量温性药中加入少量凉药，以防温燥伤耗津液。

王师认为此病例较为复杂，接诊时请患者去外科、妇科就诊，但患者认为已在其他科室就诊多次，对王师信任有加，执意要在本科诊治。在辨证分析中注意小腹部乃肝经所主，小腹胀痛乃肝气郁滞，故用药上加柴胡、白芍、当归疏肝止痛。通过此例给我们两则启示：

1. 中医中药大有可为，坚定中医自信，六年陈疾，苦痛自知，一朝若失。

2. 熟读王清任五逐瘀汤，临证才能如鱼得水。

（王卫华、张月萍、何昌生）

## 第十四节　腹胀痛

初诊日期：2010 年 4 月 10 日。

患者赵某，男，51 岁，病历号：27240。

主诉：腹部胀痛 2 月余。

现病史：患者 2 个月前无明显诱因出现腹部胀痛，咳嗽乏力，未予重视及诊治。刻下症见：腹部胀痛，无恶心呕吐，时有咳嗽，咳白痰，量不多，难以咳出，周身乏力，大便秘结，两日一行，尿尚可。舌微红，苔薄白，脉弦滑。

查体：双肺呼吸音弱，听诊未闻及干湿性啰音，心界不大，心率 75 次/分，律齐，各瓣膜听诊区未闻及病理性杂音，腹膨隆，轻度压痛，移动性浊音阳性，双下肢无水肿。

既往史：胃癌术后，胸腹部转移。

西医诊断：胃癌术后，胸腹部转移。

中医诊断：腹痛，气阴两虚、气滞水停证。

治法：益气养阴，行气利水。

方药：

太子参 20g 　　沙参 30g 　　香橼 12g 　泽兰 15g

水红花子 15g 　大腹皮 15g 　枳实 10g 　枳壳 10g

清半夏 6g 　　　猪苓 15g 　　茯苓 15g 　延胡索 10g

瓜蒌 30g 　　　莱菔子 15g 　玄参 30g 　桔梗 6g

5 剂，每日 1 剂，水煎，分早、晚口服。

服药后大便已畅，二诊症状明显减轻，继续化疗。

[按语]

随着时代的发展，人类面对的疾病越来越复杂，当今的主要死因中，肿瘤占据重要位置。现代医学研究深入细胞分子等领域，但提到中医抗肿瘤，还是有很多人关注，其应用广泛，副作用小，患者容易接受，疗效肯定。

本案病机有两个方面：一是气阴两虚，二是气滞水停。胃癌加之化疗，热毒炽盛日久，伤阴耗气，气虚推动乏力，而现诸证。本案临证治疗十分棘手，虽然抗肿瘤中药有很多，如山豆根、藤梨根等，但是王师认为中医治疗肿瘤不是以这些药物为主，而是以扶正固本为先。王师十分推崇邓铁涛老先生提倡的"脾旺不受邪"，认为脾与免疫功能关系极为密切。将扶正放在治疗肿瘤的首位，在临床上另辟更开阔的思路，治疗效果较为理想。王师处方以益气养阴为主，其中沙参重剂量使用最高用至60g，兼有益气养阴之功，而后言使用行气理气、活血利水诸药。

（何昌生）

## 第十五节　结核性胸膜炎

初诊日期：2017 年 4 月 21 日。

患者董某，女，42 岁，汉族，已婚，医生。

主诉：咳嗽 1 年余。

现病史：患者 1 年前无明显诱因出现咳嗽反复发作，伴胸闷气喘，于北京某三甲专科医院就诊，诊为结核性胸膜炎，予规律口服抗结核药物治疗，至今未停药，仍咳嗽，故来诊。刻下症见：干咳，无痰，口干，饮不多，纳可，便调，耳鸣，怕冷，眠安，面色萎黄无华。舌色淡暗，舌苔白腻，脉沉细滑数。

既往史、个人史、家族史：否认。

辅助检查：尿酸 614μmol/L。肺部 CT：左下肺少量胸腔积液。痰涂片（－）。

西医诊断：结核性胸膜炎，高尿酸血症。

中医诊断：咳嗽病，肺脾气虚、饮停胸胁证。

辨证分析：患者有结核性胸膜炎病史，反复咳嗽，耗伤肺气，病久子病及母，影响脾气，而见肺脾气虚之证。气虚则推动无力，血行不畅，故舌淡暗；气虚不能温煦，故怕冷；脾虚肝旺，故耳鸣；胸腔积液属饮停胸胁。纵观舌脉症，辨证为肺脾气虚，饮停胸胁。

治法：健脾益肺，止咳化痰，佐以活血利水。

方药：六君子汤加味。

| | | | |
|---|---|---|---|
| 党参 15g | 白术 10g | 茯苓 15g | 生甘草 6g |
| 秦皮 10g | 威灵仙 15g | 陈皮 10g | 清半夏 6g |
| 当归 12g | 桃仁 10g | 浙贝母 15g | 杏仁 10g |
| 龙胆草 6g | 车前草 20g | 益母草 15g | |

7 剂。

注意事项：劳逸结合，调饮食，避免过食生冷。

二诊：2017 年 4 月 28 日。

感冒后咳嗽加重，无痰，咽部遇风则痒，口干不欲饮，胸闷，便调，眠安。舌色暗，舌苔白腻，脉沉细滑数。辅助检查：尿酸 521μmol/L。中医辨证乃肺燥津伤证。

辨证分析：风寒之邪自口鼻而入，伤于肺卫，患者体弱，卫气不能驱邪外出，入里化热，热伤阴津，故干咳，无痰，口干。外邪犯肺，肺气不宣，故胸闷。故目前患者咳嗽辨证为肺燥津伤。

方药：

| | | | |
|---|---|---|---|
| 桑白皮 10g | 杏仁 10g | 川贝母 6g | 枇杷叶 15g |
| 蝉蜕 6g | 枳壳 10g | 白前 12g | 前胡 12g |
| 紫菀 10g | 陈皮 6g | 清半夏 6g | 当归 10g |
| 沙参 30g | 麦冬 10g | | |

7 剂。

注意事项：注意休息，避风寒及劳累。

三诊：2017 年 6 月 1 日。

患者咳嗽大减，面色红润有光泽，纳可，便调，寐安。舌色暗，舌尖微红，瘀点，舌苔白腻，脉沉细数。胸部 CT 示胸水吸收，左下肺炎性结节。

患者目前外邪已祛，咳嗽大减，再观舌尖微红，瘀点，苔白腻，脉沉细数，辨证为脾肺气虚，痰瘀滞络。继以健脾化痰为治疗大法。加黄连、淡竹叶以清心火；加穿山甲、蜈蚣入络散结。

方药：

| | | | |
|---|---|---|---|
| 潞党参 15g | 茯苓 15g | 白术 10g | 甘草 6g |
| 清半夏 6g | 当归 12g | 桃仁 10g | 赤芍 12g |
| 穿山甲 5g | 蜈蚣 5g | 黄连 6g | 淡竹叶 15g |
| 浙贝母 15g | | | |

7 剂。

药后已经不咳，继服抗痨药。

[按语]

首诊患者辨证为肺脾气虚，饮停胸胁，故以六君调气，当归、桃仁、车前草、益母草活血利水，以"二陈"化痰饮，杏仁润肺止咳，秦皮、威灵仙降尿酸。全方健脾化痰，活血利水，标本兼顾。

二诊考虑患者有结核性胸膜炎病史，此次外感后咳嗽加重，辨证为肺燥津伤，急则治其标，故先予清肺化痰、润肺止咳为法治疗。选方桑杏汤加减。

三诊时，胸部 CT 报告胸水已吸收，左下肺炎性结节，改以健脾化痰、通络散结为法。临床辨证论治的关键是要抓准"证"，才能精准论治。本例患者以咳嗽为主诉就诊，若思维仅局限于咳嗽本身，辨外感、内伤，内伤又分痰湿、痰热、肝火、阴虚等，则可能抓不住病机关键。纵观舌脉症，属肺脾气虚、饮停胸胁，治以健脾益肺，活血利水，用药更有针对性，取得了事半功倍的效果。

本病例展现了我们辨证论治的过程，在传统印象中，结核病多为阴虚火旺，此病人辨证肺脾气虚，饮停胸胁，用六君子汤加减治之，酌情加入活血利水之品，体现了辨证论治的基本功。

（赵海燕、何昌生）

## 第十六节　扩张性心肌病

患者张某，男，61 岁。

主因"胸闷憋气半年余，伴夜间憋醒 3 天"于 2010 年 10 月 7 日请王明福主任医师查房。刻下症见：精神差，阵发性心前区及后背部针刺样疼痛，休息后缓解，每次发作约 1 分钟，胸闷、憋气活动后加重，夜间憋醒，坐起后可缓解，胃脘及脐周痛，纳差，尿黄，尿量尚可，大便调，寐差。

查体：T 36.6℃，BP 120/80mmHg，体瘦，两肺呼吸音粗，双下肺可闻及湿啰音，心率 80 次/分，律不齐，二尖瓣听诊区可闻及Ⅲ/6 级吹风样杂音。腹软，胃脘部及脐周压痛，无反跳痛，肝脾肋下未及，双下肢无水肿。舌体胖大，舌质淡红，苔白滑，脉沉细。

辅助检查：心电图：窦性心律，偶发室性早搏，左室肥大，电轴左偏。血常规：中性粒细胞 71.3%，余正常。心梗三项、血淀粉酶、凝血功能正常。

既往史：有扩张型心肌病、心功能不全、二尖瓣关闭不全、冠状动脉硬化症、支气管炎及低血压。

西医诊断：扩张型心肌病、心功能不全、二尖瓣关闭不全、冠状动脉粥样硬化性心脏病。

中医诊断：胸痹，心肾阳虚、瘀血阻络证。

治法：温心助阳，活血化瘀。

方药：金匮肾气丸加减。

附子 10g<sup>先煎</sup>　　桂枝 10g　　泽泻 10g　　　白术 10g

云苓 30g　　　香附 10g　　淫羊藿 10g　　巴戟天 10g

猪苓 10g　　　甘草 6g　　　紫丹参 30g　　乌药 15g

熟地黄 15g

7 剂，水煎服，日一剂，早晚分服。

注意事项：戒烟酒，清淡饮食，卧床休息，避免活动，保持大便通畅等。

经治疗患者病情明显好转，10 天后出院，门诊续服中药调理。

**[按语]**

此患者夜间憋气发作明显，胸痹得阴加重，证以寒论，治则温阳为法，附子、肉桂、淫羊藿、巴戟天、熟地黄温肾助阳，切合滋肾水助心阳，水火兼济。宗金匮肾气丸，补泻兼施，泽泻、茯苓、猪苓淡渗利水，阴邪伤阳也，先利其水；焦三仙消导助消化；丹参活血化瘀，止痛安神。

需要着重指出处方中几味药。肾中真阳来源于君火，心火为君火，一身阳气之大主，根于肾，故以桂枝温心阳，壮心火，与甘草辛甘化阳，峻补心阳可知。心阳既补，如何下达于肾？一则方用茯苓，不在利水在于将心火下引于脾土，此可从茯苓健脾宁心作用中参出；二则泽泻作用于下焦，亦不在于泻肾邪而在于引接，如此心火即可下达于肾。附子纯阳入心入肾，且性走窜，能温一身之阳气，重在补肾中真阳，直接发挥温肾阳的作用。

（何昌生）

## 第十七节　窦性心动过速

初诊日期：2017 年 3 月 31 日。

患者曹某，男，38岁，汉族，已婚，职员。

主诉：阵发心悸伴左胸紧缩感十余年。

现病史：患者十余年前无明显诱因出现阵发心悸，左胸紧缩感，休息后缓解，无胸痛，查心电图提示窦性心动过速。后因反复发作就诊于北京某三甲专科医院，诊为窦性心动过速，予口服美托洛尔治疗，症状略有缓解，但疗效不满意，故为求中医治疗来诊。刻下症见：阵发心悸，左胸紧缩感，有时乏力，右侧头部不适，右肩不适，手足不温，口干饮不多，纳可，眠安，二便调。舌尖红苔薄白，舌下络脉瘀血，脉沉细滑数。

既往史：否认。

辅助检查：心电图示窦性心动过速。

西医诊断：窦性心动过速。

中医诊断：心悸病，心阴血虚、阳气不足证。

辨证分析：患者心悸、左胸紧缩感十余年，久病耗伤心之气血，又损心阳，阴阳失调，气血不足，心失所养，发为心悸。气血不足，故乏力；阳气不足，不能温煦四末，故手足不温，纵观舌脉症，四诊合参，辨证为心阴血虚、阳气不足。

治法：滋阴养血，助阳复脉。

方药：炙甘草汤加减。

| | | | |
|---|---|---|---|
| 炙甘草30g | 党参30g | 生地黄30g | 桂枝15g |
| 阿胶10g<sup>烊化</sup> | 麦冬15g | 火麻仁12g | 大枣10g |
| 生姜6g | 苦参15g | 紫丹参20g | 黄连12g |

7剂。

注意事项：适寒温，劳逸结合，清淡饮食，畅情志。

二诊：2017年4月7日。

患者药后左胸紧缩感、心悸明显减轻，纳可，眠安，二便调。舌红，舌下络脉瘀血，舌苔薄白，脉沉弦滑数。

患者用药后症状大减，舌红较前明显，考虑为心阳渐复，热象渐显现。处方：上方桂枝减为 10g，黄连改为 15g，7 剂。
3 个月后电话随访，近期症状未作。

**[按语]**

炙甘草汤出自《伤寒论》，曰："伤寒，脉结代，心动悸，
炙甘草汤主之。"临床多用于治疗心律失常、神经官能症等疾
患。现代研究表明，炙甘草汤对多种原因所致的心律失常均有
显著地抑制作用。本案患者发病日久，气血阴阳俱损，故以此
方滋阴养血，益气通阳，并在原方基础上加丹参、苦参、黄
连，属辨病用药。因患者舌下络脉瘀血，久病致瘀，故加丹参
活血化瘀；舌尖红，心火旺盛，加黄连以清心火；苦参燥湿，
抗心律失常，国医大师朱良春先生习用之。

患者二诊药后心悸大减，效不更方，继以炙甘草汤加减化
裁。由于患者舌红，脉由沉细转为沉弦，考虑心阳渐复，故减
温阳之桂，加大清心火之黄连用量。

辨病用药也是临床常用的治疗方法之一，可以在适当的情
况下选用。中药用量乃不传之秘，应根据患者症状酌情变通，
临床中要善于观察体悟。

（赵海燕）

## 第十八节 冠心病，频发室早，二、三联律

初诊日期：2017 年 6 月 26 日。

患者李某，男，70 岁，汉族，已婚，农民。

主诉：阵发胸部闷痛 8 年。

现病史：患者因阵发胸部闷痛 8 年，于 2017 年 6 月 16 日
就诊北京某三甲专科医院心内科，查 BP 170/80mmHg，P 50
次/分，间断心悸 1 个月，无明显诱因，伴头晕，黑矇，不伴
意识丧失，伴胸闷、胸痛。心悸症状持续数小时，可以自行缓

解，予门冬氨酸钾镁，1片/次，日三次；射频消融术（患者拒绝）。刻下症见：胸部闷痛，多在早上发作，心慌阵作，1~2分钟缓解，怯热，头晕，耳鸣，眠安，口不干，纳可，胃脘不适，嗳气，便调，舌略暗，裂纹，舌下瘀血，苔白腻，脉沉细滑结代。

既往史：有冠心病、心绞痛病史，2016年5月在河北某三甲医院做冠脉造影，建议不需要支架。2017年6月6日~13日，在河北某三甲医院冠脉造影示冠脉双支血管病变，累及左前降支、第一对角支、右冠状动脉降支。因冠心病、不稳定型心绞痛、电解质紊乱、低钾血症住院治疗。2017年6月16日、23日在北京某三甲专科医院心内科，诊为冠心病，频发室早，二、三联律，拒绝射频消融术。否认糖尿病、高血压病史。吸烟每天十只，饮酒每天一两。

辅助检查：心电图提示频发室早，二、三联律。

西医诊断：冠心病，频发室早，二、三联律。

中医诊断：胸痹心痛病，心气阴虚、阳虚血瘀证。

治法：益气养阴，温阳通络。

方药：炙甘草汤加减。

炙甘草30g　党参30g　生地黄30g　桂枝15g
阿胶10g　　麦冬12g　　麻仁12g　　大枣10g
生姜6g　　苦参15g　　丹参20g　　川黄连10g
香附10g　　紫苏子10g　紫苏梗10g　延胡索12g
陈皮10g

7剂，水煎内服，每日1剂，早晚2次温服。

二诊：2017年7月5日。

患者阵发胸闷痛已好40%。胃脘阴凉且紧缩感。舌尖红，裂纹，苔白腻，舌下瘀血，脉沉细滑，左沉弦滑。2017年6月26日方加三七4g（冲），高良姜5g。7剂，水煎内服。

三诊：2017 年 7 月 12 日。

患者阵发胸痛已好，仍觉胸部发紧，舌尖红，舌下瘀血，裂纹，苔白腻，脉沉细滑，左沉弦滑。2017 年 7 月 5 日方加柴胡 10g，白芍 10g，7 剂，水煎服，日一剂。

四诊：2017 年 8 月 3 日。

患者阵发胸痛未作，胸紧大减，仍有时喜叹息，舌尖微红，舌下瘀血，裂纹，苔薄白腻，脉沉细滑，左沉弦滑，当日心电图示窦性心律、中度 ST 段压低，建议做冠脉 CTA。2017 年 6 月 26 日方加三七 4g（冲），高良姜 5g，柴胡 10g，白芍 10g，7 剂，水煎服，日一剂。

五诊：2017 年 8 月 10 日。

患者昨日起阵发胸痛，持续 1~2 分钟，舌尖微红，裂纹，舌下瘀血，苔白腻，脉沉细滑，左沉弦滑，当日心电图示窦性心律、中度 ST 段压低，左房肥大？在河北某三甲医院做冠脉CTA 未见异常，BP 130/90mmHg。2017 年 6 月 26 日方加三七 4g（冲），高良姜 5g，延胡索改 20g，柴胡 10g，白芍 15g，7 剂，水煎服，日一剂。

六诊：2017 年 8 月 17 日。

患者近日胸痛未作，自觉活动后胸部发紧，口黏苦，不欲饮，纳可，便调，舌尖微红，裂纹，舌下瘀血，苔白腻，脉沉细滑，左沉弦滑，2017 年 6 月 26 日方三七 4g（冲），高良姜 5g，延胡索改 20g，柴胡 12g，白芍 15g，7 剂，水煎服，日一剂。

七诊：2017 年 8 月 24 日。

患者有时气短，胸部稍有发紧，口黏，舌尖微红，裂纹，苔白腻，脉沉细滑。2017 年 6 月 26 日方生姜改 10g，加三七 4g（冲），延胡索改 20g，柴胡 12g，白芍 15g，砂仁 5g（后下），7 剂，水煎服，日一剂。

八诊：2017 年 9 月 20 日。

阵发胸痛偶作，口黏，气短，舌尖微红，裂纹，苔白腻，舌下瘀血，脉沉细滑。2017 年 6 月 26 日方去紫苏子、紫苏梗，生姜改 10g，加三七 4g（冲），延胡索 20g，柴胡 12g，白芍 15g，佩兰 10g，藿香 10g，7 剂，水煎服。

九诊：2017 年 11 月 1 日。

患者阵发胸痛发作一次，持续不到 1 分钟，口黏，舌暗红，裂纹，苔白腻，脉沉细滑数。2017 年 6 月 26 日方去紫苏子、紫苏梗，加三七 4g（冲），延胡索 20g，柴胡 12g，白芍 12g，藿香 10g，佩兰 10g，7 剂，水煎服，日一剂。

十诊：2017 年 12 月 6 日。

患者阵发胸痛未作，餐后胃胀，口干口苦，不欲饮，便调，舌暗红，裂纹，苔白腻，脉沉细滑，左略弦。2017 年 11 月 1 日方加黄芩 15g，芦根 15g，7 剂，水煎服，日一剂。

十一诊：2017 年 12 月 13 日。

患者近日复查心电图正常。喜不自胜。

[按语]

患者老年男性，慢性病程，迁延八年，先后在多家医院诊治，诊断为冠心病，频发室早，二、三联律。因抵触射频消融术而来就诊。王师详查四诊之后，辨病为胸痹心痛病，辨证为心气阴虚，阳虚血瘀。立法益气养阴，温阳通络。选用经典名方炙甘草汤加减，并随症加减，前后共治十一次后症状消失，复查心电图正常。

久病陈疾，终获痊愈，一方面彰显中医药之巨大优势，另一方面显示王师精准辨证的深厚功底。

（赵海燕、何昌生）

## 第十九节　美容后口周麻木口角歪斜

初诊日期：2017 年 7 月 25 日。

患者张某，女，汉族，48 岁，已婚，干部。

主诉：无针注射美容后口周麻木口角歪斜半月。

现病史：无针注射美容后口周麻木、口角向左歪斜半月，有时流口水，咀嚼无力，两颊不适，头沉，失眠心烦，口不干，纳可，便调。舌尖红，舌下瘀滞，苔薄白。脉沉细数。

既往史：无特殊，门诊已注射腺苷钴胺治疗效果不佳。

西医诊断：周围性面瘫，面神经麻痹。

中医诊断：面瘫，风痰阻络证。

辨证分析：患者面部注射药物后出现口周麻木，口角歪斜，咀嚼无力症状，考虑属中医面瘫范畴，因人为原因将风邪痰湿阻于头面，阳明经脉受损所致。足阳明之脉荣于面夹口环唇，风痰阻络，筋肉失养，不用而缓，故口周麻木不仁，咀嚼无力；无邪之处气血运行通畅，相对而急，缓者为急者牵引，故见口角歪斜。风痰之邪郁而化热扰动心神，故而失眠心烦，舌尖红，舌下瘀滞，苔薄白，脉沉细数。

治法：祛风化痰通络。

方药：牵正散加减。

| | | | |
|---|---|---|---|
| 白附子 5g | 全蝎 6g | 炒僵蚕 10g | 当归 15g |
| 忍冬藤 20g | 鸡血藤 15g | 泽兰 15g | 泽泻 15g |
| 茯苓 15g | 炒枣仁 30g | 丝瓜络 10g | 黄连 6g |
| 淡竹叶 15g | 赤芍 15g | | |

7 剂。

注意事项：加强面部防护免受水湿邪风刺激。

二诊：2017 年 8 月 15 日。

患者咀嚼无力改善，口角向左轻度歪斜，唇及颊部麻木，流口水减少，仍心烦失眠。舌色红，舌苔薄白，脉沉细。

处方：上方加白芍 15g，生黄芪 15g，柏子仁 15g，14 剂。

三诊：2017 年 9 月 5 日。

患者口角已无明显歪斜，咀嚼乏力、唇木、面颊发酸均明显改善，无流口水，心烦失眠已好。舌微红，舌下瘀滞，苔薄白根腻，脉沉细。

处方：

| | | | |
|---|---|---|---|
| 白附子5g | 炒僵蚕10g | 全蝎6g | 当归15g |
| 忍冬藤20g | 鸡血藤15g | 泽兰20g | 茯苓15g |
| 炒枣仁30g | 丝瓜络10g | 黄连10g | 淡竹叶15g |
| 生黄芪30g | 柏子仁15g | 赤芍15g | 白芍15g |
| 川芎10g | 桂枝10g | 香附10g | |

7剂。

注意事项：忌生冷油腻，加强面部防护，免受水湿邪风刺激。后继以此方为基础调理半月，基本痊愈。

[按语]

面神经麻痹（即面神经瘫痪）是以面部表情肌群运动功能障碍为主要特征的一种疾病。它是一种常见病、多发病，不受年龄限制。一般症状是口眼歪斜，患者往往连最基本的抬眉、闭眼、鼓嘴等动作都无法完成。临床上根据损害发生部位可分为中枢性和周围性两种。中枢性面神经麻痹病变位于面神经核以上至大脑皮层之间的皮质延髓束，通常由脑血管病、颅内肿瘤、脑外伤、炎症等引起。周围性面神经麻痹病损发生于面神经核和面神经。周围性面神经麻痹的常见病因有以下几种：①感染性病变，多由潜伏在面神经感觉神经节的病毒被激活引起；②耳源性疾病，如中耳炎；③自身免疫反应；④肿瘤；⑤神经源性；⑥创伤性；⑦中毒，如酒精中毒，长期接触有毒物；⑧代谢障碍，如糖尿病、维生素缺乏；⑨血管机能不全；⑩先天性面神经核发育不全。

面神经麻痹属中医"面瘫"范畴，病机多由正气不足，脉络空虚，卫外不固，风邪乘虚而入，导致气血痹阻，面部脉络失于濡养，致肌肉纵缓不收而成。《内经》云："正气存内，邪不可干。"故中医治疗面瘫常选牵正散加减治疗。

因美容注射药物所致面瘫在临床较为少见，王师通过望闻问切四诊合参，指出面部注射药物过程为外伤或药物毒性作用，属中医风痰外邪痹阻头面阳明经脉，治宜祛风化痰止痉，故拟方牵正散加减，牵正散出自《杨氏家藏方》一书，由白附子、白僵蚕、全蝎3味药组成，具祛风化痰止痉之功，为脑卒中口眼喎斜之常用方。方中白附子味辛性温，有毒，主入阳明经，善行头面，祛风化痰止痉，既可驱风寒又能逐寒湿，散而能升，长于治头面之风，故以为君药。臣以白僵蚕、全蝎，白僵蚕性味咸辛平，既可驱外风又能息内风，并兼化痰之功；全蝎辛平，具有良好息风止痉、通络止痛之功效。二者皆可息风止痉，全蝎长于通络，僵蚕并可化痰，共助君药祛风化痰止痉之力。三药合用力专效宏，风祛痰消，经络通畅，使喎斜之口眼得以牵正而得名"牵正散"。王师认同"治风先治血，血行风自灭"，故在牵正散基础上加入当归、赤芍、鸡血藤、忍冬藤养血活血，息风止痉。泽兰、泽泻、茯苓、丝瓜络健脾化痰，通经活络，同时患者心烦失眠，舌尖红，有痰热上扰心神之象，故在温热药基础上加入黄连、淡竹叶、炒枣仁清心化痰安神。

二诊：患者7剂药后症状减轻，口角向左轻度歪斜，唇及颊部麻木，流口水减少，仍心烦失眠，咀嚼无力，加入生黄芪、白芍增加益气养血、柔筋止痉之功，加入柏子仁以助清心除烦养血安神。

三诊：14剂后患者口角已无明显歪斜，咀嚼乏力、唇木、面颊发酸均明显改善，无流口水，已无失眠心烦。面神经麻痹如治疗不及时易留下后遗症，影响面容及咀嚼功能，应同时对患者进行心理疏导安慰，上方改炒枣仁30g；舌淡红，痰热减退，改生黄芪30g增加益气养血之功；同时加川芎、桂枝、香附调和营卫，温经通络。继续调理半月，诸症基本消失。

（王卫华）

## 第二十节 双足发凉

初诊日期：2017 年 7 月 31 日。

患者沙某，女，汉族，54 岁，已婚，工人。

主诉：双足凉如踩冰 3 年。

现病史：患者 3 年前受凉后出现双足凉。刻下症见：双足凉怕冷如踩冰，早上口苦，口不干，下肢发沉，右腿酸痛，眠安，纳少，便调，舌淡红裂纹，苔薄白，脉沉细。

既往史、个人史、家族史：无。

辅助检查：下肢血管超声未见异常。

西医诊断：感觉异常？

中医诊断：痹病，肾阳亏虚、寒湿凝滞证。

辨证分析：患者双足凉如踩冰已 3 年之久，夏季暑热季节仍然如此，为肾阳亏虚，阳虚不能温煦下肢及双足，阳虚日久，寒湿凝滞，气血阻滞运行不畅，故下肢发沉，右腿酸痛。阳损及阴，舌淡红裂纹，苔薄白，脉沉细。

治法：温肾助阳，散寒通络。

方药：金匮肾气丸加减。

生地黄 12g　熟地黄 12g　山药 15g　山萸肉 15g

牡丹皮 10g　泽泻 10g　茯苓 10g　附子 8g

桂枝 10g　鸡血藤 20g　当归 15g　川牛膝 15g

怀牛膝 15g　淫羊藿 10g

7 剂。

注意事项：保暖，忌生冷油腻。

二诊：2017 年 8 月 7 日。

患者双足发凉减轻，下肢酸沉好转，右腿酸痛。舌淡红，苔薄，脉沉细。处方：上方制附子改为 12g，加川续断 12g，杜仲 12g，延胡索 15g，白芍 15g，7 剂。

三诊：2017 年 8 月 14 日。

患者双足发凉明显减轻，踩地尤甚，下肢酸沉好转，右腿酸痛已好，舌淡红，舌苔薄白，脉沉细。处方：上方制附子改为 18g，再加蜈蚣 2 条，7 剂。

四诊：2017 年 8 月 23 日。

患者双足发凉大减 80%，下肢无酸沉不适感，右腿已无酸痛，舌脉同前。处方：人参 10g，茯苓 15g，白术 20g，白芍 15g，附子 10g，川续断 15g，杜仲 15g，当归 15g，7 剂。药后患者来门诊称双足凉如踩冰已愈。

[按语]

金匮肾气丸源于张仲景《金匮要略》一书，由炮附子、熟地黄、山茱萸、泽泻、肉桂、牡丹皮、山药、茯苓八味药组成。一诊处方中，生地黄、熟地黄能滋肾填精，山茱萸养阴涩精，山药补脾固精，以上三药配合能滋肾阴，养肝血，益脾阴而涩精止遗；泽泻能清泻肾火，并能防止熟地黄之滋腻；牡丹皮能清泻肝火，并能制山茱萸的温燥之性；茯苓淡渗脾湿，能助山药健脾；用少量附子、肉桂，温五脏之阳，少火生气，宣通十二经，纳五脏之气归于肾，化阴精为肾气，再布于周身，而成阴阳相济、气化氤氲之妙。加鸡血藤、当归养血活血通络；淫羊藿温肾助阳，祛风湿强筋骨；川牛膝、怀牛膝补肝肾，通经络，又为引经药。煎药的药渣可以中药足浴每日泡洗，内外同治。

二诊：患者药后症状有所减轻，在前方基础上附子改为 12g 增加温肾散寒之力，再加川续断、杜仲、延胡索、白芍补肝肾，强筋骨，缓急止痛。

三诊：患者于今夏暑热天气服用大量温阳药物后症状明显减轻，无上火之虞，辨证准确，继续增加附子18g，川续断，杜仲，延胡索，温肾阳，通经络，止腿痛，因患者为多年顽疾，病久入络，故加入蜈蚣以血肉有情之品加强通络止痛之功。

四诊：患者服药后诸症大减，药已中病，脾为后天之本，四季脾旺不受邪，故善后调补以四君子汤加减健脾益气，特选人参大补元气，茯苓、白术健脾渗湿，附子、川续断、杜仲、白芍、当归温阳散寒通络而收功。

（王卫华）

## 第二十一节　脱发

初诊日期：2017年8月7日。

患者韩某，男，汉族，28岁，已婚，职员。

主诉：脱发1年余。

现病史：患者1年前开始出现脱发。刻下症见：脱发，头发稀疏，前额发量减少，头面油腻，眠安，背痛，口不干，纳可，便调，舌淡红，舌下瘀滞，苔薄白根腻，脉弦滑。

既往史、个人史、家族史：无。

西医诊断：脂溢性脱发。

中医诊断：脱发，肝肾不足兼有湿浊证。

辨证分析：患者青年男性，平素工作压力大，常熬夜阴血暗耗，日久损及肝肾，故疲倦背痛，加之饮食不节，嗜食肥甘厚味，皮脂腺分泌旺盛，头面油腻，舌苔薄白根腻，兼有脾虚湿蕴。

治法：补益肝肾，健脾利湿乌发。

方药：

制何首乌5g　熟地黄12g　当归15g　女贞子15g

旱莲草 15g　　赤芍 10g　　　生甘草 6g　　生薏苡仁 20g

枸杞子 12g　　苦地丁 20g　　羌活 10g　　　茯苓 10g

生侧柏叶 15g

7 剂。

注意事项：忌辛辣油腻，注意休息。

二诊：2017 年 8 月 14 日。

患者脱发减轻，背已不痛，颈项不适，舌淡红，苔薄白根腻，脉弦滑。处方：上方加葛根 15g，鸡血藤 20g，川芎 10g，14 剂。

三诊：2017 年 8 月 28 日。

患者脱发明显减少，背已不痛，无颈项不适，阴天时下肢怕冷，舌淡红，苔薄白根腻，脉弦滑。

方药：

制何首乌 5g　　熟地黄 12g　　当归 15g　　女贞子 15g

旱莲草 15g　　生甘草 6g　　赤芍 10g　　生薏苡仁 20g

枸杞子 12g　　苦地丁 20g　　羌活 10g　　茯苓 10g

生侧柏叶 15g　　川续断 10g　　杜仲 10g　　川牛膝 10g

怀牛膝 10g　　鸡血藤 20g　　陈皮 6g

14 剂。

四诊：2017 年 10 月 17 日。

患者脱发大减，有新生毛发，背已不痛，无颈项不适，下肢怕冷未作，舌淡红，苔薄白根腻，脉弦滑。效不更方，上方继服 7 剂。

[按语]

脂溢性脱发又称男性型秃发，是青春期后头部额颞区及顶部的渐进性脱发，好发于男性青壮年，亦称早秃。中医治疗脂溢性脱发多从肝肾、气血入手，中医学认为"发为肾之外候"，"发为血之余"，发的生长全赖于精和血。而肝藏血，肾藏精，为先天之本，其华在发，肝肾同源，即精血同源，故肝肾精血相互滋生，共为毛发生长之必需物质。临床上常将脂溢性脱发分为湿热熏蒸、血热风燥（包括血虚风燥）、肝肾不足（包括肝肾阴虚）、血瘀毛窍四型，其中以湿热熏蒸和肝肾不足型最为多见。

王师指出此患者虚实夹杂，故首诊在补肝肾、益精血基础上加入健脾化湿之品。以制何首乌、熟地黄、当归、赤芍、女贞子、旱莲草、生侧柏叶、甘草8味药物为主，补肾养血，生发黑须。方中制首乌是生发乌发之要药；熟地黄、当归、赤芍取四物汤之意以补益气血，资生发之源；女贞子、旱莲草，即"二至丸"之意，以补益肝肾，滋阴养血，且两药皆为生发乌发之良药；侧柏叶凉血止痒，化痰，生发乌发。全方共奏补肾养血、生发黑须之功。加枸杞子补肾养肝，益精血；茯苓、生薏苡仁健脾化湿；苦地丁清热解毒凉血；羌活祛风湿止痛。

在药物治疗的同时还应指导患者祛除心理因素、不良生活习惯、不良饮食嗜好等诱因，嘱患者调畅情志，注意休息。二诊药后背痛已愈，颈项不适，湿浊阻滞气血运行不畅，加葛根、鸡血藤、川芎活血通络。三诊患者药后脱发减少，且背痛、颈项不适已好转，阴天时下肢怕冷为肝肾亏虚、湿浊下注表现，8月7日方加川续断、杜仲、川牛膝、怀牛膝补肝肾，通经络；鸡血藤温经通络；陈皮化痰浊。四诊患者诸症大减，效不更方。

王师指出脱发病因复杂，既有机体内在因素，又有外界物理、化学刺激和精神因素，因而证型不一，所以寻找病因，分清证型是治疗的关键。脱发的治疗病程较长，毛发生长是一个缓慢的过程，要有耐心，有时需3~6个月才可见效，必须医生和患者紧密配合，用药持之以恒，才能获得满意的疗效。

（王卫华）

## 第二十二节　梅核气

初诊日期：2017 年 2 月 28 日。

患者王某，女，54 岁。

主诉：咽部异物感半月。

现病史：患者半月前生气后出现咽部异物感，今来诊，刻下症见：咽部异物感，咳之不出，咽之不下，卧位时憋气，嗳气，口干不欲饮，纳可，心烦梦多，耳鸣，便调，舌淡苔白腻，舌下络脉瘀血，脉沉细滑数。

既往史：高血压病 9 年，曾因中耳炎手术治疗。

中医诊断：梅核气，肝郁痰气互结证。

治法：疏肝解郁，行气化痰散结。

方药：半夏厚朴汤加减。

| | | | |
|---|---|---|---|
| 紫苏梗 3g | 厚朴 3g | 清半夏 6g | 陈皮 3g |
| 茯苓 6g | 大腹皮 3g | 白芥子 3g | 莱菔子 3g |
| 薤白 6g | 降香 2g | 路路通 3g | 通草 3g |
| 竹茹 3g | 远志 10g | 石菖蒲 10g | 芦根 15g |

7 剂。

二诊：2017 年 3 月 20 日。

患者咽部异物感减轻，卧位无憋气，偶有嗳气，心烦。前方奏效，诸症得缓，继予前方化裁，憋气已好，故去大腹皮、白芥子、降香、路路通、通草、竹茹；再加旋覆花降逆化痰，香附、枳壳疏肝理气，生甘草利咽调和诸药。

三诊：2017 年 3 月 28 日。

患者诸症已愈，口干，舌脉同前，效不更方，在前方基础上加牡丹皮、天花粉清热生津止渴巩固疗效。

[按语]

咽异感症是一种临床常见的症状，既可为器质性病变所引起，也可为非器质性者，后者以 30～40 岁女性病人多见。非器质性病因有咽神经官能症，癔病，疑癌症，焦虑状态，精神分裂症等。自觉咽喉部有堵塞感，颈部发紧，贴叶或痰黏着感，或呈小球样"团块"在咽部上下活动，既不能咽下，也不能吐出，于吞咽唾液时更为明显，但进食无妨碍。本症体征不显，检查时可仅有轻微咽部病变表现，甚至正常。此属中医"梅核气"范畴，如梅核梗阻咽喉，伴随症状较多，病程长，症状反复，迁延难愈。"梅核气"病名最早见于宋代《南阳活人书》中，病证的记载则见于战国末期的《灵枢·邪气脏腑病形》，书中记载："心脉大甚为喉营。"张仲景在《金匮要略》中论述了妇人"咽中如有炙脔"的证候和治法。古代医家将梅核气大致分为痰气互结、肺脾壅滞、脏腑失和、风热搏结、湿热内蕴等证型，其中以痰气互结型居多。现代医家对本病治疗多围绕气、痰、痰气互结等方面来辨证施治，亦有医家主张分六郁论治本病。王师认为，现代女性更易患梅核气，主要责之于生活节奏加快，家庭、事业双重压力，致肝气不疏，肝失疏泄，肝气上逆于咽部，肝郁脾虚，脾失健运，中焦气机不利，痰浊内生，痰气上逆，互结于咽；或津液失于布散，凝结成痰，痰气结于咽喉引起本病。因本病多源于肝郁，故同时易伴发月经不调、乳腺增生、卵巢囊肿、甲状腺结节等疾患。治疗以疏肝理气、行气祛痰为基本治法，佐以健脾利湿，补肾活血，养血安神等。治疗多用半夏厚朴汤，方中半夏辛温入肺胃，化痰散结，降逆和胃为君药。厚朴苦辛性温，下气除满，助半夏散结降逆，为臣药。茯苓甘淡渗湿健脾，以助半夏化痰；生姜辛温散结，和胃止呕，且制半夏之毒；苏叶芳香行气，理肺疏肝，助厚朴行气宽胸，宣通郁结之气，共为佐药。全方辛苦合用，辛以行气散结，苦以燥湿降逆，使郁气得疏，痰涎得化，则痰气郁结之梅核气自除。

此例患者运用半夏厚朴汤辛开苦降，行气散结，降逆化痰；加白芥子、莱菔子、降香下气祛痰散结；竹茹化痰止呕；薤白、大腹皮行气宽中化滞；石菖蒲、远志安神化痰开窍；路路通、通草行气通络；芦根清热生津止渴。王师指出因病位在上焦，用药药量应小，体现了"治上焦如羽，非轻不举"的遣方用药原则。

（王卫华）

## 第二十三节　周身酸懒

初诊日期：2016年1月12日。

患者张某，女，52岁，汉族，已婚。

主诉：周身酸懒半年。

现病史：患者半年前无明显诱因出现周身酸懒，经多家医院诊治，症状略改善。刻下症见：周身酸懒，思睡，潮热汗出，手足发热，头晕，耳鸣，胸闷气短，胸背窜痛，口干苦，饮不多，纳可，胃胀，眠安，大便初始干燥，后溏，日一次，排出不畅，小便正常。舌尖微红，苔薄白腻，脉沉细弦滑。

既往史：高血压病十余年，糖尿病3年，血糖控制欠佳。

西医诊断：更年期综合征。

中医诊断：虚劳病，脾虚湿困证。

治法：益气升阳化湿。

方药：补中益气汤加减。

| 生黄芪15g | 党参15g | 白术10g | 茯苓15g |
| 炙甘草6g | 升麻10g | 当归12g | 郁金12g |

石菖蒲 12g　　炙麻黄 8g　　桂枝 10g　　香附 10g

木香 10g　　知母 12g　　黄芩 15g　　白芍 10g

苏子 10g　　苏梗 10g

7 剂，水煎服。

注意事项：忌生冷辛辣。

二诊：2016 年 1 月 19 日。

患者周身酸懒顿除，乏力思睡明显改善，胸背痛均大减，仍大便不畅。舌淡红，苔白腻，脉沉细弦滑。

处方：前方加桑叶 30g，焦槟榔 12g，7 剂。后随诊已愈。

[按语]

患者年过半百，肾气渐衰，任脉虚损，太冲脉衰，天癸将竭，导致机体阴阳失调，加之平素饮食不节，脾虚失运，湿浊内生，日久伤阳，脾阳不足，湿困肢体，出现周身酸懒乏力，胸闷气短；清阳不升，则出现头晕等症；脾弱胃强，胃火偏亢，则胃胀口苦，大便先干后溏；舌微红，主有火，舌苔白腻，脉沉细弦滑，乃脾虚湿困之象。王师首诊以补中益气汤为主方，补中益气，升阳化湿；麻黄、桂枝温经通络，止背痛，助气化；木香、郁金、石菖蒲理气化痰通络；香附、紫苏梗疏肝理气，健脾化湿，是王师常用治疗胃部不适对药；知母、黄芩清胃火。

二诊：患者诸症大减，但大便仍不畅，故加桑叶、焦槟榔以清热宣肺，理气通便，以宣上通下，因肺与大肠相表里，里病治表，表里同治。

（刘丽杰）

## 第二十四节　肺部炎性结节

初诊日期：2017 年 10 月 30 日。

患者杜某，男，77 岁，退休教师。

主诉：咳嗽痰多 40～50 年。

现病史：患者 40 余年前无明显诱因出现咳嗽，咳白痰量多，间断中西医治疗（具体记不清），效果不明显。2017 年 10 月 19 日某二甲医院胸 CT 示左肺上叶小结节，双肺炎症可能，双肺间质性改变。遂今来诊，刻下症见：咳嗽，痰白痰量多，早上咳甚，口干夜甚，需饮水，乏力，眠安，活动则腰痛，舌微红，苔薄白，根腻，有裂纹，舌下络脉瘀血，脉沉细滑数，左略弦。

既往史：有高血压病 13 年，规律服药，血压控制平稳。

辅助检查：2017 年 10 月 19 日某二甲医院胸 CT 示左肺上叶小结节，直径 8mm，双肺炎症可能，双肺间质性改变，双肾囊肿可能。

西医诊断：肺结节病，肺间质纤维化，高血压，肾囊肿，血糖偏高。

中医诊断：咳嗽病，脾肺气虚，痰饮内停。

治法：补益脾肺，温阳化饮散结。

方药：加味苓桂术甘汤加减。

| 生黄芪 15g | 党参 15g | 细辛 3g | 干姜 6g |
| 茯苓 15g | 白术 15g | 桔梗 6g | 当归 15g |
| 清半夏 10g | 白芍 15g | 橘红 10g | 桂枝 10g |
| 生甘草 6g | 百部 12g | 沙参 20g | 知母 10g |
| 桑寄生 15g | 川续断 15g | 杜仲 15g | 浙贝母 15g |
| 夏枯草 15g | 丹参 15g | 蜈蚣 2 条 | |

7 剂，水煎内服，每日 1 剂，早晚 2 次温服。

二诊：2017 年 11 月 6 日。

患者痰量减少，夜需饮水，舌微红，苔薄白，根腻，舌下络脉瘀血，脉沉细滑数。2017 年 11 月 2 日便常规正常，血常规正常。处方：10 月 30 日方党参改 30g，茯苓改 30g，沙参改 30g，白术改 20g。7 剂，水煎内服。

三诊：2017 年 11 月 13 日。

患者痰量仍多，有时不易出，夜里口干需饮水，胸闷阵作且喘，舌微红，苔薄白根腻，舌下络脉瘀血，脉沉细滑数。2017 年 10 月 30 日方党参改 30g，生黄芪改 30g，沙参改 30g，白术改 30g，茯苓改 30g，加地龙 15g，瓜蒌 15g。7 剂，水煎内服。

四诊：2017 年 11 月 20 日。

患者痰量减少，夜口干需饮水，胸闷气喘减轻，髋痛，舌略暗，苔薄白腻，舌下络脉瘀血，脉沉细滑。2017 年 11 月 13 日方，继进 7 剂，水煎内服。

五诊：2017 年 11 月 29 日。

患者咳白痰，痰量减少，量中，能咳出，胸闷气喘减轻，右膝关节走路多时疼痛，夜口干需饮水，舌暗红，苔薄白腻，裂纹，脉弦滑数。2017 年 11 月 20 日方加延胡索 20g，7 剂，水煎内服。

六诊：2017 年 12 月 06 日。

患者咳中量白黏痰，能咳出，胸闷气喘大减，口干饮不多，夜间明显，舌暗红，苔白腻，有裂纹，脉弦滑数。2017 年 11 月 29 日方加红景天 15g，天花粉 20g，7 剂，水煎内服。

七诊：2017 年 12 月 13 日。

患者咳白黏痰量大减，能咳出，夜口干，右膝关节痛，舌略暗，苔白腻，脉弦滑。2017 年 12 月 6 日方天花粉改 30g，7 剂，水煎内服。

八诊：2017 年 12 月 27 日。

患者早上咳 4～5 口白黏痰，能咳出，走路多则喘，夜口干，饮一口水，舌略暗，苔白腻，脉弦滑。2017 年 12 月 13

日方加葛根15g，7剂，水煎内服。

九诊：2018年1月10日。

患者偶咳白黏痰，能咳出，走路多则喘，夜口干，醒后饮一口水，小腿痛，舌略暗，苔薄白，有小裂纹，脉弦滑。2017年10月30日方去细辛、百部；生黄芪改30g，茯苓改30g，白术改30g，沙参改30g；加生牡蛎30g，红景天15g，天花粉30g，瓜蒌15g。7剂，水煎内服。

十诊：2018年1月17日。

患者咳少量白黏痰，能咳出，夜口干，饮一口水，舌暗，有裂纹，苔薄白，脉弦滑。2018年01月10日方去延胡索、桑寄生；加熟地黄15g，淫羊藿10g，7剂，水煎内服。

十一诊：2018年1月29日。

患者咳少量白黏痰，能咳出，夜口干，有时腿痛，舌淡红，有裂纹，舌下络脉瘀血，苔薄白腻，脉弦滑。2018年1月17日方清半夏改15g，加制南星10g，7剂，水煎内服。

患者于2018年4月10日在某二甲医院复查胸部CT，示双肺间质性改变，两侧胸膜增厚，主动脉硬化改变，考虑双肾囊肿。

**[按语]**

在王师临床门诊过程中，肺结节病患者逐渐增多，来就诊的常常是在咳喘病的检查中被发现。虽然其临床症状少，病灶直径小，对肺组织结构功能的影响不大，但是患者都很担心，因为肺结节性质不明确，有恶性可能，尤其是孤立性肺小结节恶性概率高，有的会发展为肺癌，所以要求中药治疗。

肺主气，司呼吸，肺为娇脏，其性轻虚，王师在治疗肺结节病时，认为其发病的核心病机多有肺脾气虚，寒饮内停，痰瘀互结，气阴两虚等。患者咳喘日久，脾肺气虚，脾为生痰之源，脾气不足，健运失职，则湿滞化为痰饮，日久则痰阻气机，血行不畅，痰瘀互结，形成结节。在临床中王师非常重视脾胃之气与肺系病的关系，一些中老年体弱的慢性咳喘病患者，多有脾肺气虚，寒饮内停之证，可应用加味苓桂术甘汤治疗。是方中苓桂术甘汤、细辛、干姜——温药和痰饮；六君子汤、黄芪——健脾治生痰之源；当归、白芍、百部、桔梗——养阴润肺，止咳化痰；浙贝母、夏枯草、丹参、蜈蚣、瓜蒌等软坚散结。以此方加减治疗十一诊后，患者肺结节消失。

随着医学影像学尤其是螺旋 CT 的发展和日益完善，加之人们健康意识的增强，肺内结节的检出率有所增加。肺结节是指肺内直径小于或等于 3cm 的类圆形或不规则形状病灶，影像学表现为密度增高的阴影，可单发或多发，边界清晰或不清晰。肺结节的评估方法主要包括个体或临床特征、影像学方法和临床肺癌概率，分为高危、中危、低危三个级别。高危结节应会诊决定治疗措施，如进一步检查明确诊断，手术切除，或 3 个月后 CT 复查。中低危结节主要以定期复查 CT 随访为主。肺结节性质不明确，有恶性可能，其中孤立性肺小结节恶性概率高，相当一部分将发展为肺癌。肺结节病的诊治以复查随访为核心，中医药辨证论治可以发挥优势，中低危类结节通过调节脏腑气血阴阳，"发于机先"，起到治其未生、未成的目的；高危结节可在积极诊治的基础上调理机体平衡，协助治疗。此外，王师也告诫我们，肺癌起病隐匿，深伏肺脏，隐而难查，随着影像学的发展，肺结节的早期发现为肺癌的超早期治疗提供了一种可能，在服药的同时应定期复查，避免误诊漏诊等情况发生。

（赵海燕、何昌生）

## 第二十五节　膝关节置换术后关节发热

初诊日期：2018 年 2 月 7 日。

患者李某某，男，64 岁。

主诉：膝关节置换术后关节发热 1 月余。

现病史：患者 1 个多月前因关节痛行膝关节置换术，术后关节发热，先后就诊多家医院。刻下症见：膝关节发热，局部低热，无红肿，无全身发热，无恶寒，眠安，口不干，纳可，便调，有时大便不畅，不成形，舌红，苔薄白，脉沉细。

既往史：2 型糖尿病 5 年，口服格列美脲。

辅助检查：血常规、C 反应蛋白均正常。

西医诊断：膝关节置换术后，2 型糖尿病。

中医诊断：内伤发热，阴虚热盛证。

治法：滋阴清热。

方药：当归六黄汤加减。

| 生黄芪 15g | 当归 10g | 黄连 10g | 黄芩 10g |
| 黄柏 10g | 生地黄 10g | 熟地黄 10g | 川牛膝 15g |
| 怀牛膝 15g | 龟甲 20g | 乌药 15g | 木香 6g |

7 剂，水煎服，日一剂，分温两服。

注意事项：忌辛辣油腻之品。

二诊：2018 年 2 月 14 日。

患者关节已无发热，大便通畅，成形。舌红，苔薄白，脉沉细。效不更方，前方继服 7 剂。

**[按语]**

人工膝关节置换术能有效根除晚期膝关节病痛，恢复膝关节功能，以及提高患者生存质量，但是术后会有诸多并发症的困扰。术后 3 个月内，患者关节常有低度发热症状，这是由于身体对假体的反应或者功能训练过程中膝关节活动刺激引起的炎症所致，这种炎症不是由细菌感染造成的，但是也具有红、肿、热、痛等特点。为此，患者常常感到焦虑不安。临证时，王师运用中医诊疗思维，从整体观念出发，运用八纲辨证、气血津液辨证等辨证方法，指出发热需辨清表里虚实，方能精准选方用药。本案患者老年男性，以膝关节置换术后伤口发热为主要表现，故属中医热证范畴，此患者属于内伤发热，内伤发热以伤食发热、气虚发热、阴虚发热和五脏积热为多见。此患者消渴病史多年，素体气阴两虚，加之手术时伤耗气血，阴津损伤，阴虚则阳亢，火热亢盛，故而发热，结合舌红，苔薄白，脉沉细，属阴虚发热。王师选用当归六黄汤加减，治以滋阴清热为法，疗效显著。

当归六黄汤出自李东垣《兰室密藏》自汗门，组成药物有当归、生地黄、熟地黄、黄柏、黄芩、黄连各 6g，黄芪12g。用法用量是：上药为粗末，每服 15g，水二盏，煎至一盏，食前服，小儿减半服之。功用滋阴泻火，固表止汗。主治阴虚火旺盗汗。方中当归养血增液，血充则心火可制；生地黄、熟地黄入肝肾而滋肾阴，三味药物养血补阴，从本而治；再用黄芩清上焦火，黄连清中焦火，黄柏泻下焦火，使虚火得降，阴血安宁，不致外走为汗；又倍用黄芪，固已虚之表，安未定之阴；加牛膝引热下行，龟甲补肝肾清虚热；加乌药、木香行脾胃之气，调畅气血。全方以补阴为主，佐以泻火之药，阴血安宁，故而热退。

（王卫华）